Gesundheitstraining für Körper, Seele und Geist

Auf Basis der Traditionellen Chinesischen Medizin
Mit teilweise neuen Leitbahnverläufen
Ergänzt durch die moderne westliche Anatomie
Im Zusammenhang mit Märchen, Sagen und Geschichten

Ein Gesundheitstraining der besonderen Art,
entwickelt von Miriam Franzius

ROMBACH PRISMA – GESUNDHEIT UND
GANZHEITLICHKEIT

herausgegeben von Nora Hodeige

Band 1

Nora Hodeige (Hg.)

Gesundheitstraining für Körper, Seele und Geist

Auf Basis der Traditionellen Chinesischen Medizin
Mit teilweise neuen Leitbahnverläufen
Ergänzt durch die moderne westliche Anatomie
Im Zusammenhang mit Märchen, Sagen und Geschichten

**Ein Gesundheitstraining der besonderen Art,
entwickelt von Miriam Franzius**

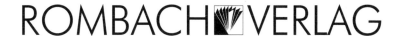

Die Ratschläge in diesem Buch sind von Herausgeberin und Autorin eingehend geprüft worden, dennoch kann keine Garantie übernommen werden. Jegliche Haftung von Seiten des Verlages und seiner Beauftragten für etwaige Gesundheitsschäden ist ausgeschlossen. Die Lektüre dieses Buches ersetzt nicht den Besuch beim Arzt oder Heilpraktiker.

Bibliografische Information der Deutschen Nationalbibliothek

Die Deutsche Nationalbibliothek verzeichnet diese Publikation in der Deutschen Nationalbibliografie; detaillierte bibliografische Daten sind im Internet über <http://dnb.d-nb.de> abrufbar.

© 2010. Rombach Verlag KG, Freiburg i.Br./Berlin/Wien
1. Auflage. Alle Rechte vorbehalten
Lektorat: Rocco Prummer
Umschlag: Stefanie Stern
Satz: Nora Hodeige
Herstellung: Rombach Druck- und Verlagshaus GmbH & Co. KG, Freiburg im Breisgau
Printed in Germany
ISBN 978-3-7930-5066-7

Unser Dank gilt allen jenen, welche in den Jahren 1997-2000 und 2007-2010 die Ausbildung zum/zur Gesundheitstrainer/in besucht haben. Ohne eure Hilfe wäre dieses Buch niemals möglich gewesen.

Danken möchten wir auch allen, die uns unterstützt, inspiriert und immer an uns geglaubt haben.

Inhaltsverzeichnis

Vorwort 9

Was bedeutet Gesundheitstraining? 14
Schulung von Körper, Seele und Geist 16
Team-Ebene 18
Zusammenfassung der folgenden Kapitel 23
Die Leitbahnverläufe – Die kosmische Eingliederung des
Menschen in Verbindung mit Himmel und Erde 29
Die Chakren unseres Körpers 36
Biophotonen – Licht des Lebens 40
Die Geschichte der Traditionellen Chinesischen Medizin –
»für Märchenliebhaber« 44
Die Geschichte der Traditionellen Chinesischen Medizin –
»für Realisten« 47
Der Taoismus 54
Yin und Yang 60
Lehre der Wandlungsphasen mit den fünf Elementen 63
Chi und die Essenzen unseres Körpers – Der Tanz des Lebens 74
Organuhr und Leitbahnen 89

Das Element Wasser, seine körperlichen Entsprechungen und spezifischen Eigenschaften 96
Element Wasser 98
Die Nieren in der TCM 109
Die Nieren-Leitbahnen 125
Die Blasen-Leitbahnen 127
Die Lymph-Leitbahnen 131
Die Allergie ableitenden Leitbahnen 133
Chi-Gong-Übung zur Stärkung von Nieren- und Blasenmeridian .. 135
Das Märchen von Dornröschen 138
Charakterisierung der Personen im Märchen »Dornröschen« 142

Das Element Holz, seine körperlichen Entsprechungen und spezifischen Eigenschaften 154
Element Holz 156
Die Leber nach der TCM 163
Die Leber-Leitbahnen 177
Die Gallenblasen-Leitbahnen 180
Die Fettigen De-/Regenerations-Leitbahnen 183
Die Gelenk-Leitbahnen 184
Chi-Gong-Übung »Der Baum« zur Stärkung des Elementes Holz ..187
Die Sage von »Robin Hood« 189
Charakterisierung der Figuren aus der Sage »Robin Hood« 192

Das Element Feuer, seine körperlichen Entsprechungen und spezifischen Eigenschaften 206
Element Feuer 208
Das Herz nach der TCM – Zentrum unseres Körpers 220
Die Organuhr im Element Feuer 226
Die Herz-Leitbahnen 236
Die Dünndarm-Leitbahnen 238
Die Herz-Kreislauf-, auch Herzbeutel-Leitbahnen genannt 240
Die Dreifach-Erwärmer-Leitbahnen 241
Chi-Gong-Übung zum Element Feuer 244
Die Geschichte »Der König der Löwen« 248
Charakterisierungen der »Personen« in der Geschichte
»Der König der Löwen« 253

Element Feuer (Teil 2) 270
Die Organuhr im Zeichen Feuer (Teil 2) 281
Die Geschichte von »Mary Poppins« 282
Charakterisierung von den Figuren in »Mary Poppins« 284

Das Element Erde, seine körperlichen Entsprechungen und spezifischen Eigenschaften 294

Element Erde 296
Die Milz nach der TCM..306
Die Milz und der Magen in Bezug zur Organuhr 313
Die Milz-/Pankreas-Leitbahnen 333
Die Magen-Leitbahnen 335
Die Nerven-De-/Regenerations-Leitbahnen 337
Die Organ-De-/Regenerations-Leitbahnen...................................338
Chi-Gong-Übung für das Element Erde mit den Organen Milz/
Bauchspeicheldrüse und Magen/Nerven......................................340
Die Geschichte von »der Hexe und dem Zauberer« 342
Charakterisierungen der Personen in der Geschichte »Die Hexe
und der Zauberer«..345

Das Element Metall, seine körperlichen Entsprechungen und spezifischen Eigenschaften 358
Element Metall 360
Die Organe des Elementes Metall in der TCM.............................376
Die Lungen-Leitbahnen 392
Die Dickdarm-Leitbahnen 395
Die Bindegewebigen De-/Regenerations-Leitbahnen 396
Die Haut-Leitbahnen 398
Chi-Gong-Übung für das Element Metall mit den Organen Lunge/Dickdarm und Haut/Bindegewebe 400
Die Geschichte von Pinocchio...402
Charakterisierung der Figuren in der Geschichte »Pinocchio« 406

Anhang 419

Eine neuartige Seminaridee entsteht

Vorwort

Gesundheitstraining für Körper, Seele und Geist – Eine neuartige Seminaridee entsteht

Seit 1994 besuchte Miriam Franzius zahlreiche Seminare bei Martin Keymer, unter anderem zur TCM, Vernetzten Testtechnik sowie zur Therapie von Ausleitungsverfahren. Das therapeutische Konzept Keymers, nach welchem sie diagnostiziert, therapiert und selbst lebt, hat sie für sich weiterentwickelt und in ihre Idee des »Gesundheitstrainers« einbezogen.

Seit drei Jahren bildet sie sich in Stillem Chi Gong bei Großmeister Zhi-Chang Li weiter und beabsichtigt noch einige Jahre zur Vertiefung und Erweiterung ihrer bisher erworbenen Kenntnisse anzufügen, wenn sie auch bereits im April 2009 die Lehranerkennung erhielt. Die TCM geht aus dem Stillen Chi Gong hervor, nicht umgekehrt. Seit fast 20 Jahren pflegt Miriam Franzius ein Eigenstudium der TCM mit zahlreichen Büchern, welches sie dazu befähigt, nach den Jahren des Lernens, Erfahrens und empirischen Untersuchens ein eigenes Verständnis der TCM zu entwickeln. Auf Basis der traditionellen Lehre und ihrem Wissen um die Bedeutung unserer Körper-Seele-Geist-Einheit konnte sie ein neues Bild der Jahrtausende alten Medizin gewinnen. Ausgehend von den Widersprüchen bei den traditionellen Meridianverläufen, die mit der ansonsten so stringenten Yin/Yang-Logik der TCM nicht einhergehen, entwickelte Miriam Franzius neue Verläufe der bekannten Leitbahnen und ordnete diese einem logischen System zu. Jene neuen Verläufe entsprechen der Yin/Yang-Logik, so, wie sie bereits in den Anfängen der TCM bekannt war. Diese Entdeckung erhebt nicht den Anspruch Kritik an der TCM zu üben, sondern ist vielmehr ein Beweis dafür, dass auch altes Wissen den Anstoß geben kann zum Weiterdenken und Experimentieren.

Zudem wurde Miriam Franzius beim Ansehen eines verfilmten Märchens der Zusammenhang zwischen der sagenhaften Geschichte und dem alten Chinesischen Heilwissen bewusst. Nach mehrmaligem Anschauen anderer verfilmter Märchenstoffe zeigte es sich, dass diese, unter einem ganz bestimmten Blickwinkel, eine, zum eigenständigen Denken und Fühlen anregende, Übertragbarkeit der Personen des Films auf das Heilverständnis der TCM bildeten. Viele der Geschichten veranschaulichen die Lehren, verdeutlichen mit ihren Figuren die Funktionen und Abhängigkeiten unserer Organe zueinander und lassen sich somit auf die Elementenlehre übertragen. Die Idee besteht darin, an Hand der Geschichten jener Märchenstoffe eine Ergänzung der Lehre der TCM zu vollziehen. Die Verschmelzung der Märchenstofffe mit dem Heilwissen der TCM gibt diesem Buch seinen bezaubernden Charakter. Diese Faktoren, zusammen genommen, bewirkten, dass Miriam Franzius einen Ausbildungsgang entwickelte, welcher das Wissen um die Lehren der Traditionellen Chinesischen Medizin weitergeben will und gleichzeitig dieses mit Hilfe neuer Erkenntnisse über die, stringent Yin/Yang-ausgerichten, Verläufe der Leitbahnen, mit den Geschichten und Märchen zu verbinden versteht.

Sowohl das Seminar als auch das Buch weisen einen einzigartigen Aufbau auf, da anatomisches, physiologisches, psychologisches, therapeutisches sowie spirituelles Wissen auf besondere Weise mit den Chinesischen Lehren der Wandlungsphasen sowie den teilweise neu entdeckten Leitbahnen verknüpft wird.

Das Buch ermöglicht es jedem Einzelnen Zugang zu seinen Organen und deren körperlich-seelisch-geistigen Dimension zu erhalten um dadurch einen positiven Einfluss auf die eigene Gesundheit ausüben zu können. Es ersetzt keinesfalls den Besuch eines Arztes oder Heilpraktikers, doch mit einem gesteigerten Bewusstsein für die organischen, seelisch-geistigen und funktionellen Hintergründe können wir Krank-

Eine neuartige Seminaridee entsteht

heitssymptome, ihre Ursachen und Zusammenhänge verstehen lernen und womöglich frühzeitig erkennen.

Miriam Franzius und ich sehen in unserem Aufeinandertreffen ein großes Geschenk und sind uns des besonderen Glücks dieser inspirativen und hervorragenden Zusammenarbeit, im Besonderen beim Schreiben des Manuskriptes zum Gesundheitstrainer, gemäß unseren unterschiedlichen Talenten, bewusst. Miriam entwickelte das Konzept des »Gesundheitstrainings«, – auf der Vorlage ihrer Seminarunterlagen konnte ich diese Idee zu Papier bringen. Nach erneutem Gegenlesen von Miriams Seite aus, machte ich mich daran dieses Buch an die Öffentlichkeit zu bringen. Hand in Hand arbeiteten wir so drei Jahre an unserem Buchprojekt, bis es nun endlich veröffentlicht werden kann. Beide empfinden wir große Vorfreude auf das Besprechen, Weiterentwickeln und Schreiben vieler folgender, geplanter Projekte.

Dieses Buch bildet den Beginn einer neuen Reihe im Rombach Verlag, welche sich bewusst mit dem Thema Gesundheit beschäftigen wird. Die Reihe wird des Weiteren inhaltlich in die Schwerpunkte körperliche, seelische und geistige Gesundheit untergliedert werden. Der Gesundheitsbereich wird in Zukunft noch wichtiger werden, da das Durchschnittsaler der Menschen wächst und das Interesse zunimmt, die Gesundheit zu einem gewissen Teil selbst in die Hand zu nehmen oder zumindest unterstützend agieren zu können.

Beim Lesen dieses Buches wünsche ich Ihnen, liebe Leser und Leserinnen, große Freude, Neugierde und eine sich für Sie immer stärker stabilisierende Gesundheit.

Ihre Nora Hodeige

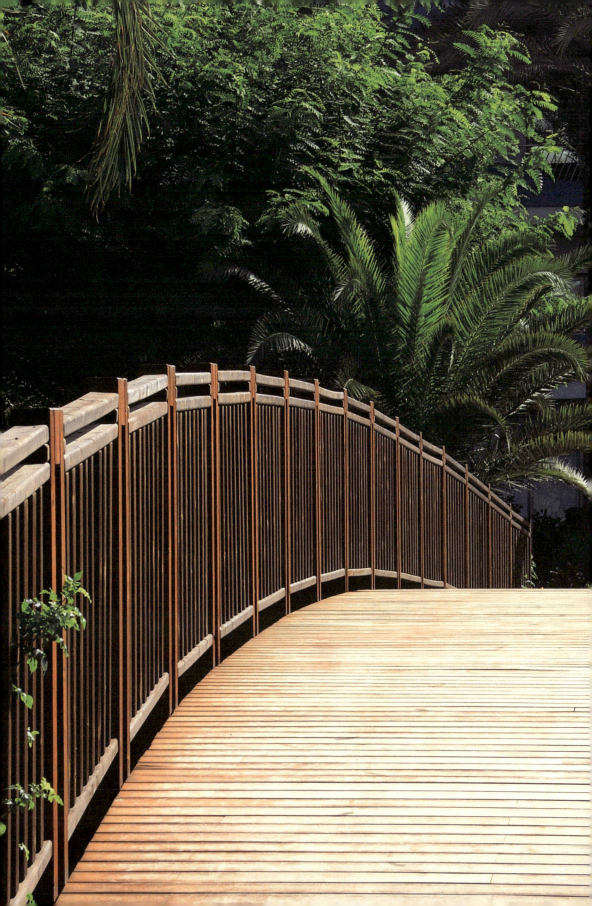

Einleitung

Was bedeutet Gesundheitstraining?

Aus unserem erarbeiteten Wissen um den Zusammenhang von Körper[1], Seele[2] und Geist[3] können wir verschiedene praktische Trainingsmethoden ableiten, die sich für uns in jahrelanger Arbeit herausgebildet haben, bei denen Geist, Seele und Körper gestärkt sowie geschult werden. Dies steht auf fast allen Seiten dieses Buches im Vordergrund und wird in jedem Kapitel als übergeordnetes Ziel behandelt, denn das bedeutet **Gesundheitstraining**.

Es geht um das Erreichen einer besonderen Harmonie von Körper, Seele und Geist und darum, den Körper in seiner Ganzheit zu erfassen. Gesundheit ist für uns etwas, das erhaltenswert ist und dessen Zerstörung durch verfeinerte Nahrung, Umweltgifte und negative, herunterziehende Gedanken von einer wachsenden Anzahl bewusster Menschen verhindert werden sollte.

Der Idee des Buches liegt der »Ausbildungsgang zum/zur Gesundheitstrainer/in« zugrunde. Dieser wird weiterhin bei CMF[4] angeboten und kann unterstützend besucht werden. Der Ausbildungsgang, der die

---

[1] **Körper:** Der Körper bezeichnet die 1. bis 3. Dimension. Als Körper bezeichnen wir alles, was (ab)messbar, wiegbar und fassbar ist. Wir können es auch als Länge – Breite – Höhe des Menschen umschreiben.

[2] **Seele:** Die Seele bezieht sich auf die 4. Dimension, dort, wo psychische Prozesse und Gefühle stattfinden. Jene Dimension beinhaltet auch unsere Aura, das Meridiansystem sowie die Wandlungsphasen.

[3] **Geist:** Der Geist ist die übergeordnete Kraft, die alles beeinflussen kann. Geistige Prozesse vollziehen sich in der 5. Dimension, welche auch als noetischer Raum bezeichnet wird. Dort können Neuschöpfung und Neuwerdung geschehen und der Geist hat direkten Einfluss auf die Körperfunktionen, wodurch (geistige) Biophysik zu (körperlicher) Biochemie umgewandelt wird.

[4] www.miriam-franzius.de

Was bedeutet Gesundheitstraining?

Grundlage der im Buch interpretierten Chinesischen Lehre in Bezug zu den Märchenstoffen bildet, ist wie folgt aufgebaut:

Im Vordergrund der Ausbildung zum/zur **Gesundheitstrainer/in** stehen

- **Gefühlsschulung** durch Kommunikations- und Wahrnehmungsübungen, welche eine intensive Verbindung zwischen rechter und linker Hirnhemisphäre ermöglicht.
- **Bewusstseinserweiterung** durch das Erlernen mentaler Wahrnehmung der innerpsychischen Zustände von einem selbst sowie anderer Menschen.
- **Energiearbeit** durch gezielte Übungen zur Freisetzung von intuitiven Kräften und mentalen Kraftfeldern.

Das Weltbild der Chinesischen Medizin mit seinen fünf Elementen als Wandlungsphasen, der Lehre von Yin und Yang sowie seinen zwölf Meridianen und acht außerordentlichen Leitbahnen dient als Grundlage für ein »praktisches« Training, welches Körper, Seele und Geist schult. Dieses Weltbild wurde jedoch nicht in seiner traditionellen Form übernommen, sondern gerade in Bezug auf die Leitbahnen weiterentwickelt und verändert. Die neu entwickelten Leitbahnen folgen einer Symmetrie und inneren Logik, wie sie bei den traditionellen Meridianen nicht zu finden ist. Durch gezieltes Gesundheitstraining in Form von Betrachtung, Lesen und Visualisierung, wiederholte Male, an verschiedenen Tagen, können diese Leitbahnen zu einer stabileren Gesundheit beitragen. Unserer Erfahrung nach wirken sie unbewusster, intensiver und schneller, als es die traditionellen Meridiane zu vollbringen vermochten.

Einleitung

Schulung von Körper, Seele und Geist

Gezielte Impulse auf Körper und Seele durch unterschiedliche Mediatoren (Meditation, Energieübungen, Visualisierung, Imagination) aus dem grob- bis feinstofflichen Bereich arbeiten als Feedback-Funktion auf den Geist durch ein verwandelndes mentales Verhältnis zur psychosomatischen Gesamtsituation des Einzelnen.
Mentales Training erlaubt energetische Kontaktaufnahme mit den Körperfunktionen in ihren anatomischen, physiologischen und pathologischen Aspekten. Jenes Setzen mentaler Reize wirkt sich auf Entgiftungs-, Schmerz- und Heilfunktionen des Körpers aus, nimmt in seiner neuen Feedback-Funktion Einfluss auf Lebens- und Essgewohnheiten, Suchtverhalten sowie Bewegungsbedürfnis und beeinflusst dadurch Körper und Seele positiv.

Dieses Buch ersetzt keinesfalls den Besuch eines Arztes oder Heilpraktikers. Mit unserem Körper, seinen Krankheitserscheinungen und unseren psychischen Empfindungen sollten wir nicht leichtsinnig umgehen.

Mit dem vorliegenden Buch, seinen Übungen, Ratschlägen und Erklärungen kann eine Möglichkeit gegeben werden, unseren Körper, unsere Seele und unseren Geist in ihrer Einheit und Harmonie zu unterstützen und, von der geistigen zur körperlichen Ebene, eventuell sogar zu heilen. Wichtig dabei ist, dass ich zu jeder Zeit meinen Körper, seine Funktionen und unser gesamtes Energiesystem hilfreich unterstützen kann, um dadurch optimalen Einfluss auf meine Gesundheit nehmen zu können. Somit ist es ratsamer, sich die Funktionen, Zusammenhänge und Regelungen unseres Körpers zu verdeutlichen, kontinuierlich für eine Verbesserung zu sorgen und im akuten Falle den Rat eines Arztes oder Heilpraktikers zu suchen, als erst dann etwas zu unternehmen, wenn die Organe durch Schmerzen oder Krankheiten auf sich aufmerksam gemacht haben. Durch gezieltes Weichenstellen kann ich häufig einer Erkrankung oder Organschwächung vorbeugen.

Der grundlegende Unterschied zwischen Ganzheitsmedizin und Schulmedizin liegt darin, dass die Schulmedizin mehr symptomorientiert denkt und behandelt. Es wird konsequent gegen die Erkrankung therapiert, und Mangelzustände werden durch Substitution gedeckt. Die Ganzheitsmedizin hingegen sucht und therapiert die wahren versteckten individuellen Ursachen der bestimmten Erkrankung. Der Patient wird eingegliedert, seine Symptome werden nicht isoliert betrachtet, sondern die Lebensführung und das psychosoziale Umfeld werden berücksichtigt; der Mensch wird als Körper-Seele-Geist-Einheit gesehen und geheilt. Alles passt zusammen im Organismus Mensch, und die Therapie der Ganzheitsmedizin dient dem Gesundwerden und dem Gesundbleiben. Das Ziel der Ganzheitsmedizin ist die Wiederherstellung und Aktivierung der körpereigenen Regulationsmechanismen. Es lässt sich erkennen, dass die Schulmedizin von großer Bedeutung bei Unfällen, Notfällen, akuten, schweren Erkrankungen und chirurgischen Einsätzen ist. Im Falle der chronischen, psychischen sowie seelisch-geistigen Erkrankungen können wir mit einem ganzheitlichen Gesundheitstraining langfristig Effektiveres erreichen.

Eine tiefere, unbewusste Wirkung zur Anregung der Selbstheilungskräfte wird erreicht, indem man sich selbst oder einander einzelne Passagen des Buches laut vorliest.

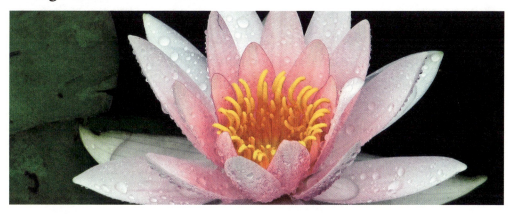

Einleitung

Team-Ebene

- Mein individuelles Leben: ein Zusammenspiel von Körper, Seele, Geist

- Mein/e Übungspartner/in und ich: eine Team-Ebene, die heilenden Charakter besitzt

Unser Körper ist ein komplexes, funktionierendes, in sich geschlossenes System, das zu verstehen der Mensch bereits viele Jahrtausende aufwendet. Allerdings besteht der Mensch nicht nur aus einem Körper, sondern auch noch aus seiner Seele und seinem Geist/Verstand. Um einen Menschen in seiner Gesamtheit heilen zu können, ist es notwendig, diesen Zusammenhang zu verstehen und zu respektieren. Wenn eine Komponente in diesem Zusammenspiel von Körper, Seele und Geist nicht perfekt funktioniert, kommt es zu Ungleichgewicht und langsamem Zerfall, zur Erkrankung der jeweiligen Komponenten. Der Prozess macht dabei gewisse Stadien durch, die man durch gezieltes Eingreifen gesundheitsfördernd unterstützen kann.

Den **Geist** – die höchste und unfassbare Ebene – vermögen wir am leichtesten durch Gedankenkräfte zu erreichen. Wir können durch das Medium der Meditation unsere Gedankenkräfte anregen, die als Magnetfeld für physikalische Prozesse in unserem Körper fungieren. Sind die biophysikalischen Kräfte, die dadurch ausgelöst werden, aktiviert, können sie immaterielle Formen aus jener Ebene reaktivieren, welche man »entelechial« nennen kann, womit die im menschlichen Organismus selbst liegende Kraft gemeint ist, die dessen Entwicklung und Vollendung anstrebt. Durch unsere Gedankenkräfte setzen wir also biophysikalische Kräfte in Gang, die auf der Schwingungsebene der **Seele** stattfinden – Seele verstanden als Zusammenspiel psychischer und physischer Abläufe. Erst, wenn diese biophysikalischen Kräfte aktiviert wurden, kann der Körper auf der untersten Ebene, der biochemischen **Körper**-Ebene (Länge, Breite, Höhe, Gewicht) reagieren. Der Körper handelt als Reiz-Reaktions-System.

Wenn uns dieses Zusammenspiel bewusst wird, können wir nachvollziehen, wie sinnvoll es ist, dann werden wir erkennen, dass sowohl Krankheits- als auch Heilungsprozesse auf der feinstofflichen Ebene im Unsichtbaren beginnen. Jenes Zusammenspiel der Team-Ebene findet auch in der Traditionellen Chinesischen Medizin, im Folgenden TCM genannt, ihre Verwendung:

- Die Elementenlehre (Lehre von den Wandlungsphasen) entspricht dem Geist. Lebe ich nach den Elementen, im Einklang mit der Natur, mache ich mir die Kraft der Gedanken automatisch zum Helfer.
- Die Leitbahnen entsprechen der ultrafeinen Schwingungsebene der Seele, kaum, aber doch spürbar.
- Die Körperebene entspricht den Organen der Schulmedizin.

Somit können wir davon ausgehen, dass jede Krankheit immer einen ganzheitlichen Hintergrund hat; kein Problem entwickelt sich ohne die Tatsache, dass irgendwo der Ursprung dafür geschaffen wurde. Wenn wir also an einem Organ erkranken, müssen wir uns bewusst machen, dass der Krankheitsprozess sich bereits auf höheren Ebenen abgespielt hat, und wenn die Erkrankung dann sichtbar wird, ist es ein Zeichen dafür, wie weit vorangeschritten der Krankheitsprozess wirklich ist.

Die Team-Ebene stellt das Ideal dar – der Mensch als Team in sich, auf allen Ebenen sowie als Team im Zusammenhang mit Partnern und Umgebung.

Einleitung

Das Zusammenspiel von Körper, Seele, Geist in Bezug auf unsere Organe

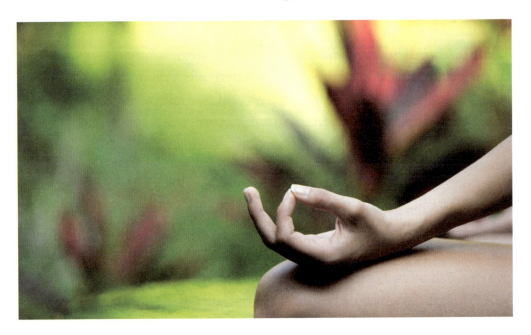

- Anregung der Gedankenkräfte durch das Medium der Meditation

diese bewirken:

- Freisetzung (bio-)physikalischer Kräfte in der Einheit: Körper-Seele-Geist

was auslöst:

- In-Gang-Setzen von (bio-)chemischen Abläufen auf der bisher bekannten Ebene Länge – Breite – Höhe – Zeit (sog. Weltformel)

was wiederum zur Folge hat:

Unsere Organe gehen gestärkt und gekräftigt aus dieser Übung heraus, sie sind von der höchsten bis zur untersten Ebene in Richtung Heilung beeinflusst worden. Wenn wir oben anfangen, reagieren die anderen Ebenen meistens wie von selbst, sie reagieren auf das, was in der jeweils höheren Ebene geschehen ist. Manchmal können wir natürlich an der einen oder anderen Stelle helfend eingreifen, sei es mit Heilmitteln, Massagen, Akupunktur, etc.

Krankheiten, unter diesem Aspekt beleuchtet, bedeuten letztlich, dass die Seele von der Ganzheit der Team-Ebene, die das Vollkommene darstellt, das nur im Team existieren kann, ausgehend, Einsamkeit und Zersplitterung erfahren hat. Krankheiten bedeuten letztlich immer Enge, Stagnation und Stillstand. Gesundheit hingegen äußert sich in Weite, Flexibilität und Fluss.

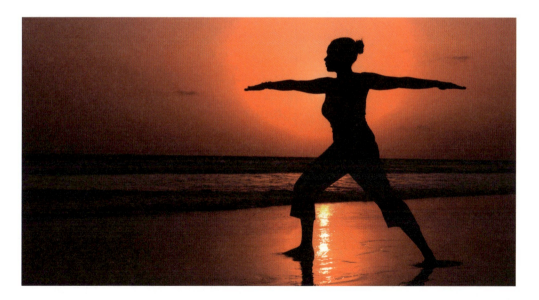

Das Zusammenspiel von Körper, Seele und Geist in seiner Gesamtheit ist einer unserer Hauptansätze, die in diesem Buch genauer betrachtet werden.

Einleitung

Hierarchie der Ursachen in Bezug auf Krankheit und Gesundheit sowie der Zusammenhang von Körper, Seele und Geist in der Ganzheit der Team-Ebene

Bereich der liegenden Acht	Unendlichkeit des Kosmos, Göttlichkeit, Urzusammenhang von Kosmos und Erde
GEIST »Elementenlehre« informelle bzw. entelechiale Schwingungsebene (bedeutet: die im menschlichen Organismus selbst liegende Kraft, welche dessen Entwicklung und Vollendung anstrebt) **wirkt auf ↓**	Meditation, Gedankenkräfte als biomagnetisches Feld
SEELE »Leitbahnenebene« zeitliche bzw. psychische Ebene **löst aus ↓**	biophysikalische Kräfte, Schwingungsebene
KÖRPER »Organebene« materielle Ebene **wird gesund/wird krank**	biochemische Abläufe in der bekannten Körper-Ebene (Höhe, Länge, Breite)

Was bedeutet Gesundheitstraining?

Zusammenfassung der folgenden Kapitel

»Gesundheitstraining für Körper, Seele und Geist – auf Basis der Traditionellen Chinesischen Medizin«

1. Kapitel

Es behandelt in einem ersten Teil die Vermittlung der Lehre der Traditionellen Chinesischen Medizin (TCM) sowie jene des Yin und Yang, der fünf Wandlungsphasen mit ihren zwölf Meridianen und acht außerordentlichen Leitbahnen. Es werden die grundlegenden Begriffe, philosophisch-medizinischen Hintergründe sowie die Heilmethoden der TCM erklärt, um für das Lesen der nachfolgenden Kapitel eine optimale Voraussetzung zu schaffen.

Im Einzelnen enthält es die Unterkapitel:
- Die Entstehungsgeschichte der TCM
- Yin und Yang sowie ihre zugeordneten Organe
- Der Taoismus
- Die fünf Elemente
- Die sieben Emotionen
- Die zwölf Meridiane und die Organuhr
- Chi und die anderen lebenswichtigen Essenzen

2. Kapitel

Im zweiten Teil werden wir die neu entwickelten Verläufe der Leitbahnen beschreiben, ihre Symmetrie und innere Yin-Yang-Logik verständlich machen sowie die zugehörigen Definitionen und Erläuterungen von Biophotonen und Chakren. Die neuen Leitbahnverläufe, ihre ganz eigenen innerkörperlichen sowie energetischen Zusammenhänge und

Zusammenspiele eröffnen dem interessierten Leser die Möglichkeit, seinen Körper auf eine neue Weise zu einer besseren Gesundheit zu führen. Über den Geist können die Leitbahnen biophysikalisch »gespeist« werden, um dadurch die Wahrscheinlichkeit biochemischer Heilreaktionen zu erhöhen.

3. Kapitel

Hier behandeln wir die Leitbahnenpaare Niere/Blase und Lymphe/Allergie-ableitende sowie ihre Beziehung zur Wandlungsphase Wasser. Es werden die Organe des Elements Wasser anatomisch und physiologisch veranschaulicht sowie in die Lehre der Chinesischen Medizin eingebettet. Im Vordergrund steht die liebevolle Unterstützung von gesunden Nieren sowie eine Stärkung der Leitbahnen im Element Wasser. Die Nieren werden in Zusammenhang gebracht mit Partnerschaft, Familie und Kindererziehung. Letztendlich geht es darum, über eine ideale Nierenfunktion, welche mental unterstützt wird, Körper, Seele und Geist so zu reinigen, dass die »Jing-Energie«, der die Chinesen das Lebenselexier zuschreiben, wieder ungehindert fließen kann.

In einem zweiten Gedanken-Schritt wird der Zusammenhang der Organe des Elementes Wasser mit ihren spezifischen Funktionen, Aufgaben und Zugehörigkeiten im Körper zum Märchen »Dornröschen« in Bezug gesetzt. Wir wollen anhand dieser fantasievollen Geschichte die Wechselbeziehungen in unserem Körper, speziell im Element Wasser zu den Organen Niere/Blase sowie Lymphe/Allergie, in Abhängigkeit von unserer Körper-Seele-Geist-Einheit, herstellen. Das Märchen kann uns helfen, die Chinesische Lehre besser zu verstehen und uns bewusster zu machen. Gleichzeitig bietet es die Möglichkeit, uns auf schädigende äußere Einflüsse, welche auch mentaler Natur, im Sinne von negativen Gedanken, Gefühlen und Absichten sein können, aufmerksam machen zu können.

4. Kapitel

Das vierte Kapitel behandelt den Funktionskreislauf von Leber/Gallenblase und Fettige De-/Re-generation/Gelenke im Element Holz. Es soll versucht werden, die gesunde Funktion dieser Organe zu unterstützen und zwar in ihrer Funktion des Speicherns und Gebens. Jene Organe werden ebenfalls in ihrer Anatomie, Physiologie und ihrer Bedeutung für unseren Körper betrachtet. Leber und Gallenblase sind Sinnbild vieler Lebensprozesse, in denen sich die Menschen befinden, bezogen auf Gesellschaft, Harmonie und Frieden, innerlich sowie äußerlich, im Kleinen wie im Großen. Dieses Kapitel vermittelt Erkenntnisse, ausgehend von der Chinesischen Meridianlehre, die weit über das hinausreichen, was landläufig unter den Funktionen von Leber und Galle verstanden wird.

Im Zusammenhang mit dem Element Holz und seinen Organen steht die Sage »Robin Hood«. Seine Figuren zeigen uns märchenhaft einfach, welche Funktionen und Aufgaben unserer Leber, unserer Galle sowie den mit ihnen verbunden Leitbahnen zukommen.

5. Kapitel

Dieses Mal geht es um die Funktion von Herz/Dünndarm sowie Kreislauf/Dreifacherwärmer im Element Feuer. Das Herz steht für das Zentrum des Menschen, welches immer in Gefahr ist, aus der Balance zu geraten – insbesondere, wenn durch Hektik, Stress, Druck und Überforderung die an das Herz angeschlossene Energieleitbahn »aus den Fugen gerät« und nicht mehr in Harmonie mit den anderen Energieleitbahnen und Organen des Körpers steht. Bei Betrachtung des Herzens wird der Zusammenhang zwischen Seele und Geist besonders deutlich. Nicht umsonst steht der Herzinfarkt an erster Stelle als Todesursache in den hochindustrialisierten Ländern. Der Erhalt der Gesundheit bezüglich

Einleitung

Herz und Kreislauf steht auch im Zentrum dieses Buches und umfasst deshalb zwei Kapitel.

In Bezug zu der Wandlungsphase Feuer sowie zu ihren spezifischen Organe wird die Geschichte »Der König der Löwen« vorgestellt, der mit seiner Lehre vom »Kreislauf des Lebens« auf eindrucksvolle Weise die zentrale Stellung unseres Herzens sowie unseres Kreislaufsystems unterstreicht.

6. Kapitel

Im Zusammenhang mit Herz und Kreislauf steht das Partnerschaftsthema, welches hier einmal von einer ganz anderen Seite betrachtet wird. Es geht um die körperlichen Auswirkungen von Gedanken und Emotionen, die das Energiesystem des Körpers belasten und aus der Bahn werfen können. Die Konstitution eines jeden Menschen ist unterschiedlich, doch letztlich spürt ein/e jede/r die Auswirkungen auf Herz- und Kreislauffunktion bei lang anhaltender seelischer bzw. geistiger Belastung. Dieses Kapitel möchte bewusst den Schwerpunkt auf die Schulung des Gefühls für eine womöglich bedrohliche Gesamtsituation der Gesundheit von Herz und Kreislauf legen, um vorbeugend Herz-Kreislauferkrankungen entgegenwirken zu können.

Das Kapitel befasst sich mit dem Film »Mary Poppins« und dem Zusammenhang von Liebe zu sich selbst und anderen in Partnerschaft, Freundschaft sowie Familie in Bezug zu Herz und Kreislauf. Liebe ist, im Positiven als Zuneigung sowie im Negativen als Hass, das zentrale Thema unseres Lebens. Sie führt, leitet und heilt uns, wenn wir sie in unserem Leben zulassen können.

7. Kapitel

Hier werden die Funktionen der Organpaare Milz/Magen und Organ-De-/Re-generation/Nerven-De-/Regeneration sowie ihrer Wandlungsphase Erde beleuchtet. Milz und Magen werden in Zusammenhang mit weitreichenden Belastungen, die alle anderen Organe des Körpers betreffen, gesehen. Hier spielen Gedanken zu einer ausgewogenen Ernährung, gesundem Trinken und erholsamem Schlaf eine besonders große Rolle. Erkenntnisse der TCM werden auf europäische Verhältnisse übertragen und mit einem Lebenswandel, der gesunden Funktionen von Milz und Magen äußerst abträglich ist, in Zusammenhang gestellt. Milz und Magen sind das Zentrum des Körpers im Bereich der Säfte, und nicht, wie Herz und Kreislauf, im Bereich der arteriellen sowie venösen Gefäße; daher stehen sie in dieser Weise zum Erhalt der Gesundheit im Mittelpunkt.

Die Geschichte »Die Hexe und der Zauberer« zeigt uns eindrucksvoll, wie wichtig es ist, dass wir unser persönliches Lebensthema finden und in seinem Erreichen Erfüllung erfahren können. Der Kampf von Hexe und Zauberer kann uns lehren, dass das Böse oftmals nur besiegt werden kann, wenn wir uns sein Denken, sein Handeln und seine Tricks verinnerlichen und sie für unsere guten Absichten zu nutzen wissen.

8. Kapitel

Das Abschlusskapitel rückt die Leitbahnpaare des Metalls Lunge/Dickdarm und Bindegewebige De-/Regeneration/Haut ins Blickfeld, wobei das Aufeinander-bezogen-Sein dieser Organe sowie der damit verbundenen Leitbahnsysteme untersucht wird. Jene Organe speichern das Chi als universelle Lebensenergie in ganz besonderer Weise, was uns »Westlern« nicht unbedingt auf den ersten Blick einsichtig erscheint. Es geht in diesem Kapitel darum, die Metall-Organe sowie die mit ih-

Einleitung

nen verbundenen Energieleitbahnen im Zusammenhang mit Vertrauen zu sehen, vor allem mit durch nachgeburtliche Störungen verursachten Traumata, die tief in den Energieleitbahnen verankert sind und von dort her durch das In-Fluss-Bringen des Chi aufgebrochen werden können. »Pinocchio« erzählt die Geschichte einer Holzpuppe und den schweren Weg, ein echter Junge zu werden. Pinocchio sieht sich zahlreichen Gefahren und unzähligen Verführungen ausgesetzt. Einzig sein Gewissen und sein Wille, das Richtige zu tun, helfen ihm, der Geschichte ein glückliches Ende zu bereiten. Unsere Lunge, Dickdarm, Bindegewebige De-/Regeneration und Haut werden von den Personen des Films verkörpert und zeigen uns die funktionalen Zusammenhänge auf, von denen ein gesundes und erfülltes Leben abhängen kann.

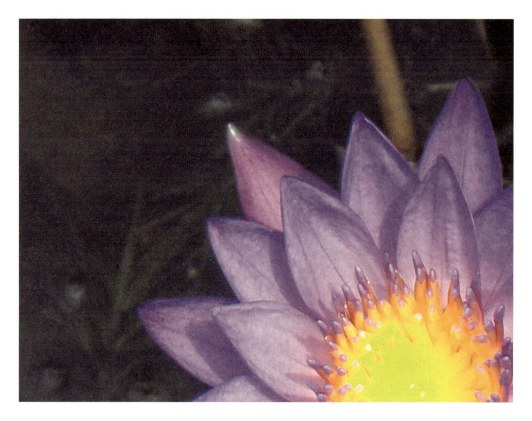

Die Leitbahnverläufe – Die kosmische Eingliederung des Menschen in Verbindung mit Himmel und Erde

In den 50er-Jahren des letzten Jahrhunderts hat Dr. med. Voll, der Entwickler des Messverfahrens »Elektroakupunktur«, acht neue Terminalpunkte an Händen und Füßen entdeckt und diese bis dahin unbekannten Meridianen zugeordnet. Dazu zählen: Der Lymphgefäß-, Fettige De-/Regenerations-, Nerven-De-/Regenerations-, Organ-De-/Regenerations-, Gelenk-, Bindegewebige De-/Regenerations-, Allergie- und Hautmeridian.

Unter Einbeziehung der traditionellen zwölf Meridiane der TCM sowie der acht neuen Meridiane von Dr. med. Voll vermochten wir unsere **20 Leitbahnen** zu entwickeln und sie in ihren Verläufen größtenteils neu zu definieren.

Diese **neuen Leitbahnen** verbindet eine bezwingende Logik, welche ihnen über die Yin-Yang-Systematik zugrunde liegt und mithilfe derer die Leitbahnen leicht nachzuvollziehen sind. Wir möchten alle jene, die aus ihrer Sicht wohlbegründete Zweifel hegen, dazu einladen, durch mentale Visualisierung oder über die Anwendung von Akupunktur diese neuen Leitbahnen auszuprobieren und damit in ihrer Wirkung zu testen. Wir bitten inständig darum, dass niemand die neuen Verläufe bereits bekannter Leitbahnen rein vom Verstand her ablehnen möge. Vor allem das Ausprobieren bereits bestehender Akupunktur-Punkte, die sich nun neuen Leitbahnverläufen zuordnen lassen, könnte ein überraschendes Ergebnis aufzeigen. Denn die Tatsache, dass Akupunktur bei bestimmten Themenkreisen nicht die gewünschte Wirkung zeigt, könnte daran liegen, dass zwar richtige Punkte stimuliert wurden, diese aber anderen Leitbahnen zugeordnet wurden, was das Ergebnis verfälscht. Die neuen Leitbahnverläufe sowie ihre ganz eigenen innerkörperlichen sowie energetischen Zusammenhänge und Zusammenspiele eröffnen die Möglichkeit, seinen Körper auf neue Weise zu einer besseren Gesundheit zu führen. Über den Geist können die Leitbahnen biophysikalisch »gespeist« werden und in manchen Fällen allein darüber bereits den biochemischen Körper heilen.

Im Umgang mit den Leitbahnen sollten folgende Punkte Beachtung finden

Zuerst geht es darum, innerlich zur Ruhe zu kommen sowie die Atmung zu überwinden, z.B. mit Hilfe folgender Anleitung:

- In der Mitte, zwischen den Augenbrauen, entspannen – darüber die Stirn glätten, weiten lassen – die Entspannung hinauf, zum Scheitel, führen.
- Im Gesicht ein Lächeln entstehen lassen.
- Geräusche aus der Nähe bis in die äußerste Entfernung wahrnehmen, dann die Aufmerksamkeit wieder in die eigene Mitte zurückverfolgen – sich der Außenwelt vergewissern und die Entspannung nach innen tragen, sorglos sein, sich um nichts scheren – wie beiläufig schauen, was die Atmung gerade macht – kurz die Atmung beobachten, um sie gleich wieder zu vergessen.
- Mit den Zehen andeutungsweise wackeln – sie, mental oder real, in die Erde krallen, ohne dass dies von anderen Menschen wahrgenommen werden kann – weiterhin diese Verankerung in der Erde geistig empfinden.
- = Entspannung ohne Erschlaffen – auf der Stirn als Glättung, als Auflösung von Grenzen wahrnehmbar.
- Den Impuls des Lächelns sich auf den ganzen Körper ausdehnen lassen – das Lächeln im gesamten Körper wie ein Echo wiederfinden – fühlen, wie die Körpergrenzen immer verschwommener werden, wie sie zerfließen.
- Mit dem kleinstmöglichen Gedanken den größtmöglichen Effekt auslösen – einen immer größeren Raum erspüren.

- Bereitschaft zur Erkundung der eigenen Innenwelt – alles andere interessiert nicht.
- Im Vordergrund steht das Gelingen von Entspannung.
- Ziel ist es, Herr/Frau der eigenen Aufmerksamkeit zu sein – bei sich zu bleiben.
- Es geht um die Konzentration auf die Entspannung vom Scheitel bis zu den Zehen.
- Was auf der Stirn möglich ist, kann überall im Körper funktionieren.
- Echte Entspannung ist kein Wegsinken, kein Abschlaffen, sondern Ausdehnung.
- Die Entspannung mit einem mühelosen Lächeln durch den Körper einhergehen lassen.

Beim mentalen Nachzeichnen der Leitbahnen die Vorstellungskraft einsetzen.

Die Leitbahnen unseres Körpers stellen keinesfalls exakte Linien, sondern vielmehr Bahnen bzw. Gebiete dar, welche durch Aura sowie Körper fließen und auf denen sich das Chi als universelle Lebensenergie bewegt. Es gibt einige grundlegende Tatsachen jener Bahnen, die wir uns vorab verdeutlichen sollten (siehe Schaubild S. 35):

- Yin-Leitbahnen verlaufen immer von außen, von der Peripherie (von Händen, Füßen und vom Kopf) aus, zum Körperinneren, hin.
- Yang-Leitbahnen hingegen verlaufen grundsätzlich vom Körperinneren aus nach außen, zu Händen, Füßen sowie zum Kopf hin.
- Soweit es den innerlichen Verlauf der Leitbahnen anbetrifft, enden alle Yin-Leitbahnen im dazugehörigen Organ, wohingegen die Yang-Leitbahnen ihrem zugehörigen Organ ent-

springen. Ausnahmen bilden Organsysteme und Strukturen, welche sich überall im Körper befinden.
- Die äußerlichen Leitbahnverläufe richten sich an den Anfangs- bzw. Endpunkten der Hände und Füße aus, die innerlichen orientieren sich an den Chakren, den menschlichen Energiezentren. Chakren sind besonders starke Eintrittstore für die Chi-Energie, noch stärker als die Akupunkturpunkte.
- Die Leitbahnen zu den einzelnen Organen werden in diesem Buch nur für eine Körperseite (jene, in welcher sich das zugehörige Organ befindet) beschrieben, es muss jedoch beachtet werden, dass jede Leitbahn doppelt, das heißt auf beiden Körperseiten gleich, verläuft.
- Es ist meistens bei den Beschreibungen von Leitbahnen im Plural die Rede, da viele von ihnen mehrere Äste aufweisen, die teilweise einen innerlichen, teilweise einen äußerlichen Verlauf nehmen.
- Die Außenseite der Arme bzw. Beine bezeichnen wir als die Yang-Seite, die Innenseite derselben als die Yin-Seite.
- Die Körperrückseite, der Rücken, stellt die Yang-Seite des Körpers dar und die Vorderseite, die Brustseite, die Yin-Seite.
- Dies ist besonders wichtig, um die Leitbahnverläufe sowie die Erklärungen der Chi-Gong-Übungen nachvollziehen zu können.
- Es sollte ebenfalls erwähnt werden, dass die Ausdrücke »innerlicher« bzw. »äußerlicher« Verlauf einer Leitbahn darauf hinweisen, ob diese im Körperinneren oder außerhalb des Körpers verläuft.
- Bei den Fingern und Zehen sprechen wir ebenfalls von einer Yin- sowie von einer Yang-Seite. Jene Seite der Nagelfalze, die dem Körperinneren zugewandt ist, bildet die Yin-Seite, wohingegen wir die dem Körper abgewandte Seite als Yang bezeichnen.

- Zu erwähnen bleibt noch an dieser Stelle, dass die äußerlich verlaufenden Leitbahnen zwar durch Akupunkturnadeln erreicht werden können, die innerlich verlaufenden jedoch durch unsere Gedankenkräfte mindestens genauso tief gestärkt zu werden vermögen – die äußerlich verlaufenden natürlich auch.

Ungefähre Lage der Anfangs- und Endpunkte am Nagelfalz der Finger und Zehen

Jede Leitbahn hat ihren Anfangs- bzw. Endpunkt an einer Seite der Finger bzw. Zehen. Diese Punkte am Anfang und Ende sowie die als Akupunkturpunkte bekannten Körperstellen sind verdichtete Chi-Eintritts- und Austrittsstellen. Diese neu entdeckten Anfangs- und Endpunkte weisen eine erstaunliche Symmetrie und damit Yin-Yang-Logik auf. Das Element Wasser und seine Hauptleitbahnen in ihren Anfangs- bzw. Endpunkten sind an der kleinen Zehe zu finden, wohingegen die Nebenleitbahnen des Wassers sich am Daumen feststellen lassen. Auf die gleiche Symmetrie treffen wir auch bei den Elementen Holz, Erde und Feuer. Lediglich das Element Metall befindet sich jeweils am dritten Nagelfalz, was die besondere Qualität des Metalls hervorhebt. Metall ist das Element mit der größten Festigkeit und eignet sich am besten als Fundament, Stütze und Mittelpunkt (siehe Schaubild S. 35).

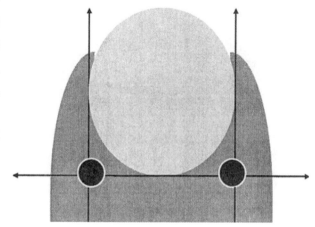

Einleitung

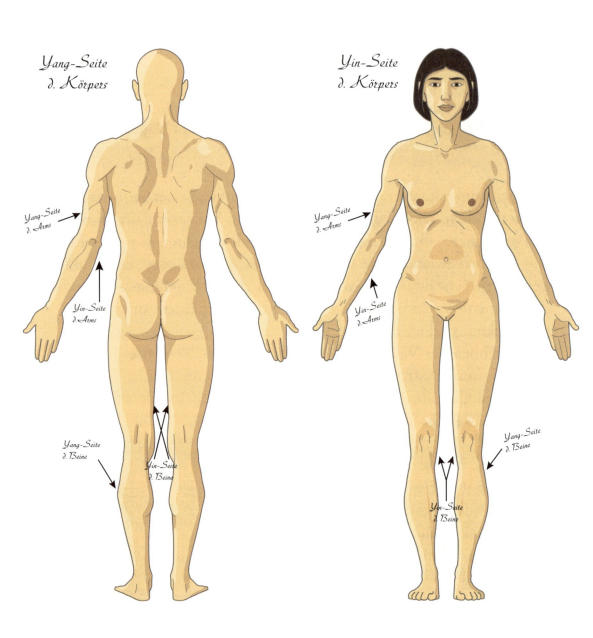

Was bedeutet Gesundheitstraining?

Leitbahnenanfangs- bzw. -endpunkte an der Hand

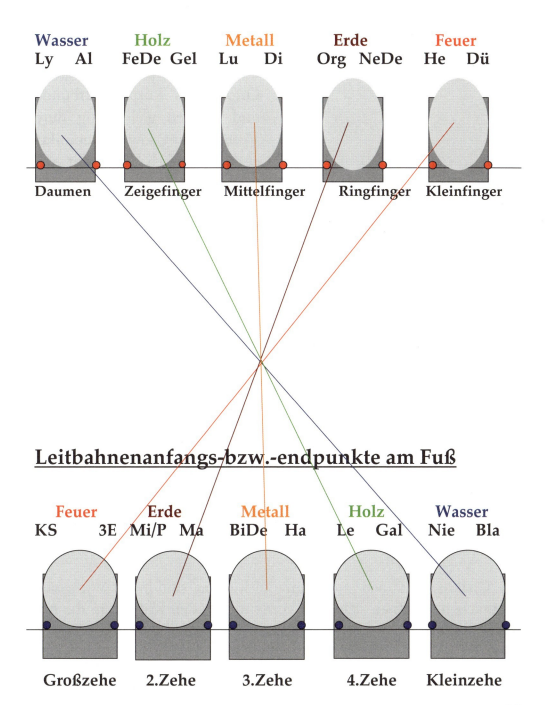

Einleitung

Die Chakren unseres Körpers

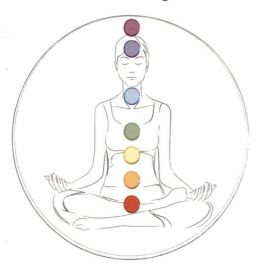

Chakren sind die Energiezentren unseres Körpers und bilden besondere Eintrittsstellen für die Chi-Energie. Durch die Leitbahnen werden die Chakren mit der Energie der Organe des Körpers verbunden und können gleichzeitig durch Visualisierung sowie Akupunktur gestärkt und harmonisiert werden. Ihren Ursprung findet die Lehre der Chakren in Indien. Das Wort Chakra ist Sanskrit und bedeutet »Rad« oder »Wirbel«, was darauf Bezug nimmt, dass sich die Chakren als sich drehende Kreise darstellen lassen, welche kosmische Energie aufsaugen und im feinstofflichen sowie im grobstofflichen Körper transportieren und verteilen. Eine Energiefülle bzw. -leere der Chakren hat besondere Auswirkungen auf Körper, Seele und Geist. Chakren beeinflussen Zellen, Organe und das Hormonsystem sowie Gefühle und Gedanken, sie wirken auf einer psychoenergetischen Ebene.

Der stoffliche Körper ist von einem nichtmateriellen, unsichtbaren Energiekörper umgeben, der **Aura.** Der Leuchtkörper umgibt den sichtbaren Körper wie einen Schein, dessen Schatten der grobstoffliche Körper darstellt.

Die Chakren beginnen in der Aura im Rücken, sind in der Wirbelsäule verankert und öffnen sich nach vorne (durch den Körper) in die Aura wie eine Blüte.

Die sieben Hauptchakren entlang der Wirbelsäule lauten:

- **Wurzelchakra:** Es ist zwischen fünftem Lendenwirbel und Kreuzbein verankert, zieht sich mit seinem »Stiel« durch den Beckenboden und öffnet sich in Form von einer bordeauxroten Blüte im Dammbereich. Das Wurzelchakra verbindet uns mit der Erde, lässt die Erdenergie in uns einfließen und gibt uns Stabilität sowie Standfestigkeit.
- **Sexualchakra:** Es ist ebenfalls im sogenannten »Lebenstor« verankert, also zwischen dem Kreuzbein und dem fünften Lendenwirbel – es öffnet sich in Form einer orangefarbenen Blüte großflächig aus dem Dünndarmbereich heraus. Dieses ist das energetische Zentrum der Sinnlichkeit, der Leidenschaft, der Verdauung sowie der Sexualität.
- **Solarplexus-Chakra:** Es ist im Bereich zwischen dem zwölften Brustwirbel und dem ersten Lendenwirbel verankert und öffnet sich in Form einer goldgelben Blüte großflächig aus dem Magenbereich heraus. Es bezeichnet das energetische Zentrum unserer Gefühle und emotionalen Wahrnehmungen.
- **Herzchakra:** Es ist im Bereich zwischen dem siebten und dem achten Brustwirbel verankert; es öffnet sich in Form einer grünen Blüte großflächig auf der Höhe des Herzens aus der Mitte der Brust heraus und versorgt den gesamten Brustkorb mit Energie. Es birgt die Kraft der Liebe, des Mitgefühls und der Zuneigung in sich, welche verstärkt über dieses aktiviert werden kann.
- **Kehlkopfchakra:** Es ist zwischen dem siebten Halswirbel und dem ersten Brustwirbel verankert und öffnet sich mit einem nach vorne gebogenen »Stiel« in Form einer indigoblaufarbenen Blüte großflächig aus dem Kehlkopf heraus. Es ist das Zentrum der Kommunikation, des Ausdrucksvermögens und des Wortbewusstseins. Durch den Klang einer ausdrucks-

starken Stimme kann es verstärkt werden und die Kreativität fördern, welche sich besonders im Singen zeigt.

- **Stirnchakra bzw. drittes Auge:** Es ist im Bereich zwischen Schädelbasis und dem ersten Halswirbel, Atlas genannt, verankert und öffnet sich mit einem ebenfalls nach vorne gebogenen »Stiel« in Form einer lilafarbenen Blüte großflächig aus der Mitte der Stirn heraus, direkt oberhalb der Nasenwurzel. Es stärkt unsere Wahrnehmung, Intuition, Fantasie und innere Weisheit.
- **Kronenchakra:** Es ist in einem Punkt etwa 70 cm oberhalb des höchsten Punktes unseres Kopfes in der Aura verankert und verbindet uns von dort mit der Dimension, die wir »Himmel« nennen. Sein »Stiel« führt von oben nach unten Richtung Kopf und öffnet eine helllila bis reinweiße Blüte. Es ist das energetische Zentrum der Spiritualität, der Erleuchtung sowie der kosmischen Einbindung des Menschen.
- **Punkt 70 cm über dem Kronenchakra:** Dieses energetische Zentrum liegt außerhalb unseres Körpers in unserer Aura und ist unser besonderer Zugang zu kosmischer Energie. Man kann es auch als Sitz des »höheren Selbst« eines Menschen bezeichnen. Es leuchtet in der Farbe Weiß und stellt die »Eingangspforte« zu der Dimension dar, die wir »Himmel« nennen.
- **Punkt jeweils 70 cm unter den Fußsohlen:** Hier befindet sich das Zentrum, das in besonderer Weise mit der Erdenergie verbunden ist. Es leuchtet in der Farbe Braun.
- **Hand- und Fußwurzelchakren:** In der Mitte der Handflächen sowie in der Mitte der Fußsohlen liegen die Hand- bzw. Fußwurzelchakren. Sie sind Empfänger von Energie und können diese in besonderem Maße aus dem feinstofflichen Körper aufnehmen. Die Farbe der Energie, welche dort aufgenommen wird, verändert sich abhängig von der Umgebung, jedoch lässt sich pauschal feststellen, dass dunklere Erdenergie

über die Fußwurzelchakren aufgenommen wird und hellere Energie aus dem die Hände umgebenden Umfeld.

Die Farben der Chakren helfen bei der mentalen Wahrnehmung und Aktivierung dieser Energiezentren sowie bei dem mentalen Verfolgen der Leitbahnverläufe, welche mit den Chakren in direkter oder indirekter Verbindung stehen.

Weitere Energiepunkte:
Im Chi Gong sind noch andere wichtige Energieeintrittstellen bekannt, die bei den Leitbahnverläufen eine besondere Rolle spielen. Chi Gong bedeutet »Die Pflege des Chi« und erreicht dieses Ziel über Methoden, die innere Ruhe und Entspannung durch einerseits rein mentales Aufmerksamkeitstraining und andererseits durch Übungen in Bewegung vermitteln.

- **Lebenstor:** Gebiet zwischen dem fünften Lendenwirbel und dem Kreuzbein, in dem Wurzel- und Sexualchakra ihre Verankerung finden. Wenn wir es aktivieren, »schiebt« sich das Kreuzbein etwas nach unten und die Wirbelsäule nach oben.
- **Jadekissen:** Ein Energiepunkt, welcher sich auf der Mitte einer waagrechten Linie befindet, die über den Hinterkopf von der einen Mitte des Ohres zur anderen zieht und das Gebiet zwischen Schädelbasis und erstem Halswirbel, Atlas genannt, beschreibt.
- **Akupunkturpunkte:** Die bereits bekannten Akupunkturpunkte sind verstärkte Chi-Ein- und -Austrittstellen, die wir auch über Visualisierung mobilisieren können.

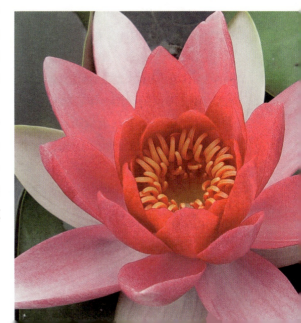

Biophotonen – Licht des Lebens

Allgemeine Definition: Photonen sind Lichtteilchen, die auch Welleneigenschaften besitzen und sich überall in der Erdatmosphäre sowie im Kosmos befinden. Für einen gläubigen Menschen sind sie Emanationen[1] des Urschöpfergottes.

Prof. Fritz-Albert Popp: Photonen sind Lichtquanten – die physikalisch kleinsten Elemente des Lichts –, und sie können als Biophotonen bezeichnet werden, wenn Lebewesen sie abgeben. Die Umwandlung von Photonen zu Biophotonen geht also über die Zellen eines lebenden Organismus.

Dr. Mester: Biophotonen versorgen Mitochondrien (Kraftwerke der Zellen) mit Energie und können als Licht wahrgenommen werden. Diese bringen ihrerseits weitere biologische Prozesse in Gang und tragen somit zur Aktivierung von Stoffwechselvorgängen bei. Energie ist somit die Voraussetzung jeglichen Lebens. Sowohl die einzelnen Zellen als auch der gesamte Organismus benötigen dieses Licht. Zellen produzieren die Photonen selbst, und obwohl dieses erzeugte Licht sehr schwach ist, kann man es heute mittels moderner Photonenverstärker problemlos nachweisen. **Anmerkung der Verfasser:** Zellen können jedoch nur deshalb Licht produzieren, weil sie die dazu benötigte Chi-Energie durch ihre Leitbahnen aufnehmen.

Normale, gesunde Zellen strahlen sehr wenige Photonen ab (weil sie die empfangene Energie nutzen und verbrauchen, Anm. d. Verf.), gestörte oder kranke Zellen können ihre Photonenemission erheblich steigern, im Extremfall verstrahlen sie ihre gesamte zur Verfügung stehende Ener-

---

[1] Aus lat. »emanatio«: Ausfluss; neuplaton. u. gnostische Lehre: das Hervorgehen aller Dinge aus dem unveränderlichen, vollkommenen, göttlichen Einen; antike Philosophen: »Ausflüsse« von Gegenständen beeindrucken die Sinnesorgane; psycholog.: Ausstrahlung psychischer Energie.

gie und sterben dann einen energetischen Tod (da sie die empfangene Energie nicht zu nutzen vermögen, Anm. der Verf.). Biophysikalisch sind sie jedoch zunächst noch vorhanden, es fehlt ihnen nur die nötige Energie, ähnlich einer Uhr, deren Akku leer ist. Lädt man diesen Akku wieder auf, läuft die Uhr weiter. Führt man also jenen Zellen die nötige Energie von außen zu, können sie ihre Arbeit wieder aufnehmen (doch danach nur so lange, wie dies im Sinne göttlicher Ordnung möglich ist Anm. der Verf.). Handelt es sich um die Zellen eines Menschen, sind diese einmal vom freien Willen desselben abhängig, zudem von dessen karmischer[2] Grundstruktur und schließlich von der biologischen Uhr, die in uns allen tickt (die zwar durch geeignete Maßnahmen zurückgestellt, doch nicht angehalten werden kann. Anm. der Verf.). Dies bedeutet, dass jeder lebende Organismus auf der Erde auf Tod programmiert ist.

Die Sonne ist der größte Energiespender für die Zellen.

Photonentherapie: Durch Stärkung der Selbstheilungskräfte werden die Zellen mit der nötigen Energie versorgt, bis sie stark genug sind, um sich selbst wieder zu versorgen, wenn dies biologisch, karmisch sowie dem menschlichen freien Willen entsprechend möglich ist.

Biophysikalische und -chemische Zusammenhänge

Photonen und Biophotonen sind gleichzusetzen mit Chi. Dieses wird von unserer, den Körper umgebenden, Aura aufgenommen. Chakren und Akupunkturpunkte sind verdichtete Chi-Ein- und -Austrittstellen. Chi wird in unseren Leitbahnen transportiert; von dort gelangt es in die Organe, wo es erst biophysikalisch (energetisch) aufgenommen sowie

---

[2] Das Gesetz von Ursache und Wirkung. Die Summe der Taten, Gedanken und Gefühle einer Person, die deren weitere Existenzbedingungen bestimmen. Jeder ist selbst voll verantwortlich für die Schaffung seines Karmas, seines Schicksals.

im zweiten Schritt biochemisch (körperlich wahrnehmbar) verarbeitet wird. All unser Leid entsteht auf der Chi-Ebene. Krebs ist dann die zerstörerischste Ausformung des Leids, welches auf der Chi-Ebene seinen Anfang genommen hat.

Chi, das zu lange in unserer Kopfregion bleibt, lässt uns aufgeregt und unruhig werden. Wir sollten darauf achten, dass unser Chi immer wieder nach unten absinkt, damit wir uns die meiste Zeit unseres Lebens in einem ausgeglichenen Gemütszustand befinden.

Dieses Absinken des Chi fördert auf einfache Weise folgende Übung:

- Wir stellen uns, mit schulterbreit gespreizten Füßen, entspannt hin.
- Wir führen unsere Arme und Hände, mit den Handtellern nach oben zeigend, locker seitlich in Schulterhöhe, führen sie nach vorne, während wir die Handteller nach unten zeigen lassen und lassen das auf diese Weise eingesammelte Chi unter unseren Handflächen, die wir nun nach unten führen, absinken.
- Wir sollten diese Übung bei jeder Art von Unruhe – die auch durch zu viel Freude verursacht werden kann – anwenden.

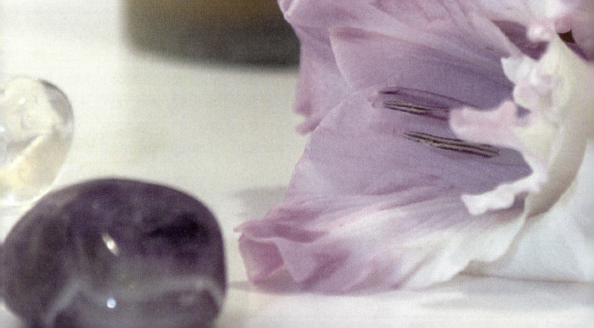

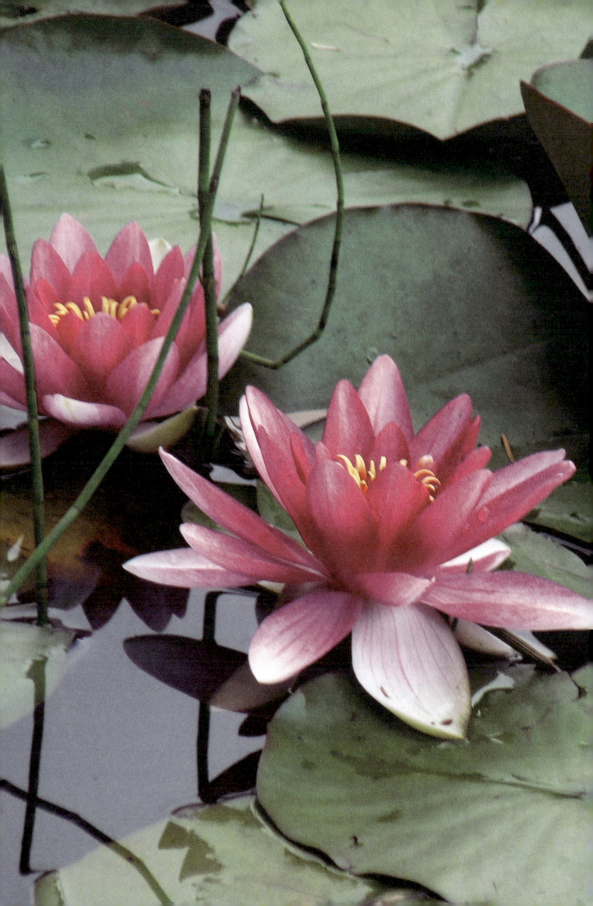

Kapitel I

Die Geschichte der Traditionellen Chinesischen Medizin – »für Märchenliebhaber«

Die Medizin, die auszog, das Heilen zu lehren…

Es war einmal eine *Traditionelle Medizin*, die hatte einen lieben Vater, den *Gelben Fürsten* und viele Brüder und Schwestern, die *Schamanen*, die meist zurückgezogen im Nebel der Berge lebten. Obwohl die *Medizin* alles hatte, was sie zu wünschen hoffte, war sie unglücklich, weil sie das Gefühl hatte, dass viel mehr Menschen von ihr profitieren sollten.

Eines Tages packte sie ihre Sachen, um die Welt kennenzulernen; sie wollte wissen, ob es irgendwo einen Ort gab, an dem sie glücklicher werden konnte. Im tiefen Nebel der Zeit verließ sie den schützenden Hof ihres Vaters und begab sich hinaus in die weite, ungewisse Welt. Kaum war sie von ihrem schützenden Berg herabgestiegen, da war sie umgeben von Menschen, die sie erlernen wollten. Bereitwillig schenkte sie den Menschen, was diese brauchten. Für die einen hatte sie heilende Kräuter aus den Bergen dabei, aus denen sie entweder Umschläge, Tee oder alkoholische Elixiere herstellen konnten. Für andere hatte sie zur Stärkung des Chi wahlweise Massagen, Meditation oder Atemübungen bereitgestellt. Andere wiederum konnten nur mit Akupunktur, speziellen Diäten oder Elementenlehre behandelt werden. Die *Medizin* freute sich sehr über das große Interesse, das sie auslöste, und gab ihr Wissen bereitwillig weiter. So kam es, dass sie ihrem Glück schon sehr viel näher gekommen war. Doch noch nicht ganz. Sie begab sich also wieder auf die Suche und schlug einen neuen Weg ein, der sie erst einmal im Verborgenen handeln ließ. So begab es sich, dass eines Tages, als die *Medizin* gerade einmal wieder auf dem Weg der Überlieferung so vor sich hin wandelte, ein großer Verbotsschauer sich über sie ergoss. Schutz suchend, verkroch sich die *Traditionelle Medizin* in einer Herberge. Dort traf sie auf eine fremdländisch heilende Prinzessin, die sich als die *Westliche Medizin* vorstellte. »Wohin des Weges?« fragte die *Traditionelle* sie.

Die Traditionelle Chinesische Medizin

»Hast du nicht davon gehört?« erwiderte ihrerseits die *Westliche*. »Der Sohn *Volk* des Königs *Staat* ist an einer flächendeckenden Seuche erkrankt. Sein Vater hat verkündet, dass er jeder Medizin, die seinen Sohn heilen könne, ihn ihr zum Manne gebe.« Das erfreute die *Traditionelle*, weil sie darin endlich eine große Aufgabe für sich und ihre Heilmethoden sah. Sie wollte sich der *Westlichen* anschließen, damit sie gemeinsam zum König gehen konnten, aber die Westliche wollte nicht.

Traurig schlug sich die *Traditionelle* alleine durch und musste, als sie am Schloss angelangt war, feststellen, dass ihre Mühen umsonst gewesen waren, denn die *Westliche* war schon vor ihr da gewesen und hatte die gestellte Aufgabe gemeistert. Sie hatte die Seuchen vertrieben und genoss von nun an hohes Ansehen. Resignierend stellte sich die *Traditionelle* darauf ein, dass sie von nun an nur noch im Verborgenen weitergereicht, von Meister an Schüler, wirken und heilen durfte.

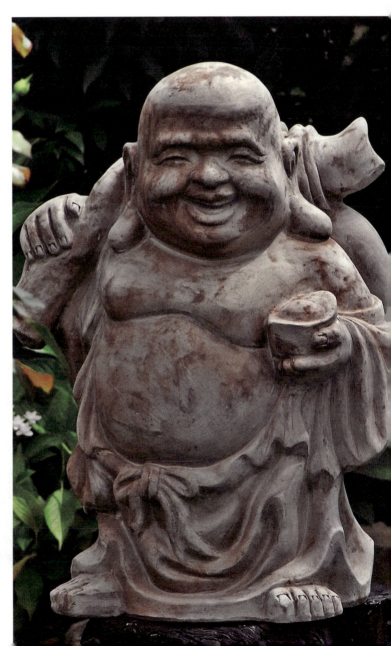

Doch es sollte anders kommen: Kurz vor der

Kapitel I

Hochzeit der *Westlichen* mit dem *Volk*, drang ihr böser Onkel *Kapitalismus* aus dem Westen gewaltsam ins Land ein, um die *Westliche* wieder mit sich zu nehmen und das ganze Land zu vernichten. Die Situation schien aussichtslos. Doch mit allem Herzen und Mut, die sie fassen konnte, warf sich die *Traditionelle Medizin* schützend vor König *Staat* und seinen Berater *Kommunismus* und konnte so den gefürchteten *Kapitalismus* aus dem Land jagen.

Über diesen glücklichen Ausgang der gefährlichen Situation war König *Staat* so glücklich, dass er der *Traditionellen Medizin* eine Stelle an seinem Hofe anbot. Überglücklich umarmte die *Westliche* ihre neue Freundin, die *Traditionelle,* und von diesem Tag an waren sie untrennbar – und wenn sie nicht gestorben sind, so heilen sie noch heute Hand in Hand jedes Leiden ihres Volkes und seiner Freunde auf der ganzen Welt.

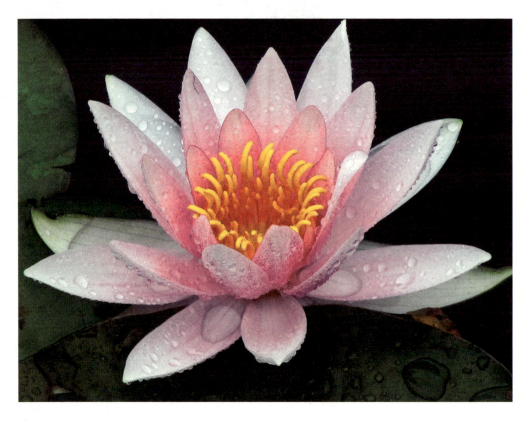

Die Traditionelle Chinesische Medizin

Die Geschichte der Traditionellen Chinesischen Medizin – »für Realisten«

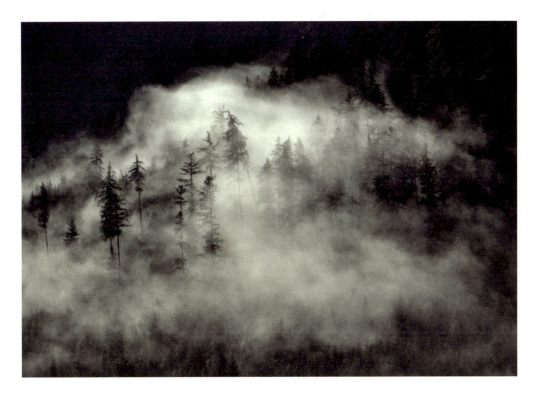

Etwa 3000 Jahre vor Christus lebten in den nebelverhangenen Bergen Chinas zurückgezogene Einsiedler, denen man medizinische Kräfte nachsagte. Diese Schamanen, oder auch Medizinmänner genannt, lebten in der Einsamkeit und ohne Anbindung zur Außenwelt, um sich ihrem »Weg des langen Lebens« zu widmen. Diesen fanden sie sowohl in rein pflanzlicher Ernährung und in kampfsportlichen Aktivitäten, zu denen Kung-Fu zählte, als auch in therapeutischen Atemübungen, die sie in tiefer Stille vollzogen.

In dieser Zeit entwickelten jene Schamanen auch ihr ganz eigenes Verständnis von Gesundheit und Krankheit, woraus sich ein medizinisches Verständnis ergab. Zu Hilfe kam den »Zauberern« dabei der Nebel, der sich in den Bergen immer wieder verfing und dem sie eine sehr ausgeprägte Lebensenergie »Chi« nachsagten, was ihnen zu langem und gesundem Leben verhalf. Sie entwickelten auch ein ausgeprägtes Verständnis von Kräutern und deren heilenden Wirkungen, die sich auf unterschiedlichste Art auszudrücken vermochten: entweder nährend, kräftigend oder lebensverlängernd. Ihre zurückgezogene, außergewöhnliche Lebensweise ließ sie einen Zusammenhang zwischen Medizin und Kriegskunst herstellen, der anders wohl nicht zustande gekommen wäre.

Jedoch mussten auch diese Einsiedler im Laufe der Zeit und ihrer Geschichte der Realität sowie den gesellschaftlichen Entwicklungen ins Auge sehen und erkennen, dass es noch mehr Menschen außerhalb der Berge gab. Diese lebten ohne das Bewusstsein von Gesundheit sowohl körperlicher als auch seelischer Natur, vielmehr waren sie an Ritualen, Traditionen, Vergnügen und Festen interessiert. So kam es, dass um 1000 vor Christus die Schamanen von ihren Bergen herunterstiegen, wenn auch nur von Zeit zu Zeit, um sich unter die Feiernden zu mischen. Auf Märkten tauschten sie ihre Heilkräuter und das damit verbundene Wissen gegen Waffen und Arbeitsutensilien.

Mit der Erfindung, beziehungsweise Entwicklung der Schrift, näherten die Menschen sich an diese eigenartigen Medizinmänner aus den Bergen an. So änderte das Schriftzeichen für »Zauberei« im Laufe der Jahre seine Bedeutung zu »Medizin«, aus »wu« (Zauberer) wurde die Bezeichnung für »Schamane«, »yi«, der Arzt, wurde in Verbindung mit »Alkohol« gebracht. Da die Schamanen ihre Heilkräuter oft in alkoholischen Flüssigkeiten auflösten um deren Wirkung zu bewahren, nannten sie diese »Elixier des Lebens«. So entwickelte und veränderte sich die Medizin und damit ihre Bedeutung in der Gesellschaft fortwährend, bis keine philosophische Richtung mehr vor ihr die Augen verschließen konnte und sich dominierende Philosophien wie der Taoismus oder der Konfuzianismus eng mit der Medizin auseinanderzusetzen hatten und daraus rivalisierende Ansichten entstanden.

Die Traditionelle Chinesische Medizin

Die Konfuzianer waren es, die sich um 300 vor Christus gegen die staatlich geregelte Ausbildung von Ärzten aussprachen, da diese für sie lediglich Handwerker darstellten, die, wie alle Handwerker, ihr Geschick als Tradition überliefert von anderen Ärzten erlernen sollten. So kam es, dass das heilende Wissen lange Zeit, viele Jahrhunderte lang, als Geheimwissen weitergegeben wurde, entweder in der Familie vom Vater zum Sohn oder in der Ausbildung vom Meister zu seinem Schüler; und damit entwickelte sich die Traditionelle Chinesische Medizin als Brauchtum aus mündlicher Überlieferung.

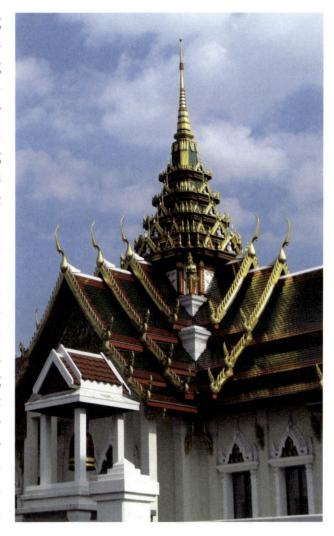

Erst mit der Erfindung des Buchdrucks kam es zur Massenverbreitung der medizinischen Lehren und des Wissens über Heilkräuter und deren Wirkungen. Nun mag man annehmen, dass dies der richtige Schritt gewesen sein mochte, die Chinesische Medizin an die breite Öffentlichkeit zu bringen und allen Menschen und Schichten zugänglich zu machen. Doch damals, etwa 1000 nach Christus, trug diese Entwicklung nicht zum Fortschritt und zur weiteren Verbreitung der Traditionellen Chinesischen Medizin bei; vielmehr kam es fast zum

Kapitel I

Untergang dieser Heilkunde. Da nun jeder sich das Wissen aus Büchern aneignen konnte, fehlte den meisten plötzlich die praktische Erfahrung und empirische Beobachtung, es fehlte ihnen der Lehrer, der sie in die Geheimnisse und das Wissen einweihte, es fehlte ihnen die persönliche Erfahrung sowie die Nähe zum Patienten. Leider verbreiteten sich in den Büchern auch allerhand erfundene und fragwürdige Praktiken wie Teufelsaustreibung, Dämonenmedizin und schwarze Magie. So schien der Niedergang der Traditionellen Medizin unausweichlich. Allerdings gab es einige wenige, die sich durch Überlieferungen diese Tradition bewahrten.

Das Land wuchs und mit ihm die Krankheiten, es kamen Seuchen, Epidemien und Infektionserkrankungen hinzu, ausgelöst durch unhygienische Bedingungen sowie durch die Tatsache, dass nur sehr wenige Menschen sich noch auf die Traditionelle Medizin verstanden, um die breite Masse an Menschen zur Genüge zu versorgen. So kam es, dass sich die

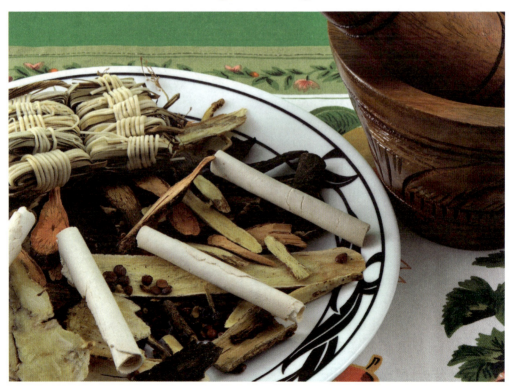

westliche Medizin langsam, aber sicher in China einnistete, dort immer mehr Anhänger finden konnte und damit zu einer Medizin für das Volk wurde. Dementsprechend wurde die Traditionelle Medizin weiter in den Hintergrund gedrängt, und es wurde sogar versucht, sie zu verbieten. Anfang des 20. Jahrhunderts wurde die westliche Medizin als Standard durchgesetzt und die Heilpraktische Chinesische Medizin praktisch abgeschafft, jedoch nicht verboten. So hielt sich diese tapfer, wurde weiterhin von wenigen Menschen praktiziert und überliefert.

Als Mao Tse-tung und seine kommunistische Partei Ende der 40er-Jahre an die Macht kamen, da war ihnen die westliche Medizin ein willkommenes Produkt – ganz im Sinne des Kommunismus sahen sie diese Medizin als eine Heilungsmethode für die Masse an und gaben der westlichen Medizin einen sehr hohen Stellenwert, indem sie das Volksgesundheitsprogramm entwickelten. Dieser Fortschritt währte allerdings nicht lange: Mitte der 50er-Jahre stellten die Kommunisten fest, dass sie alles, was aus dem Westen kommt, grundsätzlich ablehnten – schließlich symbolisierte es immer Kapitalismus, Marktwirtschaft und das Konkurrenzdenken des Westens. Dadurch fiel auch die vorher so verehrte westliche Medizin dieser Definition zum Opfer, wurde sie doch jetzt als bourgeoises Gedankengut angezweifelt und für mit dem sozialistischen Gedanken unvereinbar erklärt. Während die westliche Medizin nun ein Symbol des westlichen, verhassten Fortschritts darstellte, war die Traditionelle Chinesische Medizin in den Köpfen immer noch mit der alten feudalistischen Vergangenheit verknüpft und wurde daher auch nicht gleich als berechtigte Alternative akzeptiert. Die neue Medizin sollte sowohl für den sozialistischen Staat als auch für die Masse des Volkes passend sein. Da beide Medizinrichtungen diesen Anforderungen nicht zu entsprechen schienen, wurde aus der Not eine Tugend und aus zwei

Kapitel I

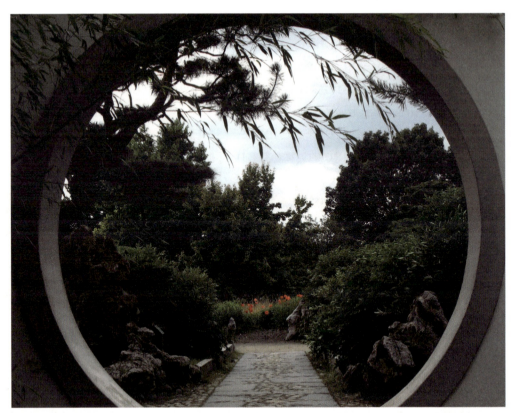

Richtungen eine Synthese geschaffen. Dazu diente ein Beschluss des kommunistischen Komitees, das die Traditionelle Chinesische Medizin und die westliche Medizin Seite an Seite stellte und mit der Veröffentlichung klassischer Schriften und medizinischer Werke die Verbreitung der alten Heilkunst wieder aufnahm, um sie der modernen Medizin gleichzustellen. Heute noch gehen in China die Traditionelle Chinesische Medizin, die immer mehr Anhänger und Anwender in der ganzen Welt findet, und die westliche Medizin, die ebenfalls heutzutage in China großes Ansehen hat, Hand in Hand.

Die Traditionelle Chinesische Medizin kann getrost als kulturelles Gut bezeichnet werden, dem eine weite und spannende Entwicklung vorausgeht, gründet sie sich doch auf einen jahrhundertelangen Reifungsprozess, der weiterentwickelt, anders übertragen oder verbessert wurde. Doch in ihrem Kern geht sie immer noch auf die Zauberer in den Bergen

Die Traditionelle Chinesische Medizin

zurück, jene Einsiedler, die im »Nebel der Zeit« sich ihren Gedanken hingaben und aus sich selbst heraus mit praktischen Erfahrungen und geistigen Zusammenhangserklärungen den Grundstein für ein weltweit verbreitetes und anerkanntes Heilverfahren entwickelten, dem auch die zwischenzeitlichen Schwierigkeiten keinerlei Nachteil einbringen konnten, sondern, im Gegenteil, dazu beitragen durften, diese Heilkunst im Geheimen zu verfeinern und ihr durch die Kunst der mündlichen Überlieferungen eine reiche praktische Festigung zu erteilen.

Vieles, das im Verborgenen geschaffen und sich durch Beobachten sowie praktisches Erfahren weiterentwickeln kann, ist, wenn es zum Vorschein kommt, ein kleines Wunder, unverwüstlich, unantastbar und nahezu perfekt…

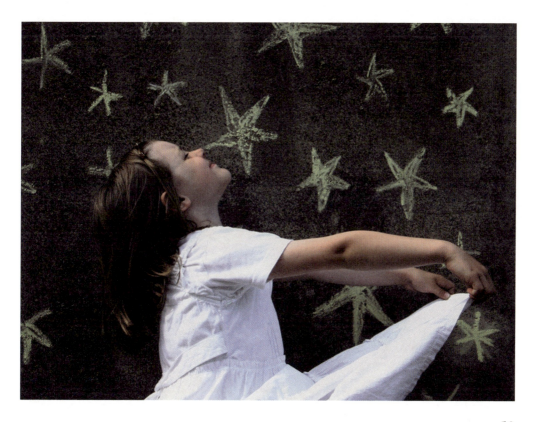

Kapitel I

Der Taoismus

Die Lehre des Tao

Das Wissen um das Wirken der fünf Elemente, auch Wandlungsphasen genannt, in der Natur ist alt, sehr alt, und dient nicht nur der Chinesischen Medizin als Grundlage, sondern auch der alten chinesischen Lehre des Tao, des Taoismus (in manchen Schreibweisen auch Daoismus genannt). Um der Traditionellen Chinesischen Medizin näherzukommen, sollten wir erst diese Philosophie betrachten, die dem traditionellen Denken und Heilen als Ursprung dient.

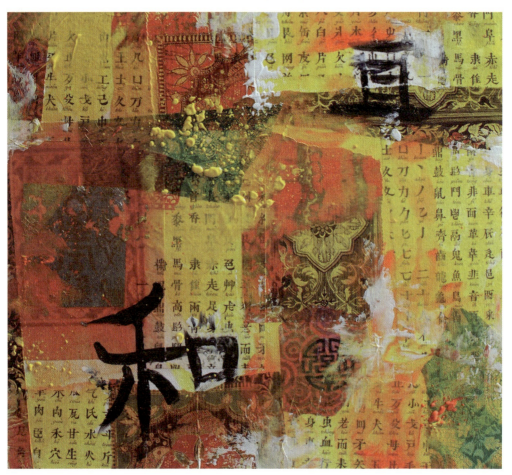

Die Traditionelle Chinesische Medizin

Der Taoismus ist eine allumfassende Lehre über den Sinn und das Leben. Er umschließt Religion, Gesundheit, Wissenschaft und das praktische alltägliche Leben, wodurch er sich zu einer Lebensphilosophie und Lebenskunst entwickelte, in der die traditionelle Heilkunst nur ein Teilgebiet innerhalb der Philosophie und somit der Einheit des Lebens, der Natur und des Universums ausmacht.

Der Taoismus kennt kein göttliches Du als Instanz außerhalb des Menschen, vielmehr wird von den Taoisten ein höchster und vollkommener Sein-Zustand, der Tao, angestrebt, der bereits in jedem Menschen und Wesen vorhanden ist und auch als Erleuchtung bezeichnet werden kann. Tao wird übersetzt mit »der Weg«, aber eigentlich ist die Begrifflichkeit sehr viel komplexer, bedeutet sie doch eigentlich: der Urgrund allen Seins, die formlose Form, die formhafte Leere. Tao ist also nicht nur der höchste Sein-Zustand, sondern auch der Weg dorthin.

Der Mensch, wie auch alle anderen Wesen, stehen zwischen Himmel und Erde, verbinden die Kräfte der beiden in sich, sind eingebunden in die Natur, somit in das Wirken der Elemente, die auch in jedem Wesen wirken; der Mensch ist ein Teil des Ganzen, des Ewigen, des Tao und steht im Zusammenhang mit dem Kosmos, dem universellen Ganzen.

Genauso verhält es sich auch in der Chinesischen Medizin. Nichts steht für sich alleine, alles hat Zusammenhänge, Ursprünge, Gründe und erfüllt eine Funktion, setzt eine Reaktion in Gang; alles in unserem Körper ist durch ein großes Netzwerk miteinander verbunden und in gegenseitigem Kontakt. So können wir den Zusammenhang von Krankheit und Gesundheit wahrnehmen, vermögen Heilung als Rädchen im Netzwerk anzusehen, können Großes mit Kleinem, Inneres mit Äußerem, Geist mit Körper, Mensch mit Natur gleichsetzen, da sie auf innerste Weise miteinander in Verbindung stehen – in allen wirkt das Tao wie ein Gesetz des Himmels.

Kapitel I

Dies kann man als großzügige Sichtweise der Welt nehmen: Es existiert keine Trennung, alles ist auf die eine oder andere Art miteinander verbunden, alles hat Platz und Anspruch.

Körper – Seele – Geist in der Taoistischen Lehre

Gegensätze schließen sich im taoistischen Denken nicht aus, sondern ein – sie ergänzen sich.

Das traditionelle chinesische Denken ist ein sehr poetisches, es besteht aus Analogien, Bildern, Symbolen, und es kommt ihm das intuitive Begreifen des Geheimen und Namenlosen, des Tao, als antreibende Kraft zu. Es schließt auch das uralte Wissen von der untrennbaren leiblich-seelischen Einheit mit ein. Organe stehen in Verbindung mit Gefühlen, der Geist mit körperlichen Vorgängen, beide Ebenen verbinden sich, bilden eine Einheit, die in sich die Lösung für entstandene Probleme trägt.

Somit hat eine körperliche Erkrankung immer auch Auswirkungen auf unseren Gefühls- und Geisteszustand, so, wie seelische Beschwerden sich in körperlichen äußern können. Auch äußere und umweltbedingte Umstände können die Körper-Seele-Geist-Einheit des Menschen stören und auf verschiedene Arten und Weisen auf diesen positiv wie negativ einwirken.

Der Mensch des Tao

Der Mensch, der im Einklang mit dem Tao lebt, befindet sich vor allem im Einklang mit der Natur und den Gesetzen von Himmel und Erde.

Die Traditionelle Chinesische Medizin

Er wird sich gelassen an den Strom des Lebens anpassen und Umstände, die sind, annehmen und wirken lassen. Ihm ist die innere Haltung des Wu wei – des »Nicht-Handelns« – zu eigen. Mit »nicht handeln« wird jedoch nicht ein passives Verhalten bezeichnet, sondern vielmehr das spontane, authentische »Handeln-im-Augenblick«, das Agieren entsprechend den Erfordernissen der momentanen Situation – intuitives, ummittelbares, spontanes Reagieren auf die Gegebenheiten. Der taoistische Mensch ist ein vollkommener und tief im Verborgenen eins mit den unsichtbaren Kräften der Natur, des Universums; er vereint viele Charakterstärken in sich, er ist zögernd und wachsam, aufmerksam, er lebt bewusst, einfach und unscheinbar, ist dennoch offen und empfangend für jeden Umstand des Lebens, zeigt sich allumfassend in seinem Wissen und bescheiden zu jeder Zeit.

Der Tao als höchster Sein-Zustand erfordert intensive menschliche und geistige Bemühungen, weshalb man Übungen für Körper und Geist entwickelt hat, die das Herz beruhigen und die Emotionen glätten. Diese Übungen finden auch heute noch in der Chinesischen Medizin als Meditation, Atemübungen und Kampfsportarten ihre Anwendung.

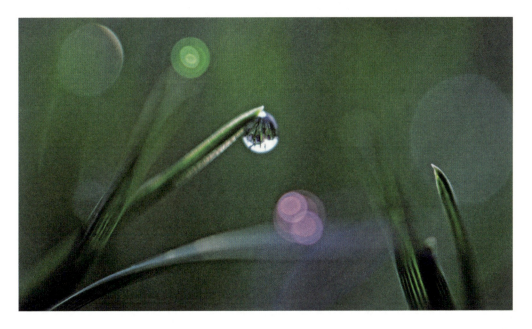

Kapitel I

Als taoistischer Mensch kann sich jener bezeichnen, dessen Geist klar, dessen Herz friedvoll und dessen Körper sich in Balance befindet, jener, welcher sich in seinem körperlich-seelisch-geistigen Gleichgewicht befindet.

Gesundheit und Heilung im taoistischen Sinne

Der gesunde Körper befindet sich innerhalb der Körper-Seele-Geist-Ebene im Gleichgewicht und wird von einem frei fließenden Chi, der Lebensenergie, durch die Leitbahnen des Körpers versorgt.

Als heilend im taoistischen Sinne gelten ganzheitliche Mittel zur Pflege des Körpers, Kräfte aus der Natur und die intakte Ganzheitlichkeit des Menschen in der Körper-Seele-Geist-Ebene. Dadurch hat sich im Laufe der Zeit ein Heilsystem entwickelt, dem universelle Gesetzmäßigkeiten, energetische Prinzipien und allgemeine Richtlinien für Menschen zugrunde liegen, die für ein langes Leben in Gesundheit und Harmonie sorgen sollen. Dieses System besteht aus Energieübungen (Chi Gong) für den Körper und den Geist, aus Atemübungen, Meditation, Ernährungstherapie, Kräutermedizin, Massagetechniken und Punktierungsmaßnahmen (Akupunktur). Es wurde vor allem von Mönchen über Hunderte von Jahren entwickelt. Die Stärke dieser Chinesischen Medizin sind ungewöhnliche, aber präzise diagnostische Methoden, die durch genaues Beobachten und Erforschen des Kranken gestellt werden und immer das Wissen um die Ganzheit des Körpers und das Zusammenspiel von Körper, Seele und Geist beinhalten.

Die Traditionelle Chinesische Medizin

In einem grundlegenden Lehrbuch der Traditionellen Chinesischen Medizin steht geschrieben:

»Krankheiten zu behandeln und zu heilen bedeutet, den Körper zu untersuchen, den Atem, die Gesichtsfarbe und ihren Glanz, sowie den Puls, ob er blühend oder vermindert ist und ob die Krankheit jung ist.«
(Traditionelles Lehrbuch)

Ein taoistischer Arzt wird also versuchen, durch verschiedene Methoden die Lebensenergie Chi richtig zu leiten, zu stärken oder zu bewahren, um somit den Körper, die Seele und den Geist in Balance zu halten. Durch individuelle Ernährung können alle wesentlichen Komponenten wieder zu Gleichgewicht gelangen (wenn dem Körper Yin fehlt, da er sich in einem Yang-Übermaß befindet, kann man dies durch Yin-haltiges Essen ausgleichen), bzw. der Arzt behandelt die jeweilige Schwachstelle mit Akupunktur oder Kräuterelexieren. Dieser Arzt hilft dem Patienten, durch eigene Kraft und Selbstregulierung wieder ins persönliche Gleichgewicht zu gelangen, um dadurch zu gesunden.

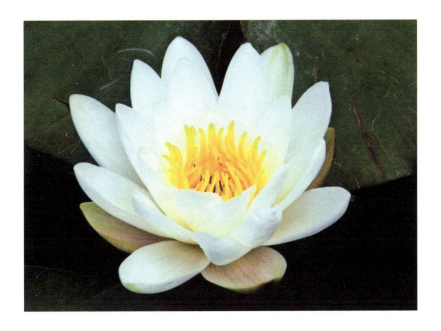

Kapitel I

Yin und Yang

Dem Prinzip von Yin und Yang kommt in der Traditionellen Chinesischen Medizin sowie in der Taoistischen Lehre eine ganz besondere Rolle zu. Dieses Prinzip ist die Theorie, auf welche die Chinesen ihre Lehre sowie ihr Denken gründen. Yin und Yang könnte auch als die Lehre vom gegenpoligen Gleichgewicht bezeichnet werden, denn dieses Gleichgewicht der kosmischen Energien gilt als die Ursache aller Erscheinungen in der Natur.

Alle Aspekte der Welt, so die Chinesische Lehre, tragen Yin und Yang in sich. Ihr ideales Zusammenspiel bildet für die Chinesen das Tao, das Höchste. Yin und Yang bezeichnen Kräfteverteilungen und Konstellationen in der Natur, auf der Erde, im Kosmos.

Zwar bezeichnen Yin und Yang zwei gegenpolige Energien, die aber keinesfalls konkurrierend sind, sondern miteinander im Einklang wirken. Jedes Ereignis trägt die beiden Energiepole in sich, ist somit ein Zusammenwirken von aktiver und struktiver Kraft. Dabei wird mit Yang das Aktivierende, Beginnende, Auslösende, Zerstreuende und mit Yin die struktive, die reagierende Kraft, die Energie des Vollendens, des Bestätigens, des Statischen, bezeichnet.

Yin und Yang ist die Lehre der Gegensätze. Diese schließen sich nicht aus, sondern sie brauchen sich gegenseitig, um handeln zu können. Gemeinsam bilden sie ein Ganzes. Wir lernen erst durch die Unterscheidung in Gegenpoliges. So erkennen wir, dass etwas heiß ist, weil wir gelernt haben, wie sich etwas Kaltes anfühlt. Wir wissen, dass Tod und Leben, Tag und Nacht, wachen und schlafen Paare bilden, die nicht voneinander zu trennen sind, die sich gegenseitig bedingen und erschaffen. Alle Dinge dieser Welt, so die Chinesen, existieren nur in dieser dualen Form, in diesem paarigen Gegenpol. Yin und Yang sind immer in Bewegung, das eine bringt das andere hervor und bildet sich wieder neu, das Ganze ist auf angelegt und als Team zu betrachten. Die Grenzen sind fließend, sie gehen ineinander über, und es entstehen regelmäßige Kreisläufe, die harmonisch und natürlich den Tagesrhythmus oder den Jahresrhythmus regulieren.

Unser menschlicher Körper ist gesund, wenn sich in uns Yin und Yang im Gleichgewicht, auf einer Ebene, befinden. Wenn die Ordnung besteht und sich die Schwerpunktverschiebung im vorgegebenen Rahmen befindet, dann ist der Körper in Harmonie und somit gesund.

Den beiden Urenergien werden gegensätzliche Eigenschaften zugeschrieben. Yin ist dunkel, kalt, passiv, reagierend, weiblich, die Nacht und der Tod … Yang hingegen ist hell, warm, aktiv, männlich, das Leben und der Tag …

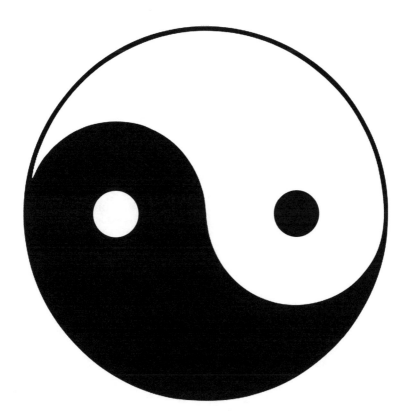

YIN	YANG
Weiblich	Männlich
Schattige Seite des Hügels	Sonnige Seite des Hügels
Anatomie, Struktur eines Organs	Physiologie, Funktion eines Organs
Bewegung von außen nach innen (Nahrung)	Bewegung von innen nach außen (Ausleitung)
Blut/Lymphe/Körpersäfte → Gebären (Funktionen unterhalb der Taille)	Männliche Konstitution → Haut/Muskeln/Sehnen/Haare (Funktionen oberhalb der Taille)
Vorder- und Innenseite des Körpers (speziell Abdomen)	Außen- und Rückseite des Körpers (speziell der Rückenbereich)
Yin-Organe = Speicherorgane Herz/Herzbeutel (Pericard) Milz/Pankreas Nieren Leber Lungen	Yang-Organe = Ausleitungsorgane Dünndarm Dickdarm Dreifach-Erwärmer Magen Blase Gallenblase (gehört eigentlich zu den außerordentlichen Organen)
Im Westen wird den Yin-Organen eine stärkere Beachtung zugedacht – dies entspricht dem westlichen Hang zum Bunkern und Speichern.	Der Westen vernachlässigt die Yang-Organe mit ihren Funktionen des Verdauens und Ausleitens.
YIN-Krankheits-Merkmale: Schwäche Langsamkeit Kälte Zurückhaltung	YANG-Krankheits-Merkmale: Stärke Aktivität Hitze Übertreibung

Die Traditionelle Chinesische Medizin

Lehre der Wandlungsphasen mit den fünf Elementen

»Um den menschlichen Körper in Harmonie zu bringen, nimmt man als Maßstab die Gesetze der vier Jahreszeiten und der fünf Elemente.«
(chinesischer Heilkundiger)

Durch Beobachtungen des Menschen und der kosmischen Vorgänge in der Natur wurden die »alten Chinesen« zu Experten energetischer Zusammenhänge. Ihre Beobachtungen basieren bis heute auf festen, universellen, energetischen Prinzipien.

Durch Yin und Yang, die polaren kosmischen Kräfte, manifestiert sich das Tao als Emanation eines personalen Schöpfergottes – die Welt wird in ihrer Gegenpoligkeit erklärt und in Bewegung gehalten. Aus diesen dynamischen und wechselseitigen Prozessen entstehen die fünf Elemente: **Holz**, **Feuer**, **Erde**, **Metall**, **Wasser**.

Das Tao ist die Emanation des Einen, aus dem alles kommt und zu dem alles zurückkehrt. Yin und Yang bilden die beiden Kräfte, die alles teilen und in ihrer dynamischen Kraft wieder zusammenführen. Die fünf Wandlungsphasen unterteilen Yin und Yang in spezifischere Funktionen, die sowohl trennend als auch zusammenführend wirken.

Die Chinesische Lehre ist ein ganzheitlicher Ansatz, der die Wechselwirkungen in Lebendigem versteht und weiß, dass ein Teil, wie klein er auch sein mag, immer die Gesamtheit beeinflusst. Die fünf Elemente stellen die kosmische Verbindung zwischen den Menschen und dem Universum dar. Die Aktivität der fünf Elemente umfasst alle Naturphänomene sowie das Zusammenspiel innerhalb der Natur. Nach der Lehre des Tao heißt es, dass Urprinzipien, die das Universum im Großen regieren, auch im Kleinen (in jedem Teil) anwendbar und übertragbar sind. Der menschliche Körper stellt einen Mikrokosmos des Universums dar. Die Übertragung der Phänomene der Natur auf das Wesen des Menschen ist eine für die taoistische Lehre logische Konsequenz.

Die Lehre der Wandlungsphasen bedeutet, die Lehre der fünf Elemente in Zusammenhang zueinander zu bringen und als Ganzes zu sehen. Die fünf Elmente bilden ein komplexes System von Entsprechungen und Mustern, die miteinander eng in Beziehung stehen. Die Elemente nähren und unterstützen sich gegenseitig, halten sich aber auch in Schach, indem sie für Ausgleich und Harmonie sorgen.

Bei den Elementen handelt es sich nicht um endgültige, feste Zustände, sondern um Phasen, die sich in der Umwandlung befinden und in Bewegung sind. Während dieses Prozesses werden fünf Erscheinungsformen des Zusammenspiels von Yin und Yang durchlaufen, die wir als die fünf Elemente kennenlernen werden. Diese Wechselbeziehungen sind wichtig für die körperliche, seelische sowie geistige Balance und Ausgeglichenheit eines jeden Menschen.

Die fünf Elemente können auch als die fünf Grundmuster des Seins gesehen werden, in welchen alle Prozesse und Phänomene der kosmischen Struktur verzeichnet sind.

Die Elemente stehen zueinander in struktiver Beziehung. Dadurch erklären sich viele Zusammenhänge von Ursache und Wirkung in Krankheitsverläufen oder Lebensproblematiken. Alles wandelt sich in jedem Augenblick – ein Wandel, der durch die fünf Wandlungsphasen in geordneten Bahnen verläuft, sich endlos wiederholen und variieren kann.

Dies beruht im Besonderen auf den **speziellen Eigenschaften**, die jedem Element zugeordnet werden:

- Wasser: nass, kühl, absteigend, fließend, nachgiebig
- Holz: wachsend, flexibel, verwurzelt, dynamisch, vorbereitend

Die Traditionelle Chinesische Medizin

- Feuer: steuernd, trocken, heiß, aufsteigend, explodierend
- Erde: produktiv, fruchtbar, birgt die Kraft des Wachstums in sich
- Metall: schneidend, hart, leitend

Jedes Element bzw. jede Kraft wird durch eine andere erzeugt (geboren) und durch wiederum eine andere bezwungen oder zerstört. Diese Prinzipien lassen sich aus den Vorgängen der Natur erschließen.

Das gegenseitige Erzeugen

Holz erzeugt Feuer. Feuer erzeugt Erde. Erde erzeugt Metall. Metall erzeugt Wasser. Wasser erzeugt Holz.

- Wenn Holz verbrennt, erzeugt es Feuer.
- Feuer lässt Asche zurück, daraus entsteht Erde.
- Erde lässt in ihrem Inneren Metall erwachsen.
- Metall schmilzt durch Erhitzen und dadurch entsteht Wasser.
- Eine Pflanze braucht Wasser, um zu wachsen, somit entsteht Holz mit Hilfe von Wasser.

Dieser Zyklus wird oft als **Mutter-und-Kind-Prinzip** bezeichnet, da die Mutter für die Erzeugung des Kindes verantwortlich ist und dafür sorgt, dass es ausreichend genährt wird und gesund ist.

Wenn dieser Zyklus gestört wird, kann es zu ernsthaften Krankheiten und chronischen Beschwerden kommen. So, wie die Mutter für die Gesundheit ihres Kindes verantwortlich ist, kann sie auch durch eigene Disharmonien für ein Ungleichgewicht bei ihrem Kind sorgen.

Deshalb führt eine Erkrankung der Mutter häufig zu einer Erkrankung des Kindes. Übertragend bedeutet dies, ein Element befindet sich im

Kapitel I

Ungleichgewicht und kann nicht mehr ausreichend dafür sorgen, dass das nächste, das zu erzeugende Element ausreichend genährt wird. Es kann zu ernsthaften Disharmonien führen, der Zyklus wird gestört. Hierbei muss nun die Mutter behandelt werden, damit sie ihr Kind wieder ins Gleichgewicht bringen kann. Wenn das Kind in ein Übermaß gerät, dann zehrt es die Mutter aus, weil es mehr Nahrung haben möchte, als sie ihm geben kann. Eine Behandlung setzt hier bei dem Kind an. Es kann auch geschehen, dass die Mutter zu groß wird und überfüllt ist, sie will dieses dem Kind weitergeben, das sich aber der Situation nicht gewachsen fühlt und überfordert wird. Auch so kann eine kranke Disposition erzeugt werden, und es gilt, das Übermaß der Mutter zu verringern.

Befinden sich mehr als drei Elemente im Ungleichgewicht, schwebt der Mensch in akuter Lebensgefahr, da drei Elemente nicht mehr in der Lage sind, die zwei gesunden harmonisch hervorzubringen. Diese werden ebenfalls angegriffen werden. Über die Leitbahnen- sowie Organharmonisierung kann man die Elemente wieder ins Gleichgewicht bringen.

Ebenso wie das Erzeugen im realen Sinne, wird auch das **Erzeugen von Energie** den Elementen zugeordnet. Jedes Symbol steht für eine bestimmte Funktion und Qualität:

Holz	Die Aktivität befindet sich im Wachstum.
Feuer	Das Maximum der Aktivität ist erreicht und befindet sich an einem Wendepunkt, dies bedeutet, die Aktivität ist im Begriff abzunehmen, um von einer Ruheperiode abgelöst zu werden.
Erde	Diese Phase dient als Pufferzone zwischen den Phasen und bezeichnet einen Zustand der Neutralität und Balance.
Metall	Die Aktivität vermindert sich und nähert sich dem Wendepunkt.

Wasser   Das Minimum an Aktivität ist erreicht, ein Zustand der maximalen Ruhe, wiederum bezeichnenderweise ein Wendepunkt, an dem die Aktivität die Richtung ändert, um in die Phase des Holzes und der wachsenden Aktivität überzugehen.

Kreislauf des gegenseitigen Erzeugens – der Shen-Zyklus

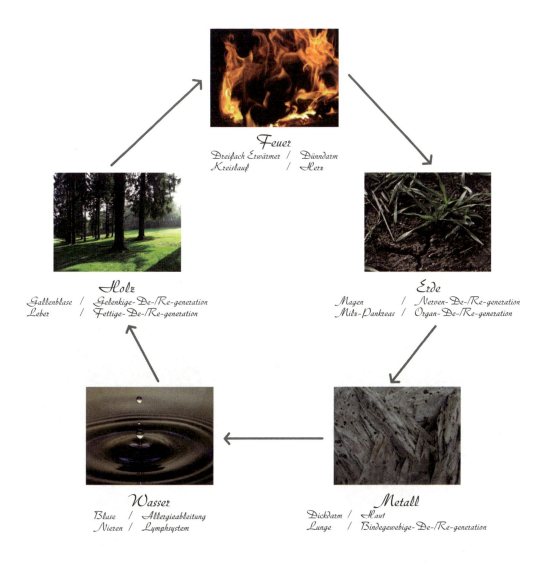

Feuer
Dreifach Erwärmer / Dünndarm
Kreislauf / Herz

Holz
Gallenblase / Gelenkige-De-/Re-generation
Leber / Fettige-De-/Re-generation

Erde
Magen / Nerven-De-/Re-generation
Milz-Pankreas / Organ-De-/Re-generation

Wasser
Blase / Allergieableitung
Nieren / Lymphsystem

Metall
Dickdarm / Haut
Lunge / Bindegewebige-De-/Re-generation

Kapitel I

Dies ist die eigentliche Lehre der Wandlungsphasen. Einer Phase aktueller Aktivität muss eine Phase der potenziellen Aktivität vorangegangen sein. Das Energiereservoir wird angesammelt, damit Vorgänge von hoher Aktivität ablaufen können.

Im Winter tankt die Natur Kraft und Energie, um im Frühling die gesamte Natur zu neuem Leben zu erwecken und mit Energie zu speisen. Im Sommer ist die Energieaktivität am höchsten und erreicht ihren Wendepunkt. Der Spätsommer bringt Balance und Ruhe in den aktiven Ablauf, und zwar als Pufferzone zwischen der Energie (Sonne, Hitze), die da gewesen ist, und der Phase verminderter Energieaktivität (Herbst) sowie jener der maximalen Ruhephase (Winter), die danach folgt.

Zusammenfassend lässt sich feststellen, dass sich der Winter (Yin) durch den Frühling in den Sommer (Yang) verwandelt und mit dem Wendepunkt Spätsommer über den Herbst wieder in den Winter (Yin) zurückkehrt.

Der jährliche Zyklus zeichnet ein bestimmtes biologisches Wachstum und eine festgelegte Entwicklung nach. Wir können uns an der Natur ein Beispiel nehmen, wie der Kreislauf richtig funktioniert.

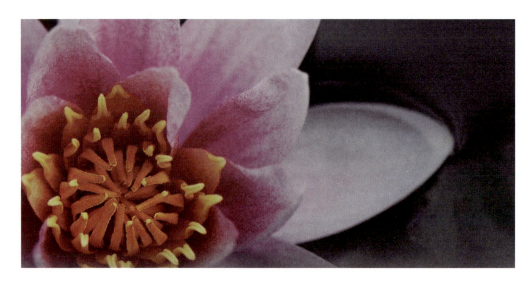

Die Traditionelle Chinesische Medizin

Holz	Feuer	Erde	Metall	Wasser
Frühling	Sommer	Spätsommer	Herbst	Winter
Leber/Gallenblase	Herz/Dünndarm	Milz (Pankreas)/Magen	Lunge/Dickdarm	Nieren/Blasen
Wut, Ärger, Hilflosigkeit, Verletztheit – in ihrer Transformation: Engagement, Mut, neue Ideen	Verbrennen, Zerstören – in ihrer Transformation: Erfüllung und Lebensfreude	Enge, Argwohn, Misstrauen – in ihrer Transformation: Weite, Gönnen, Vertrauen	Traurigkeit, Sterben, Tod – in ihrer Transformation: Hingabe, Neuwerden, Auferstehen	Angst, Zweifel, Hass – in ihrer Transformation: Glaube, Hoffnung, Liebe
Sehsinn	Geschmack	Geruchsinn	Tastsinn	Gehör

Wie alle kosmischen Vorgänge können wir dieses Prinzip auch auf die biologischen Prozesse im menschlichen Körper übertragen. Es ist ein Zusammenspiel aus aktivem Antrieb (Yang) und struktivem Gegensteuern (Yin).

Wie immer in der Chinesischen Lehre stehen alle diese Aspekte, die Elemente und ihre spezifischen Eigenschaften, in engem dynamischem Austausch und können nur bedingt durch die anderen existieren. Sobald unser Körper seine Balance und dieses Zusammenspiel verliert, kommt es zu Schock, welcher zum Tod führen kann.

Kapitel I

Lehre der gegenseitigen Kontrolle – Der KO-Zyklus

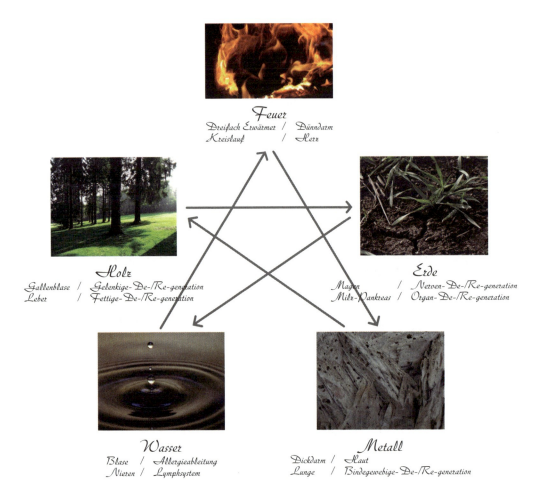

Ebenfalls aus der Natur ablesbar ist der Kreislauf der gegenseitigen Kontrolle, der den Elementen zu eigen und für ihr Fortbestehen von essenzieller Bedeutung ist, da sie sich als Teil des dynamischen Austausches gegenseitig kontrollieren müssen.

- Holz kontrolliert Erde: Holz, symbolisiert als Pflanze, durchdringt die Erde und nährt sich von ihr.

Die Traditionelle Chinesische Medizin

- Erde kontrolliert Wasser: Erde saugt Wasser auf, trübt es und verbindet sich mit ihm.
- Wasser kontrolliert Feuer: Mit Wasser lässt sich Feuer löschen.
- Feuer kontrolliert Metall: Metall schmilzt, wenn man es erhitzt.
- Metall kontrolliert Holz: Metall besitzt die Kraft, Holz zu schneiden.

Dieses Prinzip der gegenseitigen Kontrolle ist lebenswichtig. Es ist nicht so, dass ein Element von dem anderen zerstört oder eingeschränkt werden soll, sondern die Wandlungsphasen halten sich gegenseitig im Zaum und hindern durch gezielte Kontrolle die Übermacht einer einzelnen.

Bei Disharmonie eines einzelnen Organs kann auch die zuständige Wandlungsphase nicht mehr ihre kontrollierende Kraft ausüben, es kommt zur Übermacht des abhängigen Elements und zu Ungleichgewicht im Körper sowie in seinen Funktionen.

Beispiel: Bei schwacher Lungenenergie wird die Leberenergie nicht mehr ausreichend kontrolliert, dies führt zu übermäßigem Leber-Chi und kann Bluthochdruck sowie Kopfschmerzen auslösen.

Es kann aber auch zu einer Übermacht des kontrollierenden Elementes kommen und es erfolgt ein Übergriff auf das zu kontrollierende.

Dieses Kräftespiel von Hervorbringung und Bändigung gilt als Grundlage jeder gesunden Funktion. Wenn das Kräftespiel durch innere oder äußere Einflüsse gestört wird, kommt es zu Energiestau oder -mangel bzw. zu Übermaß.

Der ewige Wandel der Dinge und damit die Vergänglichkeit auch unseres Wesens, wird in einer chinesischen Lehre wie folgt beschrieben: *Ins Leben treten heißt auch, in den Tod gehen.*

Kapitel I

Das Wissen um den Wandel der Phasen gibt uns ein Verständnis von Leben und Tod, von Werden und Vergehen, und erklärt uns den ewigen Kreislauf, in dem sich unser Körper, unser Wesen, unser Leben sowie unsere Umwelt befinden.

HOLZ	FEUER	ERDE	METALL	WASSER
Frühling	Sommer	Spätsommer	Herbst	Winter
Wind	Hitze	Feuchtigkeit	Trockenheit	Kälte
Grün	Rot	Gelb	Weiß	Schwarz
Leber	Herz	Milz	Lunge	Nieren
Gallenblase	Dünndarm	Magen	Dickdarm	Blase
Sehen	Sprechen	Schmecken	Riechen	Hören
Sauer	Bitter	Süß	Scharf	Salzig
Zorn Wut	Freude	Vernunft Sorge	Traurigkeit Kummer	Angst
Großzügigkeit Toleranz	Intelligenz Intuition	Stabilität Nachdenken	Vertrauen Gerechtigkeit	Mut Weisheit

Die Traditionelle Chinesische Medizin

Die fünf äußeren Faktoren

Die Klimafaktoren bedrohen von außen unseren Körper. Diese Wetterfaktoren Wind, Hitze, Feuchtigkeit, Trockenheit, Kälte stehen für krankmachende Energie-Einflüsse, aber auch für Krankheitsfaktoren, die einen Überblick geben können, welches Element sich im Ungleichgewicht befindet.

Die fünf inneren Faktoren

Die inneren Faktoren sind Gemütsbewegungen, die, in ihrer unaufgelösten Form, krank machen, wenn sie im Übermaß vorhanden sind. Diese Emotionen sind Wut, Freude, Sorge, Kummer, Angst. Es sind Gefühle, die starken Einfluss auf den Organismus ausüben und auf ihre spezifischen Organe energetisch entleerend wirken können.

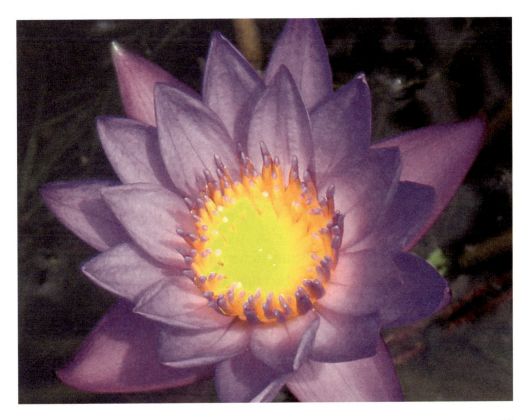

Kapitel I

Chi und die Essenzen unseres Körpers – Der Tanz des Lebens

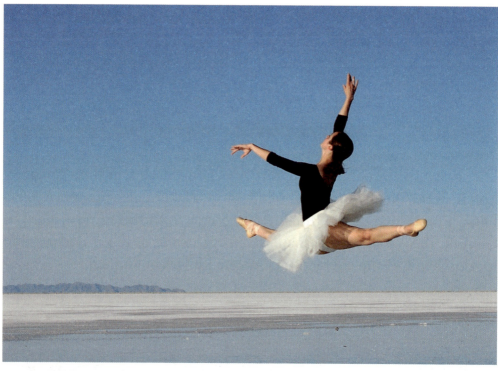

In der Chinesischen Lehre wird der Körper als Energiesystem gesehen, in dem verschiedene Einflüsse zusammenwirken und zu seiner Bildung beitragen. In der TCM zählt man dazu auch **die Essenzen**, die materielle sowie immaterielle Bestandteile unseres Körpers darstellen. Diese Betrachtung unterscheidet die Chinesische Lehre sehr von der westlichen Medizin.

Nach der chinesischen Auffassung stehen die Essenzen, wie alle Gegebenheiten in unserem Körper, in engem dynamischem Kontakt und Austausch. Sie können einzeln beschrieben und erklärt werden, doch wir müssen uns unbedingt dessen bewusst sein, dass sie in engem Zusammenhang zueinander stehen und nur so existieren können. **Sie verbinden sich miteinander in einem Tanz, mit dem sie unseren Körper in Schwingung versetzen und ihn am Leben erhalten.** Sie sind keine voneinander getrennten Einflüsse, sondern Teile eines Prozesses, den sie selbst in Gang bringen.

Diese Essenzen sind **Chi, Blut, Jing, Körpersäfte und Shen**.

Das Chi

»Wenn sich Chi sammelt, bildet sich der physische Körper. Wenn sich Chi zerstreut, stirbt er.«

Unter dem Begriff »Chi« verstehen die Chinesen die Energie des Lebens, das heißt die universelle Lebensenergie eines jeden Menschen, eines jeden Tieres, eines jeden Teils dieser Welt, des ganzen Kosmos. Alle Formen des Lebens werden von einer essenziellen Lebenskraft, welche Chi ist, beseelt. Alles im Universum besteht aus Chi. Es ist jedoch weder Substanz noch Materie noch reine Energie, da auch Energien aus Chi bestehen. In den chinesischen Lehrbüchern können wir das Chi so erklärt finden: »Mit Chi bezeichnet man eine Materie, die sich an der Grenze zu Energie befindet oder eine Energie, die sich an der Grenze zu Materie befindet.« Chi verkörpert Luft, Atem und Energie. Alles ist von Chi durchdrungen, da es unteilbar, still und formlos ist. Chi ist zwar nicht greifbar, aber wir können es erfahren, fühlen und seine spezielle Wirkung spüren, auch wenn wir nicht begreifen können, was Chi ist. Für einen gläubigen Menschen ist Chi der **Selbstausdruck Gottes**.

Es gibt, nach chinesischer Lehre, verschiedene Arten von Chi, die durch unseren Körper fließen:

1. Die uranfängliche Energie

Die uranfängliche Energie eines Menschen entsteht bei der Empfängnis aus einer als Mysterium empfundenen Eingabe des sogenannten

»göttlichen Funkens«, woraus sich Leben entwickelt. Bei der Geburt kommt es erneut zu einer Explosion, dabei wird die Energie im Körper zerstreut. Dies ist sehr wichtig für die Gesamtlebensdauer des neugeborenen Menschen.

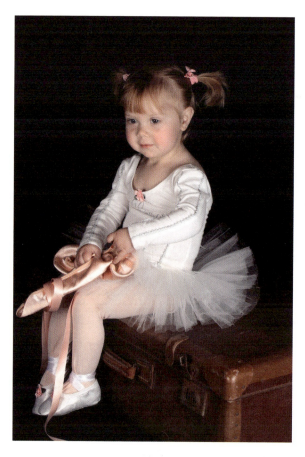

Kinder tragen generell eine reinere Energie in sich, weil sie noch nicht durch äußere Einflüsse verunreinigt wurden und von dem Mysterium, aus dem sie hervorgegangen sind, geschützt und dazu angetrieben werden, die Welt zu erkunden.

Dieses uranfängliche bzw. angeborene Chi kann durch richtige Ernährung, spezielle Atemtechniken, taoistische Grundsätze sowie, beim Erwachsenen, durch ein sich im Gleichgewicht befindliches Sexualleben, gestärkt und genährt werden.

2. Lebensenergie

Die Lebensenergie verkörpert Chi in einer flüchtigen, kinetischen und aktiven Form, die wir durch das Atmen aus der Luft aufnehmen. Für die Verarbeitung dieses Chi ist die Lunge verantwortlich. Jene reine Chi-Energie kann auch beim Liebesakt entstehen.

3. Nährstoffenergie

Energie, die wir über die Nahrung in uns aufnehmen, wird von den Verdauungsorganen verarbeitet und versorgt unsere Drüsen, Nerven, Organe und Knochen. Sie wird der Milz zugeführt und von dort aus über die Leitbahnen in unserem ganzen Körper verteilt. Des Weiteren befindet sich eine Chi-Energie als schützende Schicht an der Körperoberfläche und bewahrt so den Körper vor eindringenden Organismen.

Zusammenhängend ist dieser Chi-Kreislauf unseres Lebens sowie in unserem Körper wie folgt zu betrachten:

Das Ursprungs-Chi erben wir von unseren Eltern bei der Zeugung. Es vermischt sich mit dem normalen Chi (Nährstoff- und Lebensenergie), das wir durch die Luft oder über die Nahrung aufnehmen. Über die Leitbahnen wird dieses Chi in unserem Körper in jedes Gewebe und in jede Zelle geleitet. Davon spaltet sich das Abwehr-Chi ab, um an unserer Körperoberfläche krankmachende Organismen abzuwehren.

Chi erfüllt im Körper mehrere Aufgaben. Zum einen bildet es die Quelle jeglicher Aktivität des Körpers, sei es innerlich oder äußerlich, willkürlich oder geplant. Chi dringt in den Körper ein, verlässt ihn, fließt auf und ab und manifestiert sich in Bewegungen sowie in körperlichen Aktivitäten. Gesundheit und Wohlbefinden sind, nach der TCM, abhängig von diesem dynamischen Ablauf. Ein gesundes und gestärktes Chi ist für unsere Körpertemperatur, den Schutz des Körpers vor äußeren Einflüssen und für die Transformation von Luft und Nahrung in lebenserhaltende Substanzen wie Blut, Chi sowie Körpersäfte lebenswichtig. Da Chi über die Leitbahnen durch unseren Körper zirkuliert, wird jedes Organ, Gefäß und Gewebe damit versorgt, gestärkt, genährt sowie in seiner Funktion unterstützt.

In diesem Buch wird meist nur von Chi die Rede sein, da oftmals die unterschiedlichen Chi-Teile nicht klar voneinander trennbar sind und dies in der Regel auch nicht essenziell für das Verständnis der Funktion des Körpers und seiner Zusammenhänge notwendig ist.

Disharmonien, in denen sich das Chi befinden kann, können z.B. sein:

- **Mangelndes Chi:** Dies bedeutet, dass aus verschiedenen Gründen der Körper nicht ausreichend mit Chi versorgt wird.
- **Zusammengebrochenes Chi:** Wenn nicht genug Chi im Körper zur Verfügung steht, kann es zu Organproblemen kommen.
- **Stagnierendes Chi:** Wenn der Chi-Fluss im Körper gestört ist, kann es zu Stauungen oder Verzögerungen im Chi-Fluss kommen, wodurch eine ausreichende Versorgung des Körpers mit Chi nicht mehr möglich ist.
- **Gegenläufiges Chi:** Disharmonien im Körper, bei Organen, können zu einem gegenläufigen Chi-Fluss führen, was ernsthafte gesundheitliche Probleme mit sich bringen kann.

Durch die Chinesische Medizin wird das körpereigene Chi gestärkt, wenn es stockt wieder zum Fließen gebracht oder genährt sowie bei Gegenläufigkeit wieder in die richtigen Bahnen gelenkt.

Das Blut

»Chi ist der General des Blutes, wenn das Chi sich bewegt, bewegt sich auch das Blut.«

Das Blut bewegt sich im Körper gemeinsam mit dem Chi, diese beiden »Körperflüssigkeiten« stehen in engem Zusammenhang miteinander.

Stockt das Chi, kann auch das Blut nicht fließen, das Blut kommt ins Stocken, ist der Chi-Fluss beeinträchtigt.

Blut ist nach der Chinesischen Lehre keine rein physische Substanz, sondern, wie auch das Chi, eine energetische Flüssigkeit, die sowohl den Körper als auch den Geist nährt. In der Chinesischen Medizin wird oftmals das Blut als eine verflüssigte Form des Chi bezeichnet. Aus der Nahrung wird im Körper mit Unterstützung von Chi Blut gebildet. Die Milz entzieht der verdauten Nahrung die wichtigsten Stoffe, schickt sie mit Chi in die Lungen, von dort gelangen die Nährstoffe, die hier bereits energetisch zu Blut werden, ins Herz, wo endgültig Blut entsteht. Mithilfe der Essenz Jing, die in den Nieren produziert wird, gelingt der Umwandlungsprozess von Chi und Nährstoffen in Blut, das Mark hilft dabei als Katalysator mit. Von der Leber aus werden das Blut und das Chi im Körper verteilt sowie in ständigem Kreislauf gehalten.

»Das Blut folgt dem Atem«

Die Chinesen sind der Meinung, dass Chi und auch das Blut durch den Atem reguliert werden können, deswegen sind Atemübungen sowie gleichmäßiges, richtiges Atmen sehr wichtig für die optimale Verteilung von Blut und Chi.

Nach Chinesischer Lehre kommen dem Blut im Körper drei Aufgaben zu:

- **Ernährung des Körpers:** Durch den kontinuierlichen Kreislauf des Blutes im Körper werden lebenswichtige Nährstoffe in allen Teilen des Körpers verteilt. Da Blut in enger Verbindung mit Chi steht, bedingen sich die beiden auch in ihrer Funktion.
- **Feuchthaltung des Körpers:** Blut ist eine Flüssigkeit und hat dadurch die Funktion, im Körperinneren für ausreichend

Befeuchtung zu sorgen und es fungiert gleichzeitig als »Schmiermittel«.
- **Unterstützung des Geistes:** Das Blut hilft dem Geist, sich zu festigen und ist somit verantwortlich für die Entwicklung klarer und strukturierter Gedanken. Blutmangel hingegen kann zu Überempfindlichkeit sowie Gereiztheit führen.

Disharmonien des Blutes

- **Blutmangel:** Die Milz ist nicht mehr fähig, genügend Blut zu produzieren, weil sie sich nicht im Gleichgewicht befindet. Dies führt zu äußeren Erscheinungen wie Blässe, trockene Haut und Schwindel.
- **Hitze im Blut:** Bei Disharmonie der Leber kann es zu innerer Hitze kommen, die sich auf die Temperatur des Blutes auswirkt. Dies kann zu Hauterrötungen und zu psychischen bzw. emotionalen Problemen führen.
- **Gestautes Blut:** Wenn das Chi schwach ist, staut sich das Blut, da es nicht mehr ungehindert fließen kann. Dies kann zu extremen Schmerzen führen und es können sich Tumore bilden.

Die Chinesische Medizin sieht das Blut in engem Kontakt mit dem Chi des Körpers. Ein ungehinderter Chi-Fluss ist eine Hilfe dafür, dass auch das Blut sich im inneren Gleichgewicht befindet und somit der Mensch gesund ist.

Zusammenfassend können wir das Blut so bezeichnen:
Die Energie der Erde (Wasser/Nahrung) und das Chi des Himmels (Luft in den Lungen) verbinden sich im Blut, und dieses ist unsere Vitalenergie, welche uns am Leben erhält.

Das Jing

Wie auch das Blut wird das Jing aus der Nahrung gewonnen, die mithilfe von Chi im Magen sowie im Dünndarm umgewandelt wird. Jing stellt die kreative Kraft dar, die in unserem Körper in zwei Formen auftritt: als Lebensessenz und als Samenessenz. Die Lebensessenz wird, nach der Chinesischen Lehre, in unseren Nieren, bzw. Nebennieren gespeichert und steuert **Leben, Wachstum, Entwicklung und Tod**. Mit unserem westlichen Medizinverständnis können wir das so erklären, dass die Nebennieren für die Produktion lebenswichtiger Hormone zuständig sind und ihnen die Funktion einer »Lebensessenz« zugesprochen werden kann.

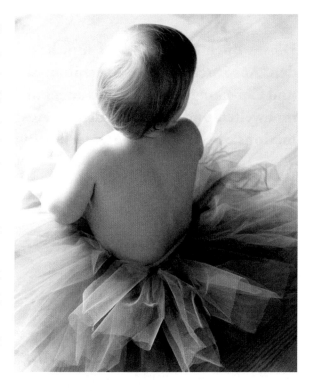

Mit Samenessenz werden die Spermien des Mannes und die Eier der Frau beschrieben. Durch die Verbindung dieser beiden Jing-Essenzen entsteht Leben und gleichzeitig die benötigte Lebensessenz für den Embryo. Diese kann das Kind später, wenn es geboren ist, selbst in seinen Nieren herstellen. Auch die Fruchtbarkeit ist eng mit dem Nieren-Jing verbunden – ist es stark, so ist eine gute Fruchtbarkeit vorhanden.

Durch dieses vorgeburtliche Jing wächst der Embryo in der Gebärmutter und wird davon ernährt. Bereits zu jener Zeit ist die spezifische Qualität sowie die Menge des Jing des werdenden Menschen festgelegt. Dies bedeutet, die Chinesen vertreten die Auffassung, dass, wenn das Jing eines Menschen aufgebraucht ist, er stirbt. Da, ihrer Meinung nach, die Menge festgelegt ist, können wir nach der TCM lediglich unser Nieren-Jing stärken und unterstützen, aber unsere Lebensdauer, die festgelegt ist, nicht verändern. Dies gilt jedoch nur für das angeborene Jing.

Die Lebensessenz, die in den Nieren aus der Nahrung gewonnen wird, kann durch richtige Ernährung und bewusste, taoistische Lebensweise genährt und erneuert werden, um das angeborene Jing zu unterstützen. Ein richtig genährtes Nieren-Chi ist die Voraussetzung für ein intaktes Nieren-Jing und somit für die Gesundheit des gesamten Organismus. Da Jing auch als Lebensenergie bezeichnet werden kann, sehen die Chinesen in ihm eine weitere flüssige Form des Chi.

Dieses Buch sowie die auf ihm basierende Seminarreihe vertreten den Anspruch, durch Atemübungen, Meditation, Visualisierung und Chi-Gong-Übungen das angeborene Jing zu unterstützen sowie, im zweiten und vor allem dritten Ausbildungsjahr, durch Transformationsarbeit sogar die Menge des angeborenen Jing zu vergrößern.

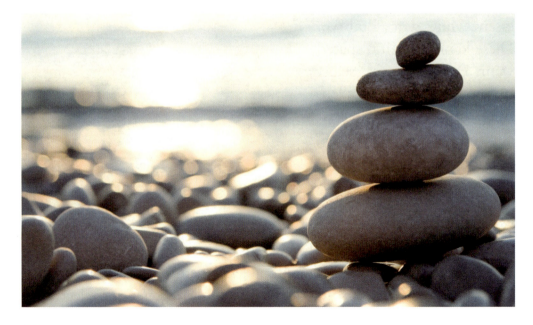

Die Traditionelle Chinesische Medizin

Disharmonien des Jing

- Jeder **Jing-Mangel** kann zu Nierenproblemen führen, so, wie mangelndes Nieren-Chi sich negativ auf die Jing-Produktion auswirkt.
- Wenn der Körper **nicht ausreichend mit Jing versorgt werden** kann, so führt dies zu chronischen Krankheiten, Allergien und zu allgemein konstitutioneller Schwäche.
- Da die Nieren ebenfalls für die **Produktion von (Rücken-) Mark** zuständig sind, kann sich eine Jing-Disharmonie bis ins Gehirn auswirken, denn die Informationsübertragung über das Rückenmark ist dann gestört. Es können Schwindel, Konzentrationsstörungen und bleibende Hirnschäden auftreten.
- **Das Jing steuert die Entwicklung:** Bei Kindern ist es verantwortlich für Wachstum, Entwicklung von Knochen und Zähnen, Unterstützung des Gehirns sowie für die sexuelle Reifung. Bei Erwachsenen steuert das Jing die Fruchtbarkeit sowie den Akt des Zeugens. Disharmonien von Nieren oder Jing können Entwicklungsstörungen, Behinderungen oder Lernschwierigkeiten mit sich bringen.
- **Wenn wir älter werden**, nimmt unser Jing generell ab, es kommt zu Ergrauen, Taubheit, Schwäche und Senilität. Durch gezielte Stärkung des Nieren-Jing, z.B. auch durch biokompatible Nahrungsergänzungsmittel, können wir diesen Entwicklungen sinnvoll entgegenwirken.

Das Shen

Shen bezeichnet den Geist eines Menschen als Manifestation des Bewusstseins. Dies sind die mentalen Fähigkeiten wie rationales Denken, Intuition, Seele, Aufmerksamkeit und Wille – alles das, was wir als »ICH« bezeichnen.

Die Kraft des Shen prägt die Persönlichkeit eines jeden einzelnen Menschen. Shen ist der Geist, der denkt, logische Schlüsse zieht, sich erinnert und Bewusstsein schafft. Durch all dies können wir die Anwesenheit von Shen empirisch belegen.

Es gibt vier Hauptaspekte des Geistes

- Hun – ist die menschliche Seele, die Yang und Himmel ist.
- Bo – benennt die tierische Seele, welche Yin und Erde ist.
- Yi – bezeichnet das Denken und das Bewusstsein.
- Jir – steht für die Absicht und Willenskraft.

Das chinesische Weltbild erklärt den Körper in seinen essenziellen Bestandteilen so:

- »Jing – Essenz« als Wurzel
- »Chi – Energie« als verbindenden Stängel
- »Shen – Geist« als geöffnete Blüte

Nur, wenn die Wurzeln (Körper) gut genährt sind und fruchtbarer Boden vorherrscht, kann sich ein starker Stängel entwickeln und bringt eine schöne Blüte hervor. Dies bezeichnen die Chinesen als die gesunde Einheit des Menschen.

Ist diese Pflanze in Harmonie und Einheit, so ist der Mensch physisch und psychisch fit, stark und lebensfroh.

Bei Disharmonien des Shen

- Eine leichte **Störung des Shen** oder der Einheit des Menschen kann zu Denkschwierigkeiten, Konfusion, Ängstlichkeit und Schlafproblemen führen. In extremen Fällen können sich Persönlichkeitsveränderungen und -störungen bilden.

Es ist möglich, durch Meditation oder taoistische Atemübungen, mithilfe der Essenz sowie der Chi-Energie den Geist zu heilen. Dies wird im vorliegenden Buch auch in Form der heilenden Team-Ebene angesprochen und praktiziert.

Die Körpersäfte

Neben dem Blut gibt es die Säfte, die im Körper für ausreichende Feuchtigkeit und Schmiere sorgen. Diese entstehen ebenfalls aus der Verarbeitung von Speisen und Getränken.

Bei der Nahrungsaufnahme durch Milz und Magen entstehen Körpersäfte, der Milz kommt die wichtige Funktion zu, die »reinen« von den »unreinen« Flüssigkeiten zu trennen. Die »reinen« Säfte werden in den Lungen weiter zu »leichten« und »dickflüssigen« verarbeitet.

Die »leichten« werden von der Lunge selbst verteilt, die »dicken« gelangen zur weiteren Verwendung in die Nieren. Dort, aufgeheizt vom Nieren-Feuer (Yang-Energie), werden die »dickflüssigen« Säfte noch einmal in »leichtere« verwandelt, die zur Befeuchtung in die Lungen zurückgesandt werden, und in »dickere«, die, von der Blase aufgenommen, als Urin den Körper verlassen.

Die »unreinen« Säfte werden von der Milz aus in den Dünndarm geleitet, der ebenfalls eine Unterscheidung in »reine«, die in die Blase gelangen, und »unreine«, die in den Dickdarm zur Ausscheidung abgegeben werden, vornimmt. Jene Produktion, Teilung, Unterscheidung und Zirkulation von Flüssigkeiten ist sehr komplex und schwierig. Diese Prozesse werden kontinuierlich vom Körper betrieben, um den größtmöglichen Nutzen daraus zu gewinnen und die optimale Leistung zu erreichen.

Über die Organe wird den gewonnenen Flüssigkeiten Chi zugeführt, dies kennzeichnet sie als Körpersäfte, in denen Leben steckt und die sich so von anderen, trüben, Flüssigkeiten unterscheiden.

Die Yin-Organe formen diese Säfte zu speziellen Flüssigkeiten um, damit jene ihre spezifischen Aufgaben erfüllen können. Zum Beispiel ist die Leber mit den Augen verbunden, deswegen werden von ihr die Säfte in Tränenflüssigkeit verwandelt.

Die Milz gewinnt daraus Speichel, und in der Lunge werden die Säfte zu Schleim verarbeitet. Im Herzen wird aus diesen Säften Schweiß, und die Nieren erzeugen daraus Harnsäure.

Wie bereits erwähnt, gibt es in der Chinesischen Medizin Unterscheidungen zwischen »leichten« und »dickflüssigen« Säften:

Die leichten und wässrigen Säfte bewegen sich mithilfe der Lungen auf der Hautoberfläche und in den Muskeln, zusammen mit dem Schutz-Chi.

Die zähen und dickflüssigen Säfte zirkulieren mit dem Chi zusammen in den Blutbahnen, befeuchten die Organe und schmieren die Gelenke und Sehnen. Sie stehen unter der Regie der Nieren und sind unterstützend für die Produktion von Rückenmark und Hirnwasser tätig.

Die Körpersäfte stehen, wie alles im Körper, in engem Kontakt mit dem Chi. Dieses ist maßgeblich beteiligt an ihrer Erzeugung und trägt die Verantwortung dafür, dass sie vollständig fließen können. Umgekehrt sind aber auch die Körpersäfte für ein gesundes Chi vonnöten, da Chi durch jeden Mangel im Körper in seinem Fließen gestört wird.

Körpersäfte und Blut ernähren sich gegenseitig. Die Säfte sind in ihrer flüssigen Form wichtig für die richtige Konsistenz des Blutes, da es, wenn es zu dickflüssig ist, nicht ausreichend fließen kann.

Disharmonien bei Störungen des Körpersäfte-Gleichgewichts

- **Mangel der Säfte:** Ein Säfte-Mangel kann durch unzureichende oder falsche Ernährung entstehen und zu verschiedenen Funktionsstörungen führen. Ein Säfte-Mangel im Darm kann eine Darm-Verstopfung auslösen.
- **Übermaß an Säften:** Wenn sich Flüssigkeiten im Körper sammeln, so deutet dies meist auf eine gestörte Milz hin, die die aufgenommene Nahrung nicht mehr ausreichend trennen kann. Dies kann sich in mehreren verschiedenen Symptomen manifestieren, häufig äußert es sich durch Niedergeschlagenheit oder Völlegefühl im Unterbauch.

Wie auch alle anderen Körperflüssigkeiten sollten die Körpersäfte nicht isoliert betrachtet werden, da sie von Chi, Blut und Jing in ihrer Funktion und Produktion abhängig sind. Tritt bei einer dieser Flüssigkeiten ein Mangel auf, so können auch die anderen nicht mehr ausreichend arbeiten und sind eingeschränkt: der Körper erkrankt.

Der Geist-Shen ist die immateriellste Form der Essenzen, doch auch dieser ist in seiner Funktion von ihnen abhängig und kann durch die Harmonie der anderen Substanzen beeinflusst und geheilt werden.

Das Chi bildet eine Ausnahme, da es als die wichtigste Kraft gesehen wird – aus ihr entsteht alles. Erst durch das Einwirken von Chi werden aus fester und flüssiger Nahrung Blut, Jing oder Säfte gewonnen. Auch ihre Bewegungen im Körper werden von Chi gesteuert und geführt. Eine weitere Ausnahme ist, dass das Chi als einzige Substanz nicht nur

Kapitel I

über die Nahrung, sondern auch über die Luft aufgenommen werden kann.

Die Qualität und Quantität der drei anderen Kräfte wird ausschließlich aus der Nahrung gewonnen, deswegen ist die Ernährungslehre so wichtig in der Chinesischen Medizin.

Die Substanzen Blut, Jing, Körpersäfte, zusammen mit Chi und in Verbindung mit Shen, bilden eine dynamische Beziehung zueinander, die sich in einem ständigen Balanceakt auf der Suche nach Gleichgewicht und Harmonie befindet. Diese Harmonie können wir unterstützen, indem wir uns immer wieder die wechselseitigen Kräfte unseres Körpers vor Augen halten und uns der Verantwortung, die wir für jeden kleinen Teil unseres Körpers tragen, bewusst werden. Denn nur mit Bewusstheit können wir die Einheit, die unser menschliches Wesen bildet, wahrnehmen und noch mehr unsere Seele sowie unseren Geist mit dem Körper in Gleichgewicht bringen.

Der Körper ist nur **ein** Teil von uns. Unser seelischer sowie unser geistiger Anteil sind ebenso essenziell für unsere Ganzheit.

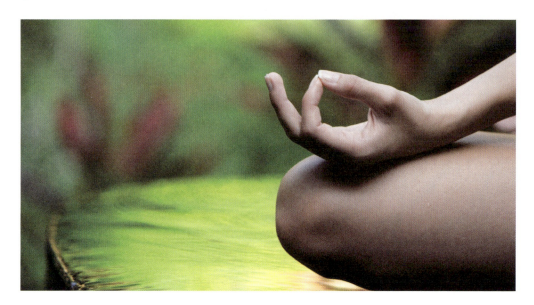

Die Traditionelle Chinesische Medizin

Organuhr und Leitbahnen

Nach der Lehre der Chinesischen Medizin fließt unsere Lebensenergie Chi in Leitbahnen durch unseren Körper, diese Bahnen nennen die Chinesen »Meridiane«. Durch unseren Körper laufen der TCM zufolge zwölf Hauptmeridiane und viele weitere Nebenmeridiane, die den Hauptbahnen als »Überlaufbecken« dienen. *Meridiane haben einen Anfang sowie ein Ende und dadurch an der Körperaußenseite einen »Öffner«.* Der Nierenmeridian öffnet sich zum Beispiel in das Ohr.

Die Lage dieser Meridiane haben die »alten Chinesen« energetisch erspürt und empirisch belegt. Sie sind auf zahlreichen Karten und Zeichnungen für die Nachwelt erhalten geblieben. Die Meridiane bzw. Leitbahnen transportieren nicht nur die Lebensenergie durch den Körper, sie verbinden auch alle Organe, Körperregionen, Gewebe und die Körperoberfläche miteinander. Dadurch steht im Körper alles mit allem in Kontakt. Das ganze Meridiannetz ist ein komplexes, in sich geschlossenes System.

Da die Leitbahnen unseren Körper wie ein Netz überziehen, können im Krankheitsbild Symptome entstehen, die auf den ersten Blick nicht zueinander zu gehören scheinen, auf den zweiten Blick aber durch die Leitbahnverbindung einen Zusammenhang bekommen, wie auch die Stimulierung eines Akupunkturpunktes eine Veränderung im gesamten System hervorrufen kann.

Unser Körper mit allen seinen Bahnen und Verbindungen ist ein komplexes System, das sich in dauernder Bewegung befindet; somit beeinflussen wir nach Meinung der TCM mit einer Veränderung immer das ganze System, sowohl in die eine als auch in die andere Richtung. Wenn der Fluss in unseren Leitbahnen nicht ungehindert stattfinden kann, dann bringt das (der TCM zufolge) einen Stau, und dadurch entstehen Krankheiten. Der Fluss kann durch Akupunktur, Akupressur oder energetische Übungen wieder hergestellt werden. Dieses Buch bietet zu den einzelnen Organen und Organpaaren Chi-Gong-Übungen an, die den Chi-Fluss unterhalten und dort, wo er ins Stocken geraten ist, wieder aktivieren. Nach der TCM ist der störungsfreie Chi-Fluss lebensnotwendig, und je mehr er sich im Gleichgewicht befindet, umso gesünder sind wir.

Für die Chinesen ist dieses Wissen um den Zusammenhang der Organe und die Vernetzungen des Körpers durch die Meridiane wichtiger als die Anatomie der einzelnen Organe. Es gibt noch mehr Bahnen, die im Körper Flüssigkeiten transportieren (Blutkreislauf, Nervensystem, Lymphsystem), aber die Meridiane haben für die Chinesen eine besondere Stellung, da sie die universelle Lebensenergie in alle Bereiche des Körpers befördern.

Die Leitbahnen sind nicht physiologisch erkennbar, da sie keine manifestierten Bestandteile unseres Körpers sind. Meridiane kann man nicht sehen, nicht ertasten, sie nur sind erfühlbar. Auch das Chi, das durch sie hindurchfließt, ist keine Flüssigkeit, die man anfassen oder sehen kann, sondern eine »geistige« Flüssigkeit, die erfühlbar und erfahrbar ist.

In 24 Stunden fließt das Chi (die Lebensenergie) eines jeden Menschen einmal durch alle Meridiane und versorgt die Hauptorgane sowie das jeweilige Gewebe, durch das es fließt, mit lebenswichtiger Energie. Dabei ist einem jeden Organ eine bestimmte Uhrzeit (genauer zwei Stunden) am Tag zugeteilt (dem Organpaar vier Stunden, jeweils aufeinanderfolgende zwei). Diesen Verlauf können wir an der sogenannten »Organuhr« ablesen.

Bei der Umstellung von Sommer- auf Winterzeit stellen sich auch unsere Organe um, und zwar durch innere Reflexion, durch Gedankenkraft. Jedes Mal, wenn wir zum Beispiel auf die Uhr schauen und uns bewusst machen, wie spät es gerade ist, wird das jeweilige Organ angeregt und dadurch langsam, innerhalb von etwa vier Wochen, auf die neue Zeit umgestellt. Dies ist natürlich auch bei jeder anderen Zeitverschiebung der Fall, weswegen es oftmals zu Jetlag und körperlichen Beschwerden (wie Verdauungsproblemen) kommen kann. Allerdings ist der Körper nie hundertprozentig in der Lage, diese innere Organuhr umzustellen, weswegen er im Winter in perfekterer Form zu sein scheint als im Sommer, wenn er immer ein klein wenig »falsch« geht (vorausgesetzt, wir leben in einem Land mit Sommerzeit.)

Die gepaarten Yin-Yang-Organe

Die Chinesische Medizin beschreibt eine Anzahl wichtiger Organe, die im Einklang miteinander und mit den fundamentalen Substanzen (Chi, Blut, Jing, Shen und den anderen Säften) arbeiten.

Dieses Zusammenspiel der Organe und Substanzen hält die Körperaktivitäten aufrecht: Speichern und Verbreiten, Bewahren und Umwandeln, Absorbieren und Ausscheiden, Aufsteigen und Absteigen, Aktivieren und Beruhigen.

Wenn alle diese Aktivitäten harmonisch und im Gleichgewicht verlaufen, dann ist der Körper gesund.

Die Chinesische Medizin benennt Organsysteme, die von der westlichen Medizin gar nicht wahrgenommen werden – zum Beispiel der Dreifache Erwärmer (der die drei Brennräume des Körpers umfasst: Untere Bauchregion, Magengegend, Halsregion) – oder nimmt von manchen Organen und Drüsen keine Notiz – wie etwa der Bauchspeicheldrüse oder den Nebennieren.

In der Chinesischen Lehre existiert keine scharfe Trennung zwischen Körper und Geist – der Mensch wird als Gesamtbild wahrgenommen und jede Ebene bekommt ihre eigene Behandlung und Heilung.

Es wird unterschieden zwischen Yin- und Yang-Organen.

- *Herz, Milz, Lunge, Leber* und *Niere* sind **Yin-Organe** (manchmal zählt der Herzbeutel als 6. Yin-Organ). Ihre Aufgabe besteht im **Produzieren**, **Umwandeln, Regulieren** und **Speichern** der Grundsubstanzen: **Chi** – welches der universellen Lebensenergie entspricht. **Jing** – dies ist die Kraft, welche vor allem im Yin enthalten und ebenfalls Leben spendend ist. **Shen** – im Shen-Zyklus entspricht diese Kraft dem Erzeugen einer Wandlungsphase (= Element) durch eine andere. **Blut** sowie andere **Säfte.**
- **Yang-Organe** sind: *Dünndarm, Dickdarm, Magen, Gallenblase, Blase, Dreifacher Erwärmer*. Sie haben die Funktion des **Empfangens** von Nahrung, die **Absorption** der brauchbaren Teile und die **Umwandlung** in Grundsubstanzen sowie **Ausscheidung** der Abfälle.

Sie werden als »äußerliche« Organe angesehen, was sich nicht auf ihre Lage im Körper bezieht, sondern darauf, was für eine Bedeutung sie für das Leben haben, sie werden als weniger »tief« angesehen.

Jedes Yin-Organ paart sich mit einem Yang-Organ (zu einer sogenannten Innen-Außen-Beziehung), und diese beiden sind über eine Leitbahn miteinander im Körper verbunden. Somit sind auch hier wieder die Ausgeglichenheit und das Zusammenspiel der beiden Organe für die Chinesische Medizin sehr wichtig, keines darf mehr oder weniger gestärkt werden als das andere, damit das Gleichgewicht erhalten bleibt.

Die Traditionelle Chinesische Medizin

Außerdem kennt die Chinesische Medizin noch sechs »außergewöhnliche Organe«: *Gehirn, Mark (Rückenmark), Knochen, Blutbahnen, Uterus (Gebärmutter) und Gallenblase.* Diese werden auch »gemischte« Organe genannt, da sie in der Form den Yang-Organen, in ihrer Funktion aber den Yin-Organen gleichen. Jede ihrer Funktionen ist denen der jeweiligen Hauptorgane untergeordnet, somit hat eine Behandlung immer die jeweiligen Hauptorgane des zugehörigen Elements zum Ziel.

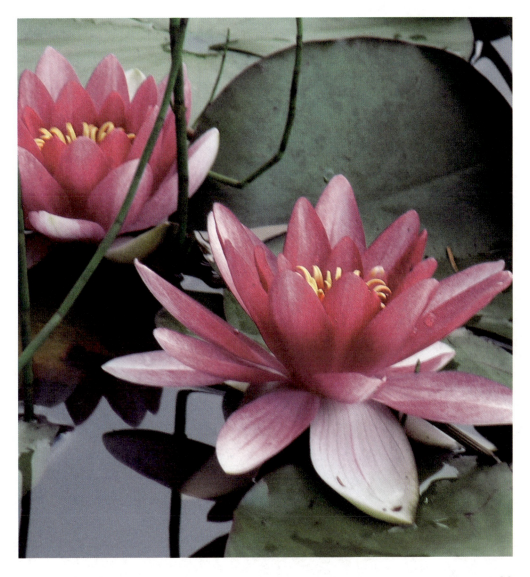

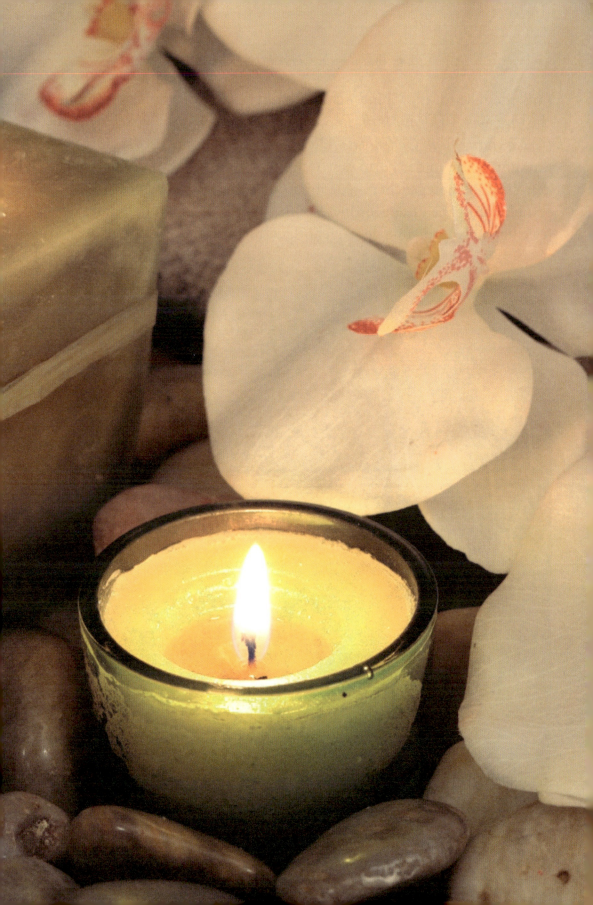

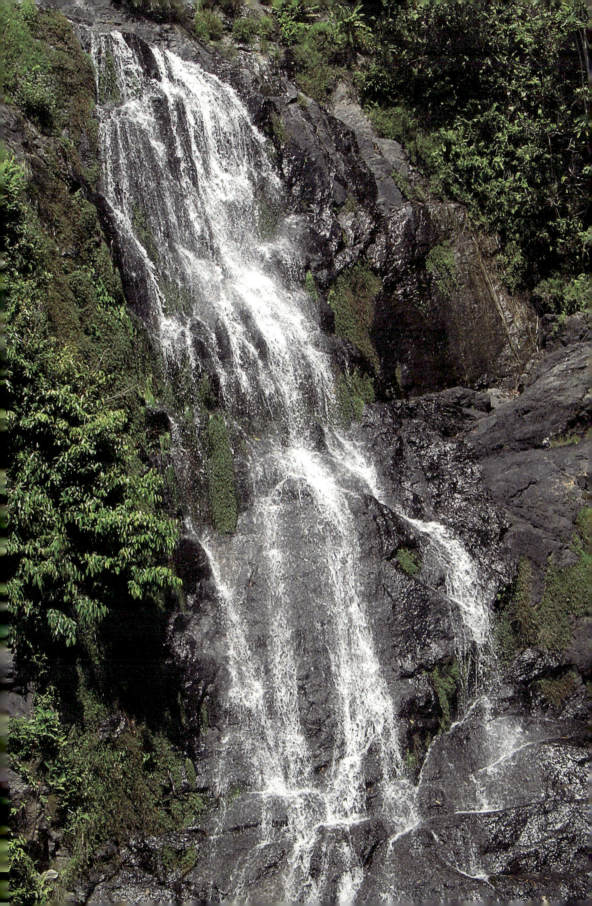

Das Element Wasser, seine körperlichen Entsprechungen und spezifischen Eigenschaften

Zugehörige Yin-Organe	Nieren/Lymphe
Zugehörige Yang-Organe	Blase/Allergie-Ableitung
Das Element Wasser öffnet sich zu den	Ohren
Zugeordnetes Gewebe	Knochen/Knochenmark
Der Zugeordnete Sinn	Hören
Unerlöste/Erlöste Emotion	Angst (unerlöst) Liebe (erlöst)
Klimatische Herausforderung	Kälte
Jahreszeitliche Energiespeicherung	Winter
Unerlöste/Erlöste Farbe	Schwarz (unerlöst) Rot (erlöst)
Zugehöriger Geschmack	Salzig
Energierichtung	Auflösend, nach unten fließend, loslassend
Zugehörige Körperflüssigkeit	Urin
Unerlöste/Erlöste Stimme	Stöhnend (unerlöst) Hoher, klarer, heller Ton (erlöst)
Krankheitsursache auf geistiger Ebene – gegen den heilenden Teamgeist gerichtet	Angst, Trotz, Rache, Intrige

Element Wasser

Unerlöste Gefühle und Eigenschaften werden gespeichert und können durch energetische Arbeit transformiert*, aufgelöst werden. Dadurch wandeln sie sich zu neuen, erlösenden Gefühlen, die wir dann speichern können, um unserem Körper und unserem Bewusstsein eine größere Einheit sowie ein stärkeres Gleichgewicht zu geben.

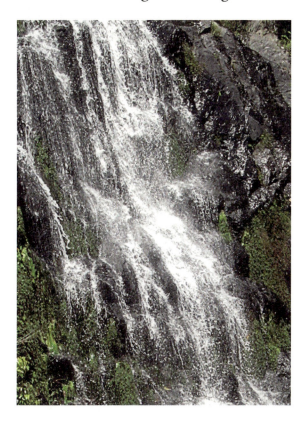

---

* Transformation bedeutet, einen Prozess oder Zustand aus der Dunkelheit ins Licht, aus der Enge in die Weite und aus dem Zwang in die Freiheit zu führen, d.h. umzuwandeln. Über Visualisierung lässt sich Transformation (Umwandlung) herbeiführen, indem man Licht und Liebe schickt (zum Beispiel in ein Organ, eine Leitbahn oder einen Gedanken …). Transformation findet spontan statt, indem man zuvor Licht und Liebe schickt oder sich intensiv mit der Materie beschäftigt hat. Dies kann auch im Traum, im Schlaf oder jedem wachen Zeitpunkt geschehen, wann immer sich die Seele Zeit dafür nimmt. Die Transformation kann ohne Zeichen geschehen, in Form eines Quantensprungs (dies geschieht auf höherer Ebene, die kaum wahrnehmbar ist) oder mit Zeichen einhergehen. Diese können sich äußern in: Weinen, Schreien, Schütteln, Gähnen, Schwitzen bzw. in der Wahrnehmung von Helligkeit, Licht oder Wärme.

Kapitel II

Element Wasser

Die Nieren – *Anatomie*

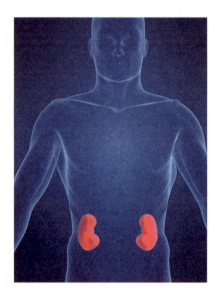

Die Nieren sind ein paariges Speicher- und Ausscheidungsorgan des Menschen. Sie bestehen aus zwei bohnenförmigen, dunkelroten, je 120-200 g schweren, etwa 11 cm langen, 5 cm breiten und 4 cm dicken einzelnen Nieren, die rechts und links neben der Wirbelsäule, in Höhe des untersten Brustwirbels und des oberen Lendenwirbels, an der Hinterwand des Bauchraumes gelegen sind. In dem Gebiet zwischen der Rückenmuskulatur und den Nieren befinden sich die Nebennieren sowie die Harnleiter.

Aufbau der Nieren

Jede Niere ist von einer transparenten bindegewebigen Hülle umgeben, der Nierenkapsel, die wiederum von einer dicken Schicht Fettgewebe umhüllt ist.

Man unterscheidet im inneren Aufbau der Nieren drei Bereiche:

- Das **Nierenbecken** liegt ganz im Inneren der Nieren und nimmt den Harn aus den Sammelrohren auf.
- Das **Nierenmark** umgibt das Nierenbecken und beinhaltet die geraden Datenkanäle.
- Ganz außen liegt die **Nierenrinde**, welche die Nierenkörperchen enthält.

Element Wasser

Im Durchschnitt fließt ein Liter Blut pro Minute durch die Nieren, dies entspricht in etwa 20 Prozent des Herzvolumens. Um ihrer Filterfunktion und ihren Aufgaben gerecht zu werden, weisen die Nieren ein weitverzweigtes Gefäßsystem auf. Jede Niere erhält ihr Blut über die Nierenarterie, die der Aorta (Hauptherzschlagader) entspringt und sich in den Nieren in Zwischenlappenarterien teilt. Die Arterien der Nieren verzweigen sich zu immer kleiner werdenden Blutgefäßen, bis sie schließlich in den mikroskopisch kleinen Arteriolen, die jedes Nierenkörperchen mit Blut versorgen, enden.

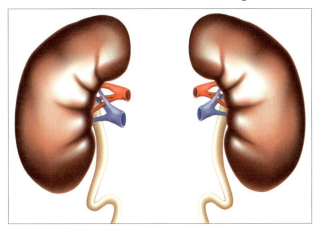

Beide Nieren filtern Tag und Nacht Abfallstoffe aus dem Blut. 1/10 der Blutmenge, die täglich durch den Körper des Menschen fließt (ca. 1700 l pro Tag), wird in ihnen gefiltert und gereinigt.

In den Nieren wird Harn produziert, der die Abfallstoffe des Blutes aus dem Körper transportiert (ca. 1,5 l pro Tag). Die Millionen von Nierenkörperchen, die sich in der Nierenrinde und im Mark der Nieren befinden, spielen dabei die Hauptrolle.

Die **Nierenkörperchen** haben die Aufgabe, Abfallstoffe aus dem Blut zu filtern sowie den Primärharn zu konzentrieren. Über Arterien, die sich bis in feinste Kapillaren aufzweigen, wird das Blut zu den Nierenkörperchen transportiert. Dort wird es in den Bowmanschen Kapseln gereinigt. Jedes Nierenkörperchen ist von einer dieser doppelwandigen »Blasen« umschlossen und mit engen Kapillaren ausgefüllt. Durch den Blutdruck wird die Flüssigkeit aus dem Blut in die Nierenkörperchen herausgedrückt, und der Zucker sowie der größte Teil des Wassers werden von den Kapillaren wieder aufgenommen und gelangen somit zurück ins Blut. Der ungereinigte Teil fließt als Harn in die Blase.

Die Filterfunkion der Nieren

Die Ausscheidung von Stoffwechselprodukten und giftigen Substanzen über das Blut druch den Primär- und Sekundärharn aus dem Körper hinaus ist die wichtigste Aufgabe der Nieren. Millionen von Nierenkanälchen sorgen für die Aufrechterhaltung der richtigen Konzentration kleiner Teilchen, die als Elektrolyte bezeichnet werden. Durch das Hormon Renin werden Kreislauf und Blutdruck reguliert, die Bildung des Blutes wird vom Knochenmark übernommen. In den Nieren werden ca. 150 l Primärharn täglich produziert, davon werden nur 1-2 l ausgeschieden.

Harnbildung in den Nieren

Der Urin besteht zu 95% aus Wasser. Einer der gelösten Bestandteile ist der in der Leber hergestellte Harnstoff, von welchem etwa 20 g täglich unseren Körper verlassen. Hinzu kommen 0,5 g schwer wasserlösliche Harnsäure, aus dem Muskelstoffwechsel stammendes Kreatinin, organische und anorganische Salze sowie organische Säuren. Die gelbliche Färbung erhält der Urin von einem stickstoffhaltigen Farbstoff, der beim Proteinabbau gewonnen wird. Gesunder Urin ist steril, was bedeutet, dass er keimfrei ist.

Die Harnbildung erfolgt in den Nephronen, diese bilden die Funktions- und Baueinheit der Nieren. Jedes Nephron besteht aus einem Nierenkörperchen und dem zugehörigen kleinsten Harnkanälchen, welches sich Tubulusapparat nennt. In den Nierenkörperchen wird der Primärharn durch Filtrierung des Blutes gewonnen. Im Tubulusapparat konzentrieren die Reabsorptionsvorgänge den Primärharn weiter und reichern ihn mit Stoffwechselprodukten an. Der daraus gebildete Se-

Element Wasser

kundärharn wird weitergeleitet. Das Volumen des Endharns beträgt mit knapp 2 l nur in etwa 1 Prozent des Anfangsproduktes Primärharn.

Bei den Rückresorptionsvorgängen, die im Tubulus stattfinden, kommt es zur Wiedergewinnung lebenswichtiger Elektrolyte, Glucose und Aminosäuren aus dem Primärharn. Dieser Vorgang läuft gleichzeitig mit der Konzentrierung des Harns ab. Die rückgewonnenen Stoffe werden dem Körper wieder zugeführt und sind für ein gesundes Leben von enormer Bedeutung.

Die ableitenden Harnwege in den Nieren beginnen mit den Sammelrohren, welche sich verengen und in den Nierenpapillen enden. Dort fließt der Urin über die Nierenkelche in das Nierenbecken. Das Nierenbecken ist mit einer glatten Muskelfaserwand behaftet, die den Abtransport des Urins über die Harnleiter erwirkt.

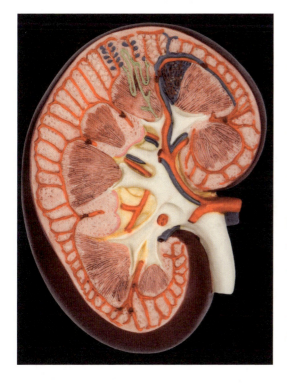

Die beiden Harnleiter sind ca. 2,5 mm dick, etwa 30 cm lang und münden über das kleine Becken in die Harnblase. Die Übergangsstelle ist ein Ventil, welches bewirkt, dass der Urin von den Harnleitern in die Blase fließen kann, jedoch nicht zurück. Ist dieses Ventil gestört, lässt es zu, dass Blasenurin über die Harnleiter in das Nierenbecken zurückfließen kann. Dieser Vorgang vermag Krankheitserreger in die Nieren zu transportieren.

Kapitel II

Aufgaben der Nieren

- Resorption wichtiger Salze, Nährstoffe (auch Glucose) und Wasser
- Reinigung des Blutes
- Produktion des Endharns durch Konzentration des Urins
- Regelung des Wasser- und Elektrolythaushaltes (Elektrolyte = Mineralstoffe des Körpers)

Einhaltung des Säure- und Basengleichgewichtes. Der pH-Wert des Blutes liegt bei 7,4 und damit im leicht alkalischen Bereich. Die Enzyme, die beim Stoffwechsel benötigt werden, sind in ihrer Funktion abhängig vom optimalen pH-Wert des Blutes.

Produktion der Hormone Renin (welches den Blutdruck und den Wasser- sowie den Elektrolythaushalt regulieren hilft) im juxtaglomerulären Apparat der »Makula densa«, dem »dichten Fleck« des Gefäßpols der Nierenkörperchen und Erythropoetin (welches für die Bildung der roten Blutkörperchen verantwortlich ist) in den Nebennieren.

Die Nieren verdienen großen Respekt, denn sie reduzieren täglich ungefähr 150 l Primärharn zu konzentrierten 2 l Endharn, wobei sie dafür Sorge tragen, dass die toxischen Stoffe, die wir in unserem Körper speichern, denselbigen mit Hilfe des Urins wieder verlassen. In der Regel arbeiten die Nieren völlig stumm, sie haben sogar mehr Helfer zur Verfügung, als sie eigentlich benötigen. Aufgrund dessen ist es einem Menschen möglich, auch mit nur einer Niere zu leben, vorausgesetzt, er ist ansonsten gesund. Denn so still die Nieren auch arbeiten, wenn es ihnen gut geht – eine Schwächung verkraften sie sehr schlecht. Ist einmal die Anzahl der Nierenkörperchen unter den Grenzwert gesunken, dann bleiben die Nieren dauerhaft in ihrer Funktion gestört. Chronische Nierenleiden resultieren aus einer dauerhaften Belastung der Nierenfunktionseinheiten. Um unsere Nieren zu unterstützen, sollten wir ihnen mit der Nahrung viel reines Wasser und Obst, Gemüse sowie Salate zukommen lassen. Diese Lichtnahrung sorgt für eine optimale Elektrolytkonzentration im Körper und unterstützt die Niere in ihrer Filterfunktion. Ausreichend Enzyme und Eisen sorgen für die Blutbildung in den Knochen.

Die Nebennieren

Die Nebennieren sind Organe, die auf den beiden Nieren sitzen; sie sind ungefähr 5 g schwer, und man unterscheidet zwischen Nebennierenrinde sowie Nebennierenmark. Die Rinde macht drei Viertel der gesamten Nebenniere aus, in deren drei Schichten jeweils verschiedene Hormone produziert werden. Diese Nebennierenrindenhormone werden aus Cholesterin synthetisiert und sind Steroide. Das Hormon Aldosteron wirkt auf die Nieren und damit auf die Regulierung des Elektrolyt- und Wasserhaushaltes sowie des Blutdrucks und des Blutvolumens. Aldosteron fördert zudem die Waserrückresorption in die Nieren. Die Nebennieren bilden das Hormon Erythropoetin, das für die Bildung der roten Blutkörperchen verantwortlich ist.

Ebenfalls in der Nebennierenrinde werden das Hormon Kortisol und männliche Sexualhormone (Androgene) sowie in geringerem Ausmaß weibliche Sexualhormone (Östrogene) hergestellt.

Das Nebennierenmark fungiert als verlängerter Ast des vegetativen Nervensystems und stellt somit im engeren Sinne keine Hormondrüse dar. In Stresssituationen schütten die Zellen des Marks Adrenalin und Noradrenalin aus, diese sind Neurotransmitter des Nervensystems und bewirken eine schnelle Energiebereitstellung.

Kapitel II

Die Blase – *Anatomie*

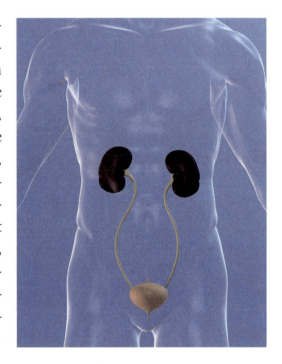

Die Harnblase befindet sich vorne im kleinen Becken, direkt hinter dem Schambein. Bei Frauen grenzt der hintere Teil der Blase an die Vagina und an den Uterus, bei Männern ans Rektum. Die Harnblase, kurz Blase genannt, ist ein aus glatter Muskulatur bestehendes Hohlorgan. Die innere Blasenschleimhaut ist gefaltet und nur an der Mündungsstelle, an welcher der Urin über die beiden Harnleiter in die Blase eintritt und die er durch die Harnröhre wieder verlässt, völlig glatt.

Die Harnröhre transportiert den Urin aus dem Körper heraus, diese ist bei Frauen nur 4 cm lang, wohingegen Männer eine Harnröhre von etwa 20 cm Länge aufweisen. Der äußere Schließmuskel der Harnröhre besteht aus quergestreiften Muskelfasern und kann willkürlich kontrolliert werden.

Die Harnblase besitzt ein Fassungsvermögen von 800 ml, der Drang zur Blasenentleerung tritt jedoch schon bei einer Füllmenge von 350 ml ein. Bei diesem Füllungsgrad wird dem Stammhirn ein Impuls über die Nervenfasern gesendet, der Impuls nimmt mit zunehmendem Füllungsgrad zu und verursacht das Gefühl von Harndrang.

Element Wasser

Bereits ab dem dritten Lebensjahr ist die Blasenentleerung ein willentlich zu kontrollierender Prozess, die Blasenentleerung kann willkürlich ausgelöst werden, läuft jedoch dann selbstständig ab.

Die Hauptfunktion der Blase besteht darin, Abfallstoffe über den Urin auszuscheiden.

Das lymphatische System

Als lymphatisches System bezeichnet man die gesamten Lymphbahnen sowie alle lymphatischen Organe (Milz, Thymus, Lymphknoten und das lymphatische Gewebe des Darms). Im Gewebe der lymphatischen Organe sind zahlreiche Lymphozyten (Abwehrzellen) eingestreut.

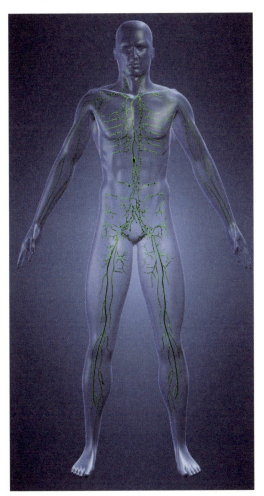

Das lymphatische System erfüllt drei Aufgaben:

Es ist aktiv an der Immunabwehr beteiligt, transportiert Nahrungsfette aus dem Darm und bringt die Lymphflüssigkeit in das venöse System.

Die Lymphe (flüssige Form) hat über die Lymphbahnen Kontakt mit allen Körperzellen und transportiert Stoffwechselprodukte, Zelltrümmer, Lymphozyten und

Fremdkörper in die Lymphknoten. Hier werden täglich ungefähr 2,5 l Lymphe gereinigt und entgiftet. Ausgereifte Abwehrzellen haben in den Lymphknoten die Möglichkeit, auf Antigene zu treffen und können so im Falle einer Infektion die spezifische Abwehr in Gang setzen. Anschließend wird die Lymphe als hochwertige und aufbereitete Körperflüssigkeit dem Zirkulationskreislauf unseres Körpers wieder zugeführt.

Rachenmandeln und Gaumenmandeln

Die **Rachenmandeln** liegen oberhalb des Zäpfchens hinter der Nase und sind als Teil des lymphatischen Rachenrings ein Bestandteil des körpereigenen Abwehrsystems. Eine krankhafte Vergrößerung der Rachenmandeln wird im Volksmund »Polypen« genannt. Sie führt zu Symptomen wie Dauerschnupfen, behinderte Nasenatmung und Schnarchen. Auch die Verbindung von Nase und Ohr kann beeinträchtigt sein, so dass gehäufte Entzündungen des Trommelfells und Mittelohrs auftreten können.

Die **Gaumenmandeln** liegen beiderseits in der Nische zwischen vorderem und hinterem Gaumenbogen. Sie bestehen aus lymphatischem Gewebe, und ihre Oberfläche wird durch spaltförmige Einsenkungen vertieft, die als Krypten bezeichnet werden. Sie reichen tief in die Mandeln hinein und verleihen ihnen ihr zerklüftetes Aussehen. In diesen Einsenkungen sammeln sich in geringen Mengen Speisereste an, die bakteriell besiedelt sind. Vonseiten der Mandeln kommen noch Leukozyten sowie abgeschliffene Epithelzellen hinzu. Dieses Gemisch, das man Detritus nennt, sammelt sich in den Hohlräumen, und dort findet nun der Immunkontakt zwischen Körper und Außenwelt statt. Deshalb werden die Mandeln auch manchmal als »physiologisches« Wunder bezeichnet. Regelmäßig werden die Krypten entleert, sodass sich neue Speisereste mit neuen Bakterien hereindrücken und die weißen Blutkörperchen die neuen Bakterien »kennenlernen« können. Diese Entleerung ist manchmal sichtbar in Form der weißen Tonsillarpfröpfe.

Die Ausscheidung dieser Mandelpfröpfe wird von Laien oft fälschlicherweise als eine Mandelentzündung interpretiert. Detritus allein ohne weitere Beschwerden wie Schmerzen, Krankheitsgefühl oder Fieber ist aber kein Anzeichen für eine Entzündung, sondern physiologisch vollkommen harmlos.

Eine entzündliche Vergrößerung der Mandeln engt den Rachen ein und verursacht Halsschmerzen und Schluckbeschwerden. Meistens sind Viren dafür verantwortlich, was gemeinhin als Erkältung mit Halsentzündung bezeichnet wird. Bei bakteriellen Entzündungen kommt häufig noch Fieber dazu. Dies wird dann als Angina tonsillaris bezeichnet und kann, in schweren Fällen, eine antibiotische Therapie sinnvoll werden lassen.

Die Ileozäkalklappe

Ihr lateinischer Name lautet Papilla ileocaecalis, sie wird auch Bauhin- oder Bauhinsche Klappe genannt. Sie verkörpert einen funktionellen Verschluss zwischen Dick- und Dünndarm und befindet sich im rechten Unterbauch, sichtbar als Einstülpung des letzten Anteils des Ileums (Krummdarms) in den Dickdarm. Sie ist rund und normalerweise nur Richtung Dickdarm durchgängig, indem bei Dehnung des Darms ventilartig verhindert wird, dass Dickdarminhalt – und mit diesem Bakterien – in das deutlich keimärmere terminale Ileum eindringen kann.

Die unterhalb der Ileozäkalklappe befindliche Ausstülpung des Dickdarms wird Blinddarm (Caecum) genannt und trägt an ihrem unteren Pol den Wurmfortsatz.

Kapitel II

Leider herrschen bei den meisten Menschen und auch bereits bei Kleinkindern nicht keine idealen Verhältnisse vor, was bedeutet, dass der letzte Abschnitt des Dünndarms, das terminale Ileum, durchaus nicht so keimfrei ist, wie es sein sollte, da die Ileozäkalklappe eben nicht so dicht schließt, wie sie dies tun sollte, wodurch ständig Bakterien aus dem Dickdarm den Dünndarm hinaufwandern und dessen optimale Funktion beeinträchtigen. Die Folge: Blähungen, Völlegefühl, Refluxkrankheit sowie Verdauungsbeschwerden jeder Art.

Allergien

Durch den Kontakt mit einer immunogenen (antigenen) Substanz kann eine gegenüber der Norm abweichende Bereitschaft des Körpers entstehen, Antikörper zu produzieren, was zur Folge hat, dass bei einem erneuten Kontakt mit diesem Allergen (= Antigen, das Überempfindlichkeiten auszulösen vermag) mit einer bestimmten krankhaften Reaktion geantwortet wird. Krankhafte Symptome können unterschiedlicher Natur sein, es können Hautreizungen, Verdauungsbeschwerden oder Atemnot auftreten. Je nach Kontakt- und Resorptionsmöglichkeiten unterscheidet man verschiedene Reaktionsbilder, die sich auf die unterschiedlichsten Bereiche des Körpers auswirken. Bei den Inhalations-Allergien (z.B. durch Heu) wird der Respirationstrakt angegriffen, die Nahrungsmittel- und Arzneimittel-Allergien (z.B. durch Kuhmilch oder Getreide) betreffen den Verdauungstrakt, Haut-Allergien (z.B. durch Haarfärbemittel) rufen Symptome auf der Haut hervor oder betreffen die Haut-Schleimhaut-Grenze, Injektions-Allergien (z.B. durch Bienenstich) erreichen zuerst das Unterhautzellgewebe, und bei der Invasions-Allergie (z.B. durch Parasiten) sind die Blut- und Lymphbahnen betroffen.

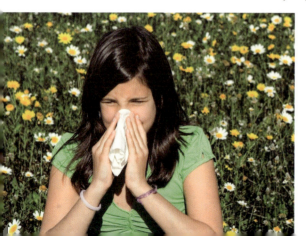

Element Wasser

Die Nieren in der TCM

»*Wenn die Nieren unzureichend sind, wird die Seele leicht gereizt.*«

In der Chinesischen Lehre gehören die Nieren zu den **Yin-Organen,** da sie für das Speichern im Körper zuständig sind. Sie stehen im Zusammenhang mit Partnerschaft, Familie und Kindererziehung. Den Nieren kommt die wichtige Aufgabe zu, unser **Jing** zu speichern, das heißt, sie regulieren damit **Geburt, Entwicklung** und **Reifung**. Jing schafft Leben, da es den Prozess zum Wechselspiel von Yin und Yang unterhält, denn diese Differenzierung von Yin und Yang ist gleichbedeutend mit Leben. Da die Nieren jene wichtige Substanz speichern, bewahren sie das Potenzial der Lebensaktivität, denn jedes Organ und seine spezifische Lebensaktivität hängen von den Nieren und ihrem Gleichgewicht ab. Deswegen bezeichnet die Chinesische Medizin dieses Organ auch als die »**Wurzel des Lebens**«.

Das Jing verkörpert die Quelle von Reproduktion, Entwicklung und Reifung des Menschen. Fehlfunktionen der Nieren können zu Störungen in diesen Prozessen, vor allem des jungen Menschen, führen. Andererseits lassen sich diese Zusammenhänge umgekehrt auslegen: Wenn der junge Mensch sich nicht gemäß dessen, was er benötigt, entwickeln kann, so wirkt sich dies auf seine Nieren und deren Speicherfähigkeit negativ aus.

Den Nieren wird in der Chinesischen Medizin das **Element Wasser** zugeordnet, was vor allem auf die Verdunstungskraft der Nieren zurückzuführen ist.

Das Wasser nimmt, nach der Traditionellen Chinesischen Medizin, im Körper folgende Wege:
- Im **Magen** wird die Flüssigkeit empfangen, wo sie getrennt und das Wasser von der Nahrung extrahiert wird. Diese wird als Abfallprodukt dem Darm zugeführt.
- Das Wasser wird in die **Milz** geleitet und dort werden die reinsten Teile (die Essenz) des Wassers über Verdunstung der Lunge zugeführt. Dort wird der reinste Teil dieser Flüssigkeit von den Lungen im Körper zirkuliert und der Teil, der nun wieder verunreinigt zurückkehrt, wird wieder verflüssigt und den Nieren zugeführt.
- Die **Nieren** wiederum scheiden die »relativ« reinen von den »relativ« trüben Teilen, lassen die reinen wieder über die Lunge im Körper zirkulieren und leiten die trüben Teile in die Blase, die diese zuerst speichert und später ausscheidet (ungefähr 1-2 l pro Tag). Durch dieses Spülen werden im Körper Abfallstoffe fortgeschwemmt und somit der Organismus gereinigt.

Der TCM zufolge kommt durch die gleichmäßige, fließende Bewegung die gestaute Energie in Bewegung, um die **Körper-Seele-Geist-Ebene** in Fluss zu halten.

Um diesen Prozess zu fördern, ist ein ausgeprägtes Nierenfeuer wichtig, das durch erwärmende Kräuter wie Aconitum (»Blauer Eisenhut«) oder warme/heiße Lebensmittel (scharfe Gewürze, Lamm) sowie durch bestimmte Akupunktur gestärkt werden kann.

»Die Nieren beherrschen die Knochen« – »Die Nieren produzieren das Mark«

Das Jing, das in den Nieren gespeichert wird, produziert der TCM zufolge das Mark (Rückenmark), das wiederum für das Erzeugen und Erhalten der Knochen zuständig ist. Im Knochenmark werden Blutzellen (rote und weiße Blutkörperchen) hergestellt. Da die Nieren und das darin enthaltene Jing für Geburt, Entwicklung und Reifung des Menschen zuständig sind, kann ein zu schwaches Jing dafür sorgen, dass sich bei einem Kind zu weiche Knochen entwickeln oder die Schädeldecke nur unzureichend geschlossen wird. Bei Erwachsenen äußert sich ein zu schwaches Nieren-Jing mit spröden Knochen oder Steifheit des Rückgrats.

Da die Zähne als Fortsetzung der Knochen betrachtet werden, werden auch sie von den Nieren beherrscht und gestärkt oder auch geschwächt. Entwickeln sich die Zähne eines Kindes nur langsam beziehungsweise nicht ausreichend oder fallen aus, so lässt sich dies, genauso wie die Zähne eines Erwachsenen, die unaufhörlich Probleme bereiten, auf ein schwaches Nieren-Jing zurückführen.

»Die Nieren öffnen sich in die Ohren«

Da sich die Nierenleitbahn nach traditioneller Chinesischer Medizinlehre zu den Ohren öffnet, hat ein sich nicht im Gleichgewicht befindendes Nieren-Jing zur Folge, dass Ohrenprobleme auftreten können, so wie umgekehrt chronische Ohrenbeschwerden auf ein zu schwaches oder übermäßiges Nieren-Jing zurückzuführen sind. Somit können Ohrenleiden über die Nieren behandelt werden.

»Die Nieren manifestieren sich im Kopfhaar«

Das Kopfhaar wird in der chinesischen Tradition als »Überschuss des Blutes« bezeichnet. Ist es also nicht gesund (zu wenig, zu dünn, stumpf, ausdruckslos) kann dies auf eine nicht geregelte Blutzirkulation hindeuten, die wiederum nach der TCM von den Nieren geregelt wird.

Obwohl die Lungen für die **Atmung** zuständig sind, wird ihnen doch dabei – so sieht es die TCM – die Hilfe der Nieren zuteil, um die Atmung tief sowie effektiv und damit die Sauerstoffzirkulation vollständig werden zu lassen. Richtiges und ausgeglichenes Atmen hängt demnach von den Nieren ab. Befinden sich diese in Disharmonie, kann das zu Atemproblemen sowie chronischen asthmatischen Atemerkrankungen führen.

In der **Organuhr** beherrscht die Blase die Zeit von 15 bis 17 Uhr, den Nieren kommt die Zeit von 17 bis 19 Uhr zu.

Die Blase und ihre zugehörige Yang-Leitbahn beherrschen von 15 Uhr bis 17 Uhr verstärkt die bewegten Flüssigkeiten. Von 17 Uhr bis 19 Uhr ist dann die Zeit, in der die Nieren besonders stimuliert werden, eine Phase des Speicherns, sowohl physisch als auch psychisch. Wir können in diesen Stunden am besten den Tag an uns vorbeiziehen lassen und uns von den positiven Eindrücken begeistern und von den negativen Momenten lehren lassen.

Kommt es in diesen Abendstunden gehäuft oder regelmäßig zu Unruhen, häufigem Wasserlassen, Angstzuständen oder sonstigen nervösen Beschwerden, kann dies auf eine Disharmonie des Nieren-Jing hinweisen.

Häufige Beschwerden oder Hinweise bei **Störungen der Speicherfunktion der Nieren** bzw. geschwächtes Nieren-Jing werden verkörpert durch:

- Kraft-/Antriebslosigkeit
- Wachstums-/Entwicklungsstörungen
- Unfruchtbarkeit (sowohl männlich als auch weiblich)
- Trockenheit des Mundes und der Schleimhäute
- Asthma und chronischer Husten
- Erkrankungen der Knochen und des Nervensystems
- Ohrenklingeln

Vor allem, wenn mehrere dieser Beschwerden zutreffen, kann dies ein sicheres Anzeichen sein, dass sich die Nieren nicht im Gleichgewicht befinden.

Auch bei akuter **Yin-Yang-Schwäche** des gesamten Körpers kann es zu Beschwerden kommen. Eine Yang-Schwäche, dies bedeutet, der Körper wird von Yin beherrscht und befindet sich nicht mehr im Gleichgewicht (was ausgelöst werden kann durch zu viel Yin-Essen), was dazu führt, dass zu viel Wasser in den Körper hineingelassen wird. Dies erkennt man vor allem daran, dass dieser Mensch häufig nachts Wasser lassen muss, kalte Füße hat oder unter akuter Blasenschwäche leidet. Trinken sollten wir vor allem morgens, um die Ausscheidungsvorgänge des Nachmittags (ab 15 Uhr) vorzubereiten.

Auch eine Yin-Schwäche (zu viel Yang im Körper) führt zu Beschwerden, denn dabei wird zu wenig Wasser vom Körper aufgenommen, es kommt zu einem Säftemangel und der geregelte Wasserreinigungsvorgang kann nicht ausreichend bewältigt werden.

Dem Element Wasser sind neben den Nieren und der Blase auch noch die **Allergie ableitende Leitbahn** sowie die **Lymphleitbahn** zugeordnet.

Unter »**Allergie**« verstehen wir eine übermäßige Angriffsreaktion unseres Körpers auf Stoffe, die eigentlich nicht bekämpft werden sollten. In gesundem Maße ist die Allergie eine Reaktion unseres Körpers auf schädigende äußere Einflüsse. Dieser Abwehrmechanismus befähigt unser Immunsystem, optimal und in geeigneter Weise auf Gefahren zu reagieren. Bei gesunden Menschen ereignen sich täglich allergische Reaktionen, die in minimalisierter Form auftreten und vollkommen positiv von unserer Immunabwehr aufgenommen werden. Ist unser Immunsystem jedoch gestresst oder überbeansprucht, neigt es vermehrt zu allergischen Reaktionen, die sich zu Allergien, also einer Überreaktion, verdichten können. Somit ist eine Allergie und ihre Anzeichen letztendlich nur ein Symptom, das uns auf Disharmonien im Körper aufmerksam machen will.

Zum **lymphatischen System** unseres Körpers gehören die Rachen- und Gaumenmandeln sowie die Ileozäkalklappe, in denen die jeweiligen Äste der Lymphleitbahnen enden.

Die Rachenmandeln: Psychisch gesehen entzünden sich die Rachenmandeln deshalb, weil kein optimaler Anschluss an die göttlichen Liebesphotonen über das Kronenchakra sowie Höheres Selbst zur Heilung vorhanden ist. Bei Kindern treten diese Entzündungen deshalb häufig auf, weil ihre Eltern bzw. andere Erziehungsberechtigte ihnen in dieser Hinsicht als schlechtes Vorbild dienen.

Die Gaumenmandeln: Als psychische Gründe für chronische Tonsillitis, d.h. chronische Verlaufsformen von Mandelentzündungen, lassen sich meistens die aktiven Kontrolldramen* von Einschüchterer bzw. Kontrolleur als Ursache finden, die bewirken, dass der Person, die ständig unter Mandelentzündung leidet, der angemessene Selbstausdruck verwehrt wird. Meistens dürfen diese Menschen oft auch bereits als Kinder keine eigene Meinung vertreten, geschweige denn Kritik ihren Erziehungsberechtigten oder Vorgesetzten gegenüber äußern. Jene Bindung an die »ewige« Opferrolle kann dann zu chronischen Mandelentzündungen führen, da ein angemessener sprachlicher Selbstausdruck von Einschüchterer bzw. Kontrolleur verhindert wird.

Ileozäkalklappe: Bei den meisten Menschen schließt die Ileozäkalklappe nicht optimal und Bakterien können dort hingelangen, wo sie eigentlich nichts zu »suchen« haben. Psychisch gesehen hängt dies mit unserer mangelnden Fähigkeit zusammen, Grenzen setzen zu können.

---

* nach Eric Berne: *Von der Transaktionsanalyse in der Psychotherapie.* Paderborn: Jungferman Verlag, 2006.

Element Wasser

Wären wir zu klarer Abgrenzung bereit, würde sich auch unsere Ileozäkalklappe optimal öffnen und schließen und uns die ständige Belastung einer Fehlbesiedlung unseres Dünndarms durch Bakterien ersparen.

Konzentrieren wir uns auf einen optimalen Verlauf unserer Lymphleitbahnen und versehen diese über unsere Konzentration und Visualisierung mit göttlicher Liebesphotonen-Kraft, dann können unsere Rachen- und Gaumenmandeln gesund bleiben und die Ileozäkalklappe kann auf bestmögliche Weise durch angemessenes Öffnen und Schließen ihre Arbeit verrichten.

Das Element und seine Organe

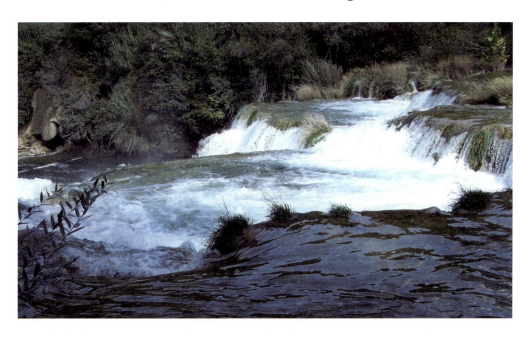

Das **Element Wasser,** dem die Nieren zugeordnet sind, signalisiert das Spüren, Empfinden und Fühlen. Wasser umgibt uns unser ganzes Leben lang, bereits in der Fruchtblase sind wir davon eingehüllt, später, als erwachsener Mensch, bestehen wir zu 60 Prozent aus Wasser.

Unsere Nieren sind, wie bereits erwähnt, stark an der Regulierung unseres Wasserhaushaltes beteiligt, genauso wie auch ihr Pendant, das Yang-Organ Blase. Die Nieren sind verantwortlich für Resorption und Sekretion, als Rückgewinnung von Wasser sowie Nährstoffen und Ausscheidung im Körper, was sich sowohl auf Wasserhaushalt als auch zum Beispiel auf unseren Blutdruck und unseren Säure-Basen-Haushalt im Blut auswirkt.

Die Natur zeigt uns, dass Wasser sehr lebendig und anpassungsfähig ist, nimmt es doch jede Form an, in die man es zwängt. Es ist jedoch nicht wehrlos, denn auch das Wasser des Flusses, das von der Natur in ein Bett gezwungen wird, gräbt sich mit der Zeit immer tiefer und unbeugsam seinen eigenen Weg durch eine starke Umgebung und sprengt so langsam, aber wirksam, seine ihm aufgezwungenen Grenzen.

»Dass das sanfte Wasser mit der Zeit den mächtigen Stein besiegt.«
(Spruch aus der TCM)

Die Natur lehrt uns, dass aus sanftem, ruhigem Wasser eine tosende Masse und gefährliche Naturgewalt entstehen kann, vor der wir uns kaum schützen können, wenn sie uns in Wellen überrollt. Wasser lässt sich nicht aufhalten, es bahnt sich einen Weg durch jede Ritze, schafft jede Hürde mit großer Ausdauer aus dem Weg. »Ruhige Wasser sind tief«, sagt man über Menschen. Dies zeigt sich uns auch in der Natur, denn das weite und tiefe Meer ist bis heute ein großes Mysterium, das wir Menschen erst bis zu einem recht geringen Teil erforscht haben.

Die **Angst** wird als **Emotion dem Element Wasser** und damit auch den Nieren zugeordnet. Davon zeugen Aussagen wie: »Die Angst geht mir durch Mark und Bein.« und »Die Angst sitzt mir in den Knochen.« Wie wir gerade erfahren haben, werden sowohl das Rückenmark als auch die Knochen von den Nieren »gespeist«. Da die Blase das Yang-Organ der Nieren ist, kann man diese Verbindung der Emotion Angst an einem

Element Wasser

körperlichen Aspekt festmachen: Die Spannung, die bei Angst entsteht, wird nach der Chinesischen Lehre von der spannungsauflösenden Energie Shui abgeleitet, deren Fluss sich nach unten orientiert, somit auf die Blase drückt und die Spannung dorthin überträgt, wo sie aufgelöst werden soll, wobei Wasser (in diesem Fall Urin) eine tragende Rolle spielt.

Wenn das Jing der Nieren schwach ist, kann es nicht nur zu Angst, sondern auch zu Überempfindlichkeit kommen. Je länger und intensiver diese Belastung der Nieren andauert, kann es der TCM nach zu Phobien, Panikattacken oder zu einem grundlegenden, dauernden Gefühl von Furcht und bösen Vorahnungen kommen.

Andererseits ist es auch möglich, dass das Nieren-Jing übermäßig aktiviert ist, wodurch es zu einem vollkommenen Fehlen von Angst kommen kann. Gefahren werden dann nicht erkannt, falsch eingeschätzt und unterbewertet. Es ist sogar möglich, dass sich der Mensch absichtlich in Gefahr begibt, um ein wenig Furcht spüren zu können.

Die Angst wird häufig unterschätzt. Sie ist eine für den Menschen sehr wichtige und oft auch lebensnotwendige Emotion. In gefährlichen Situationen lässt die Angst es zu, dass wir eine überlebensnotwendige Reaktion entwickeln, um der Gefahr mit allen Mitteln zu entkommen. Dies äußert sich in besonderer Schnelligkeit, Kraft, Willensstärke und Mut.

Im Leben geht es oft um Angst, denn sie ist eine der Bedingungen unseres Lebens.

Jeder von uns trägt **die fünf Elemente** in sich, sie machen unser Leben aus und prägen uns mit ihren spezifischen Eigenschaften. Die meisten Menschen sind einem Element mehr als den anderen zugeordnet, sei es aufgrund ihres Geburtstages, ihrer Erfahrungen oder ihrer organischen Stärken und Schwächen. In der zugeordneten Jahreszeit befinden wir uns alle meist in der entsprechenden Stimmungslage des herrschenden Elements, welches unser Tun unbestimmt beeinflussen kann.

Menschen, die vom Element Wasser geprägt werden, sind manchmal ein Mysterium für ihre Umwelt. Wasser-Menschen sind jene, welche sich in besonderem Maße mit dem Winter und dem Element Wasser identifizieren und dessen gute Eigenschaften ihr Eigen nennen können. Diese Menschen sind ausgeglichen, anpassungsfähig und sanftmütig und verfügen über eine große Hingabefähigkeit. Die mentale Kraft des Wassers steckt in dessen unbeugsamen Willen. Wasser ist flexibel, es passt sich überall an und hinein, aber wenn es möchte, dann kann es mit der Zeit auch den stärksten Stein besiegen. **Dieses Zusammenspiel aus eigentlich weich und sanftmütig an der Oberfläche und im Kern willensstark, tief und unbeugsam, macht das Wasser und den Wassermenschen so interessant.**

Jene Eigenschaften des Elementes Wasser werden auch den Nierenenergien zugeordnet: weich und unbeugsam stark zugleich. Das Nieren-Jing stärkt einen jeden Menschen in diesen Eigenschaften und hilft ihm, mehr Kraft zu tanken, mehr aus sich heraus zu handeln und unbeugsam an seinem Weg festzuhalten, aber dennoch niemals diese sanfte Art zu verlieren. Um es kurz auszudrücken: **anpassen, nicht unterordnen, ausgleichen, nicht aufgeben, sanft, nicht willenlos, hingebungsvoll, nicht aufopfernd.**

Kommt es jedoch bei einem Menschen zu übermäßigem Wasseranteil, so kann dieser zynisch, sarkastisch, argwöhnisch oder angespannt reagieren. Ein Mensch, der dagegen einen Mangel an Wasser-Energie aufweist, zeigt sich scheu, ängstlich, kraftlos, verloren und willensschwach.

Da sich die Menschen im Winter vor der Kälte in ihre Häuser zurückziehen, kommt es zuweilen vor, dass sie sich auch gegenüber ihren Mitmenschen scheu, kommunikationsarm und kraftlos verhalten.

Element Wasser

Auf der anderen Seite ist es jemandem, der in Harmonie mit seinem Wasser-Element lebt und sich im Winter auf die gesammelten Reserven des Herbstes berufen kann, eine Leichtigkeit, diszipliniert zu sein und seine innere Sicherheit sowie Festigkeit zu bewahren. Er kann den Menschen in seiner Umgebung Rückhalt und Stütze sein, da er sich selbst in ausweglosen Situationen souverän zu verhalten weiß.

Jahreszeitenlehre

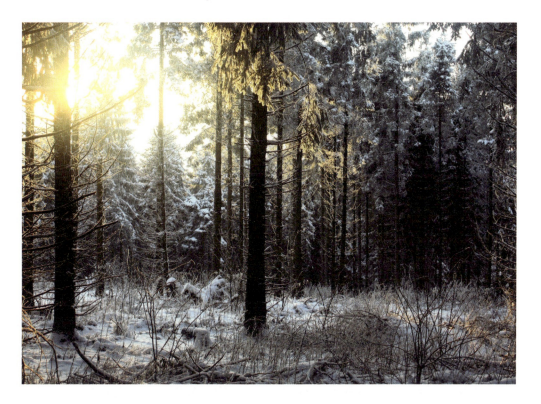

Außer mit den Elementen sieht die Chinesische Lehre unsere inneren Organe auch immer zu einer Jahreszeit in Abhängigkeit stehend. Die Natur kann uns lehren zu verstehen, wie das Element reagiert und was unseren Organen zu ihrer Stärkung verhilft.

Die Jahreszeit des Wassers ist der **Winter.** Im Winter ist alles verlangsamt – es ist die Zeit, in der unsere Energie sich am Yin-Maximum befindet.

Der Winter ist die Wasserzeit sowie die Zeit der Körpersäfte, die von den Nieren stimuliert und geregelt werden. Im Winter kommt die Natur zur Ruhe, sie zentriert sich und besinnt sich auf sich selbst, die Außenwelt scheint unwichtig und alles verlangsamt sich. Vorrangig reagiert im Winter das Yin, so auch in unserem Körper, was uns hilft, diesen zu regenerieren, da er sich nun auf das Wesentliche zu konzentrieren vermag. Yang-beherrschte, stark stimulierte Körpervorgänge werden verlangsamt und können gezielt behandelt werden. Dies ist zum Beispiel bei Allergien, die ebenfalls nach der TCM in das Zeichen des Wassers fallen, zutreffend. Allergien sind eine Yang-Überreaktion des Immunsystems, und in der Yin-Zeit des Winters kann sich der Körper davon erholen.

Die Nieren produzieren den Urin, welcher von der Blase ausgeschieden wird, somit transportieren die Wasser-Organe das Innere des Körpers nach außen. Die Energie des Nieren-Jing ist in besonderem Maße mit der Beherrschung der bewegten und unbewegten Körperflüssigkeiten betraut sowie im Einklang mit den Lymphknoten und Drüsen. Wir sollten dabei beachten, dass im Winter auch unser Organismus langsamer arbeitet, das heißt, unsere Körperflüssigkeiten fließen und arbeiten träger und reduzieren ihre Aufmerksamkeit auf das Wesentliche. Unsere Nieren werden in außerordentlichem Maße unterstützt, wenn wir genug trinken, hauptsächlich Wasser oder Tee. Wasser sollte für uns das Lebensmittel Nummer eins sein, denn ohne Wasser kann unser Körper nicht funktionieren und existieren. Eine Störung im Element Wasser äußert sich auch in den Emotionen des Wassers, die sich in Müdigkeit, Trägheit, depressiver Stimmung, Angstzuständen und Rückenschmerzen zeigen.

Ernährung nach der TCM

Nach der Chinesischen Wandlungsphasen-Lehre wird den Elementen auch eine spezifische Geschmacksrichtung zugeordnet. Unterstützend zur Jahreszeitenlehre können wir unseren Körper mit der richtigen Ernährung in Harmonie bringen.

Nahrung ist Medizin nach dem chinesischen Verständnis der Welt und ihrer eng miteinander verbundenen Zusammenhänge. Dem Element Wasser ist der **salzige Geschmack zugeordnet.** Die Farbe der Wasser-Nahrung ist blauschwarz. Geeignet sind vor allem alle Arten von Wurzelgemüse, Trockenobst, Blaubeeren, schwarze Sojabohnen, jede Art von Hülsenfrüchten und Getreide. Dies alles kann am besten in einem Eintopf genossen werden. Auf übermäßigen Kaffee- oder Alkoholgenuss sollte verzichtet werden, tierische Eiweiße, Nachtschattengewächse (Kartoffeln, Tomaten, Paprika) und Zitrusfrüchte sollten gemieden werden. Das Wichtigste bei der Ernährung im Zeichen des Wassers ist, viel **Wasser** zu trinken (siehe oben).

Krankheitsursachen der Nieren auf geistiger Ebene, die sich gegen den heilenden Teamgeist richten

Unsere Nieren können durch Gedankenkräfte aktiviert, durch eine Meditation in ihrer Funktion gestärkt und gefördert werden. Durch aktives Bewusstsein und Wahrnehmung können schlechte und belastende Teile in unseren Nieren ausgeschieden werden, somit können sie ins Gleichgewicht zurückkehren oder dort gefestigt werden. Auch wenn unsere Nieren nicht akut betroffen sind, werden sie doch täglich angegriffen, durch schädigende Umwelteinflüsse oder uns belastende Probleme, die sich in den Nieren als Speicherorgan einnisten.

In diesem Zusammenhang spiegeln die Nieren unsere Partnerschaft wider – eine gute Partnerschaft stärkt und kräftigt die Nieren. Eine Partnerschaft, die durch negative Eigenschaften der Team-Ebene wie Angst, aus der die Lüge hervorgeht, welche von der Intrige gefolgt wird, die in Trotz und Rache übergeht (wobei bei diesem negativen Gefühlspotpourri mehrere Personen beteiligt sein können), schlägt sich häufig in den Nieren nieder. Dies bezieht sich nicht nur auf die private, sondern auch auf die berufliche Ebene.

Da die Nieren ein Speicherorgan sind, behalten, d.h. speichern sie alle schlechten Energien, die an uns herangetragen werden, und sind auch von dort aus wieder abrufbar. Somit lohnt es sich, unsere Nieren immer wieder aktiv zu unterstützen, denn sie sammeln unsere Probleme und sollten davon erlöst und gereinigt werden, da erst dann unser Unterbewusstsein wirklich davon befreit ist. Hier stellt sich die Frage, auf welche Weise **unsere Nieren von ihren Problemen erlöst und gereinigt werden** können. Dabei können wir von einem **Drei-Stufen-Schritt** sprechen: **An erster Stelle** steht die **Meditation**, das Still-Werden, das In-sich-hinein-Gehen, das tiefe Fühlen, zuweilen unterstützt durch Fasten oder durch Nieren-Yin-orientiertes Essen. Der daraus hervorgehende **zweite Schritt** besteht aus der **Bewusstheit** – ein aus der Tiefe der Stille langsam aufsteigender Bewusstwerdungsprozess, der mit der Zeit in den dritten Schritt übergehen kann – eine Art von Kommunikation, die die zwischenmenschliche Team-Ebene fördert und dadurch die Nieren von allem intriganten, angstbeladenen, trotzigen und racheverseuchten »Psycho-Müll« zu befreien vermag. Grundlegend für diesen Bewusstwerdungsprozess mit einer daraus folgenden gelungeneren Kommunikation, ist die Fähigkeit, die Angst vor Verlust loslassen zu können, in dem sicheren Vertrauen, dass für jeden zu jeder Zeit seines Lebens optimal gesorgt ist, wenn es gelingt, sich täglich neu in das Wunder des Lebens fallen zu lassen.

Nicht umsonst benutzen wir häufig im Zusammenhang mit Partnerschaft (hier im weitesten Sinne gebraucht, das heißt, es geht um eine

Element Wasser

wichtige Beziehungsebene, die eventuell auch beruflicher Natur sein kann) den Satz: »Das geht mir an die Nieren.«

Wichtig ist, uns bewusst zu machen, dass jedes Gefühl von Angst, Lüge, Intrige, Trotz und Rache nicht nur unsere Psyche, sondern auch unsere Gesundheit, speziell unsere Nieren, belasten kann. Die Nieren, unsere Wurzeln des Lebens, werden also durch negative Gefühle gestört sowie durch Partnerschaftsprobleme im weitesten Sinne, die sich auf die Nieren ausbreiten, geschwächt.

In unseren Nieren sind, auf geistiger Ebene, Bilder von **Animus** und **Anima** eingraviert. Animus ist für die Frau das Urbild/Idealbild eines Mannes, das sich in ihrer rechten Niere als energetisches Bild »eingraviert« hat. Anima ist demzufolge für den Mann das Seelenbild der idealen Frau, das sich in seiner linken Niere energetisch einen Platz gesucht hat.

Diese Ideale stehen zuweilen zu unserem Selbstbild im Gegensatz beziehungsweise stellen eine Ergänzung dar. Durch Konzentration und innere Selbstreflexion können wir dieses Idealbild in unser Bewusstsein holen und uns von jenem idealen Partner in unseren Nieren anziehen bzw. heilen lassen. Werden meine Nieren von meiner Partnerschaft mit einem realen Partner belastet, dann ist dieses Idealbild, das es anzustreben gilt, wichtiger für meine Heilung und die Entgiftung des Körpers denn je, da es in sich die geheimen Heilmittel in Form von positiven Schwingungen, entgiftenden Energieflüssen und heilenden Substanzen trägt. Das visualisierte und zuweilen auch real gefundene Idealbild kann demzufolge für uns und unsere Nieren das ideale Heilmittel sein, und somit ist es ein erstrebenswertes Ziel für uns, auf seelisch-geistiger Ebene androgyn, d.h. männlich und weiblich zugleich zu werden. Die von außen kommende Ergänzung ist dann etwas, das hinzukommt, das wir aber für unsere innere Ausgeglichenheit nicht notwendigerweise brauchen.

Durch **Meditation** können wir unseren Nieren zuhören, nicht nur unser Idealbild zum Schwingen bringen, sondern auch erfühlen, wie die Nieren arbeiten, wahrnehmen, wie das Blut fließt und Gifte empfinden. Wir können den Nieren lauschen, wenn sie über zu hohe Belastung klagen, jedoch auch die Heilung als tiefen Strom wahrnehmen. Wir können unsere Nieren »in den Händen halten« und ihren Fluss wahrnehmen, liebevoll ihr Arbeiten erspüren und unterstützen.

Die **Verbindung von Körperlichem, Seelischem und Geistigem** wird im gesamten Buch im Vordergrund stehen. Uns kann bewusst werden, dass unser Körper nicht nur aus Organen, sondern auch aus Leitbahnen, Unterbewusstsein, zerstörerischen sowie heilenden Energien besteht. Unser Körper ist ein in sich stabiles, aber auch zerbrechliches Gebilde, das auf allen Ebenen im Gleichgewicht gehalten werden will.

Zusammenfassend bleibt zu sagen, dass die Nieren eine große Rolle bei Regulierung und Speicherung in unserem Körper spielen. Wir können dafür sorgen, dass sie, bedingt durch ein gestärktes Nieren-Jing, immer ausreichend versorgt sind und in ihrer Funktion weder durch Belastung emotionaler noch körperlicher Art gestört werden oder gar aus dem Gleichgewicht gelangen. Da die Nieren nach der TCM als die »Wurzeln unseres Lebens« gelten und das Jing, den Lebenssaft, beinhalten, hüten und pflegen – ist das Mindeste, was wir für unsere Nieren tun können, sie mit ausreichend Sorge und Pflege zu umgeben und uns für ihr Wohlergehen einzusetzen, indem wir auf uns achten sowie Einflüsse, die uns, bedingt durch Nahrung, Umwelt, negative Menschen oder belastende Gefühle, Herunterziehendes bzw. Zerstörerisches bringen wollen, von uns fernhalten. Mithilfe dieses Wissens um den Zusammenhang von Organen, Körper, Leitbahnen und biomagnetischer Gedankenkraft, die ausgelöst werden kann durch stille Meditation, d.h. inneres Versenken, können wir unsere Nieren stärken und dadurch indirekt versuchen, unser Leben qualitativ wertvoller zu machen und eventuell sogar zu verlängern.

Element Wasser

Die Nieren-Leitbahnen

Die Nieren-Leitbahn entspringt an der Yin-Seite der kleinen Zehe, verläuft äußerlich in Richtung Fußwurzelchakra und tritt dort in den Fuß ein. Sie verlässt diesen wieder auf seiner Oberseite, verläuft über den Rist und kreist rückwärts um den inneren Knöchel. Von dort aus steigt sie an der inneren Seite des Unterschenkels zur Kniekehle und entlang der hinteren Innenseite des Oberschenkels nach oben und endet in ihrem äußeren Verlauf auf der vorderen unteren Begrenzung des Venushügels, bei Männern rechts bzw. links des Hodensacks.

Der innere Verlauf führt von hier aus zur unteren Begrenzung der Niere.

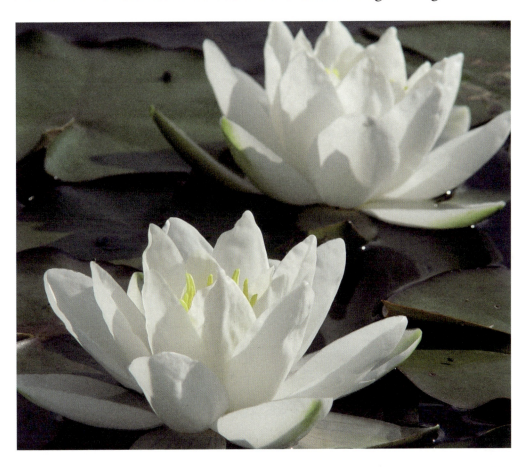

Kapitel II

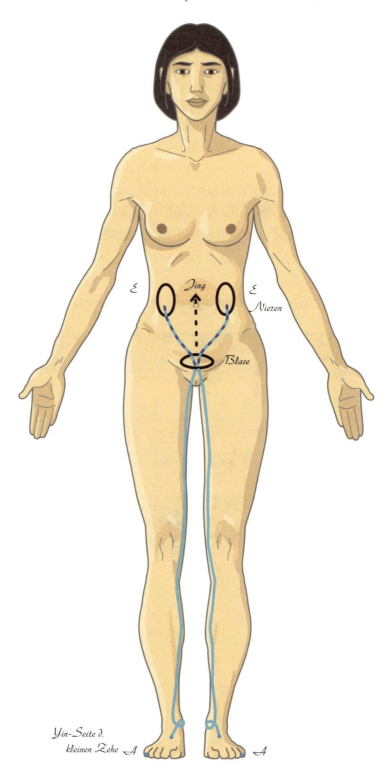

Element Wasser

Die Blasen-Leitbahnen

Der innere Ast der Blasen-Leitbahn entspringt auf der oberen Begrenzung der Blase, führt von hier aus zur Niere, durch diese hindurch und von dort aus hinauf zum inneren Augenwinkel.

Hier tritt die Blasen-Leitbahn aus dem Körper aus und führt über die Stirn, mit einem leichten Knick nach außen, über den Kopf.

Auf der Höhe des Scheitelpunktes zweigt ein kleiner, innerlicher Ast in das Gehirn ab und führt zum Innenohr. Er endet dort im Anfangspunkt der Allergie ableitenden Leitbahn.

Der äußerliche Hauptast verläuft über den Hinterkopf und gabelt sich auf der Höhe des siebten Halswirbels, so dass beidseitig je zwei Äste, also insgesamt vier Äste, entstehen.

Der nahe der Wirbelsäule verlaufende Ast vollzieht zwischen erstem Lendenwirbel und Kreuzbein eine Zickzack-Bewegung nach oben bzw. unten.

Der äußere Ast verläuft vom siebten Halswirbel aus parallel zum die Wirbelsäule begleitenden Ast und bildet auf der Höhe der Niere eine innerliche Schleife, die durch die Niere hindurch führt und wieder zur äußeren Blasen-Leitbahn zurückfindet.

Der nahe der Wirbelsäule verlaufende Ast bildet nach dem 5. Lendenwirbel vom Lebenstor aus einen kurzen inneren, zunächst mittig vereinigten Ast (hier nicht abgebildet), der die Blase im Uhrzeigersinn umkreist, sich dann wieder in zwei Äste aufteilt und auf der Höhe der Gesäßfalte auf den inneren, äußerlich verlaufenden Ast trifft.

Kapitel II

Beide äußerlichen Äste führen in weiterhin vier Bahnen über die hintere Seite des Oberschenkels zu den Kniekehlen, wo sie sich vereinigen.

Die vereinte Leitbahn verläuft nun über die hintere Seite des Unterschenkels hinter dem äußeren Knöchel entlang der äußeren Seite des Fußes und endet auf der Yang-Seite der kleinen Zehe.

Wenn so viele Leitbahnen durch das Innere der Beine ziehen (Organ-De-/Regenerations-Leitbahn, Bindegewebige De-/Regenerations-Leitbahn, Herz-Leitbahn, Lymph-Leitbahn), versteht sich von selbst, dass wir diese unser ganzes Leben lang durch gezieltes Krafttraining (z.B. Kieser-Training) stärken sollten.

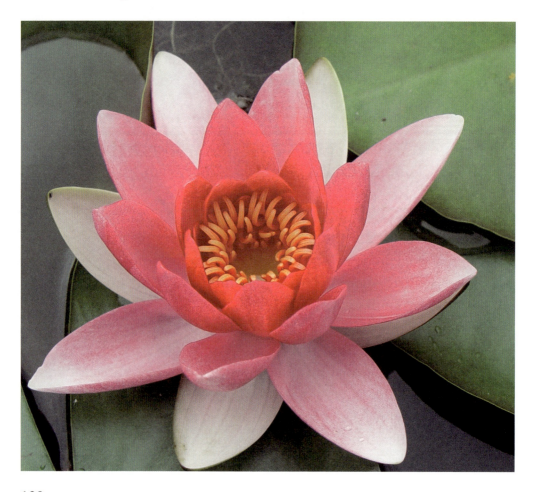

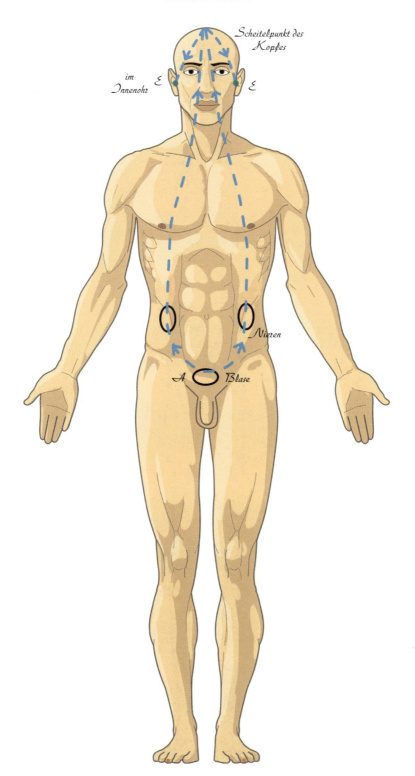

Kapitel II

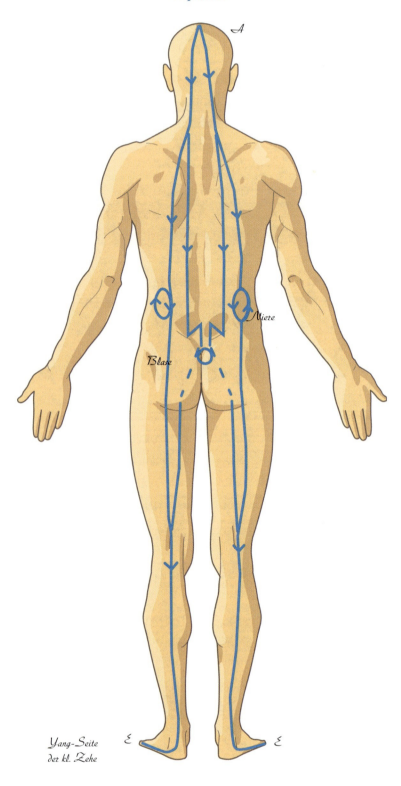

Element Wasser

Die Lymph-Leitbahnen

Der äußerliche Ast der Lymph-Leitbahnen beginnt auf der Yin-Seite des Daumens, verläuft über die äußere Yin-Seite des Armes (parallel zur Organ-De-/Regenerations-Leitbahn sowie zur Lungen-Leitbahn), tritt im oberen Halsbereich, auf der Höhe der Halsschlagader, in den Körper ein und endet jeweils in der rechten und linken Gaumenmandel.

Ein innerlicher Ast der Lymph-Leitbahnen beginnt ca. 70 cm oberhalb des Kronenchakras, wo wir als »geistigen« Ort unser »Höheres Selbst« ansiedeln können, tritt beim Kronenchakra in unseren Körper ein (im Verlauf parallel zu Ästen der Organ-De-/Regenerations-Leitbahn sowie der Herz-Leitbahn) und endet, rechts und links, in den Rachenmandeln, welche oft fälschlicherweise als »Polypen« bezeichnet und leider viel zu häufig bereits im Kindesalter herausoperiert werden.

Ein dritter, innerlicher Ast beginnt bei einem Punkt ca. 70 cm unterhalb unseres Fußwurzelchakras, tritt beim Fußwurzelchakra in unseren Körper ein, führt mittig durch unsere Beine hindurch (parallel zu Ästen der Organ-De-/Regenerations-Leitbahn, zur Bindegewebigen De-/Regenerations-Leitbahn und zur Herz-Leitbahn) und endet auf der rechten Seite bei der Ileozäkalklappe und links spiegelbildlich davon.

Kapitel II

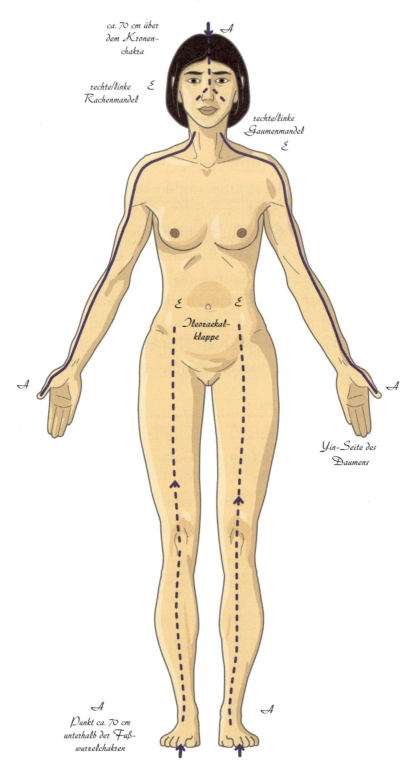

Element Wasser

Die Allergie ableitenden Leitbahnen

Die Allergie ableitende Leitbahn beginnt im Innenohr, tritt auf dem Mastoid (harter Knochen direkt hinter dem Ohr), auf halber Höhe der Ohrmuschel, aus dem Körper aus, führt in einem Bogen (der parallel zu dem der Gelenk-Leitbahn und zu dem von Dreifach-Erwärmer-Leitbahn sowie gegenläufig zur Gallenblasen-Leitbahn verläuft) über Mastoid und Hals zum Schulterblatt sowie über die äußere, hintere Seite von Ober- und Unterarm (hier parallel zur Dünndarm-Leitbahn), schräg über den Handrücken zur Yang-Seite des Daumens.

Den Allergie ableitenden Leitbahnen kommt eine Sonderstellung zu, da sie die Reaktion unseres Energiesystems auf ein Leben in verdichteter Materie bezeichnen – sie erinnern uns am meisten an die Zeit, als wir alle noch feinstofflicher waren und wollen uns, wenn sie »erweckt« sind, dabei helfen, mit den Umweltbedingungen, in denen wir leben, zurechtzukommen.

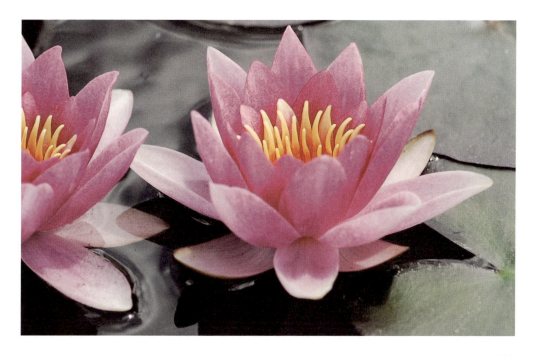

Kapitel II

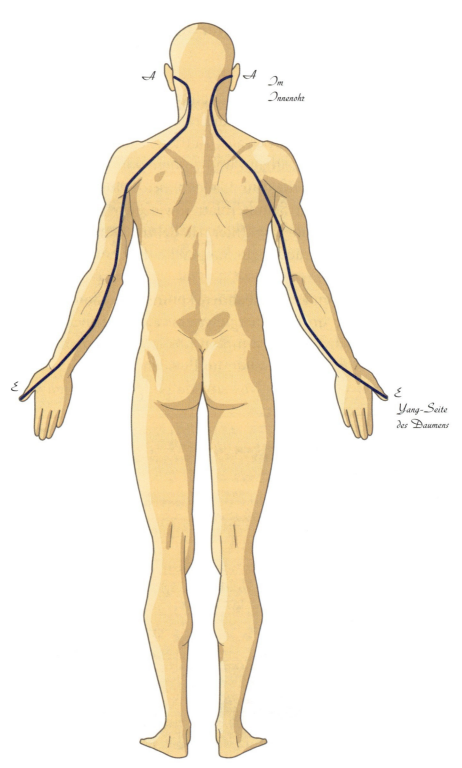

Element Wasser

Chi-Gong-Übung zur Stärkung von Nieren- und Blasenmeridian

Jahreszeitenlehre

Die Chinesische Lehre sieht außer den Elementen für jedes Organpaar auch noch eine Jahreszeit vor. Die Chi-Gong-Dehnungsübungen der Leitbahnen verkörpern eine gute Einstimmung unseres Körpers, unserer Energie und Lebenskraft und somit unserer Organe auf die jeweilige Jahreszeit. Indem wir den natürlichen Rhythmus unseres Körpers unterstützen, kann sich unsere Lebensenergie optimal ausbreiten und jedes Mal aufs Neue stärken. Unsere Organe folgen einer inneren Uhr, um sich zu ihrer Zeit (am Tag sowie im Jahr) mit Energie aufzutanken, und indem wir sie dabei unterstützen, respektieren und stärken wir den natürlichen Kreislauf unseres Körpers.

Wichtig ist, wie auch bei der Wandlungsphasen-Lehre, dass eine Jahreszeit die andere hervorbringt, somit auch die Energie von Organ zu Organ entsprechend den Jahreszeiten weitergegeben wird. Wenn sich ein Organ optimal aufgeladen hat, dann hat es das nächste Organ in der darauffolgenden Jahreszeit es umso einfacher, sich ebenfalls optimal zu entwickeln und mit Energie zu betanken.

Dieses Prinzip folgt dem Kreislauf:

Sommer (Feuer) – Spätsommer (Erde) – Herbst (Metall) – Winter (Wasser) – Frühling (Holz)

Das **Nieren-Blasen-Paar** wird dem **Winter** zugeordnet. Die entsprechende Chi-Gong-Übung stärkt das Immunsystem, um in der kalten Jahreszeit den Körper optimal zu unterstützen. Der Winter ist für den Körper eine anstrengende Jahreszeit, die Nächte werden länger, Regen,

Kapitel II

Frost, Schnee und Wind machen es uns schwierig. Unsere Nieren brauchen Ruhe und Entspannung, um ihre Aufgabe, Energie zu speichern, optimal ausführen zu können. Mit der folgenden Übung unterstützen wir sie in dieser Aufgabe und bereiten sie auf die Weitergabe der Energie an die Leber vor, die im Frühjahr an der Reihe ist.

Betrachte zunächst auf dem Schaubild den Verlauf von Nieren- und Blasenmeridian. Präge dir die Leitbahnverläufe gut ein und visualisiere sie während der folgenden Übung.

Chi-Gong-Übung Wasser

Gehe in den Kniestand. Strecke das linke Bein so weit wie möglich nach außen und stelle die Ferse auf. Achte darauf, dass dein linkes Knie nach oben zeigt. Setze deine Hände vor den Körper, um dich zu stützen. Halte den Rücken gerade und strecke den Kopf in der Verlängerung zur Wirbelsäule nach vorne. Achte darauf, dass deine Schultern unten bleiben und sich das Schlüsselbein in der Dehnung nach vorne befindet.

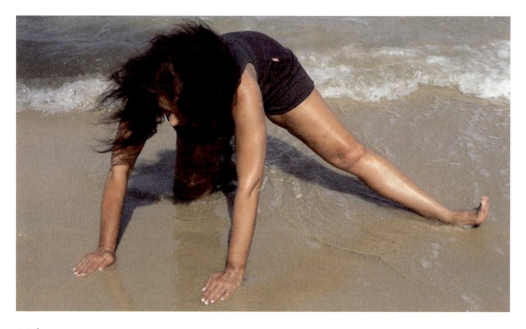

Element Wasser

Bleibe so lange in dieser Position, die einen leichten Schmerz in der linken Kniekehle sowie eventuell in der linken Niere verursacht, wie es dir angenehm ist. Denke ans Atmen, ohne die Luft anzuhalten. Dann wechsle die Seiten.

Die Übung kräftigt sowohl den Nieren – als auch den Blasenmeridian. Dies fördert das hormonelle Gleichgewicht im Körper, beugt Rückenschmerzen (vor allem im Lendenbereich) sowie Ischiasschmerzen und Rheumaattacken vor. Es wird ein besserer Widerstand der Nieren gegenüber Kälte erzielt und Stimmungsschwankungen werden ausgeglichen. Gleichzeitig kann die Libido erhöht werden. Diese Übung ist hilfreich, um die Nieren in ihrer Aufgabe als »Wurzeln des Lebens« zu unterstützen sowie den Energiefluss des Körpers zu stärken.

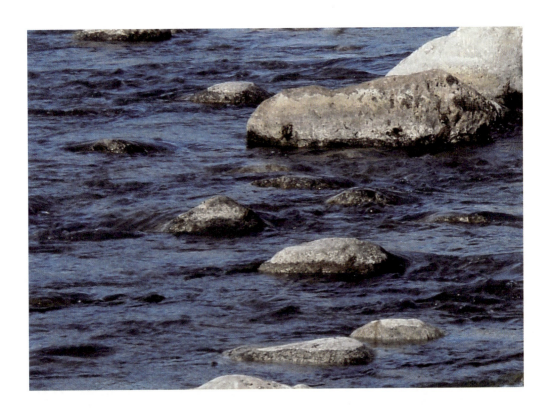

Das Märchen von Dornröschen

»Lass Gutes siegen und Böses sterben.«

Es waren einmal ein König und eine Königin. Sie wünschten sich nichts sehnlicher als ein Kind. Eines Tages wurde ihr Wunsch erfüllt, der Himmel schenkte ihnen eine Tochter. Sie tauften das Mädchen Aurora, wie die Morgenröte, denn es sollte ihr Leben mit Sonnenschein erfüllen.

Welch ein Freudentag war doch der Tag ihrer Geburt. Das ganze Volk feierte an diesem wunderbaren Tag das Glück des Königspaares, und König Stefan und seine Gemahlin veranstalteten ein großes Fest. Zu diesem erschien auch König Hubert aus dem benachbarten Reich mit seinem Sohn, Prinz Philipp. Die beiden Herrscher hatten schon lange entschieden, dass die Prinzessin und der Prinz eines Tages heiraten sollten, um die beiden Reiche miteinander zu verbinden. Am Tag ihrer Geburt erblickte die junge Prinzessin zum ersten Mal das Antlitz ihres zukünftigen Gemahls. Um die Prinzessin hochleben zu lassen, erschienen auch die drei ehrenwerten Feen aus dem Reich des Guten, die Damen Flora, Fauna und Sonnenschein. Voller Freude überbrachten sie dem Königspaar ihre besten Glückwünsche. Die Königstochter wollten sie mit je einer Gabe beglücken. »Ich schenke dir, liebe Prinzessin, Schönheit, so strahlend wie der Sonnenschein!« sprach die Fee Flora. Fauna, die zweite der drei Feen, hob ihren Zauberstab und sprach: »Liebes Prinzesschen, ich beschenke dich mit der Gabe einer Stimme, so hell wie Gold.« Als nun die Fee Sonnenschein ihren Wunsch vorbringen wollte, da ward es plötzlich dunkel, es begann zu stürmen, und aus grünem Nebel erschien im Saal die böse Malefiz, Herrscherin des Verbotenen Berges. Voller Wut darüber, dass man sie offensichtlich nicht eingeladen hatte, sann sie auf Rache und brachte trotzig auch einen Wunsch für die Prinzessin hervor: »Ehe die Sonne an ihrem 16. Geburtstag untergeht, soll sie sich mit einer Spindel in den Finger stechen und sterben.« Das Königspaar und ihr gesamtes Gefolge erschraken.

Doch die Fee Sonnenschein hatte ihren Wunsch noch nicht ausgesprochen. Zwar konnte sie den bösen Fluch der Hexe nicht ungeschehen machen, aber doch sprach sie weise: »Wenn du dich mit der Spindel in den Finger stichst, wirst du nicht daran sterben, sondern in einen langen und tiefen Schlaf fallen. Erst ein Kuss der wahren Liebe errette dich zu neuem Leben.« So kam es, dass König Stefan alle Spindeln und Spinnräder seines Königreiches verbrennen ließ, aber auch dann fand er keine Ruhe. Die Feen sahen nur noch eine letzte Lösung. Sie wollten Prinzessin Aurora in einer entlegenen Waldhütte aufziehen, damit Malefiz sie nicht zu fassen bekommen konnte, um sie an ihrem 16. Geburtstag mit der Spindel zu töten. Allerdings versprachen sie, während dieser Zeit keinerlei Zauberei anzuwenden, damit die Hexe nicht auf sie aufmerksam werden konnte. So geschah es, dass Aurora behütet und geliebt in besagter Hütte aufwuchs, abgeschirmt von jeglicher Außenwelt. An ihrem 16. Geburtstag wollten die drei Feen der Prinzessin ein Geschenk bereiten. Dafür schickten sie Röschen, wie sie die Prinzessin liebevoll nannten, hinaus in den Wald, Beeren zu sammeln. So kam es, dass Röschen im Wald einem wunderschönen jungen Mann begegnete, der ihr versprach, sie auf ewig zu lieben. Sie, der ihr der Jüngling aus ihren Träumen bekannt vorkam, sprach zu ihm: »Tausend Mal habe ich schon von dieser Begegnung geträumt. Wir sind uns keine Fremden, sind wir uns doch schon tausend Mal im Traum über den Weg gelaufen«, ohne zu ahnen, dass dieser Fremde kein Geringerer war als der ihr bereits versprochene Prinz Philipp. Um sich nicht mehr aus den Augen zu verlieren, verabredeten sich die beiden Verliebten für den Abend.

Während dieser Zeit hatten die Feen einige magische Probleme zu lösen: So mussten sie feststellen, dass Kuchen backen, Kleider nähen und das Haus in Ordnung bringen ohne Zauberstäbe nicht zu ihren Stärken zählte. Aus großer Verzweiflung griffen sie zu den Zauberstäben, um sich die Arbeit zu erleichtern.

Es betrug sich nun, dass gerade zu dieser Zeit der Rabe der bösen Malefiz als Späher über besagtes Waldstück flog und ihm die zauberhaften Geschehnisse in der ruhigen Waldhütte nicht entgehen konnten. Sogleich meldete er seiner Herrin die freudige Nachricht, da diese ihre letzten 16 Jahre mit der Suche nach der Prinzessin verbracht hatte. Zurück im Schloss angekommen, erfuhr Prinz Philipp von seinem Vater König Hubert die freudige Nachricht, dass heute seine versprochene Prinzessin Aurora zurückkehren würde. Voller Liebe zu dem fremden »Bauernmädchen«, das ihm im Wald begegnet war, gestand Prinz Philipp seinem Vater, dass er auf Schloss, Thron und Königreich verzichten möchte, wenn er nur dieses Mädchen als Gemahlin haben könne. Der Vater lehnte ab und so verließ der Prinz Vater und Königreich, um sich auf die Suche nach seiner großen Liebe zu begeben. Zur selben Zeit gestanden die drei Feen ihrem Röschen, dass sie eine Prinzessin sei und heute, an ihrem 16. Geburtstag, wieder ins elterliche Schloss zurückkehren würde, um ihren versprochenen Prinzen zu heiraten.

Da wurde Röschen traurig, da sie sich schon längst in den Bauernsohn verliebt hatte, von dem sie nicht wusste, dass er eben jener Prinz war. Röschen fügte sich jedoch ihrem Schicksal und trat mit den Feen die Reise in ihr Heimatschloss an. Währenddessen bereitete Malefiz in ihrem Schloss, auf dem verbotenen Berg, ihre Intrige vor. Im elterlichen Schloss bereiteten die drei Feen ihr Röschen vor und ließen sie anschließend einen Augenblick alleine. Dieser Augenblick war lang genug, dass sich Malefiz in das Zimmer schleichen und die Prinzessin mit einem hellen Licht in die Irre führen konnte. Sie führte sie zu einem Spinnrad, damit diese sich mit einer Spindel in den Finger stach. Augenblicklich verfiel sie in einen tiefen Schlaf. Als die drei Feen sie endlich fanden, da versetzten sie auch das ganze Schloss in einen tiefen Schlaf, um die Prinzessin in Ruhe retten zu können. Kurz bevor König Hubert einschlief, erzählte er noch, dass sein Sohn sich in ein Bauernmädchen verliebt hatte. So kam es, dass die Feen wussten, dass der Bauernjunge kein anderer als Prinz Philipp selbst gewesen sein musste. Da war Prinz Philipp jedoch bereits der bösen Malefiz in die Falle gegangen, die in der Hütte auf ihn gewartet hatte und ihn nun im Verbotenen Berg in einen Kerker sperrte, da sie wusste, dass er der »wahren Liebe Kuss« und somit die Rettung der Prinzessin war. Die drei Feen nahmen all ihren Mut zusammen um dieses Reich des Bösen zu betreten. Gemeinsam befreiten sie Prinz Philipp und rüsteten ihn mit einem Schild und einem Schwert sowie mit Mut, Schutz und Vertrauen aus. Seine Liebe zu dem Bauernmädchen, das, wie er von Malefiz gezeigt bekommen hatte, keine andere als die ihm versprochene Prinzessin war, war so groß, dass er sich jeder Gefahr entgegenstellen wollte. Malefiz verwandelte sich in einen Drachen, um den Königssohn aufzuhalten. Diesen jedoch beflügelte die Liebe zu Aurora. Er erschlug den Drachen und besiegte somit die böse Malefiz. Mit seinem Schwert kämpfte er sich durch die Rosenhecke, die Malefiz wachsen gelassen hatte und kam schließlich bei der schlafenden Prinzessin an. Mit einem Kuss von wahrer Liebe erweckte er die Prinzessin und damit das gesamte Land zu neuem Leben.

Das ganze Land und seine Familien freuten sich an dem Glück der beiden vereinten Königskinder, und es wurde eine große Hochzeit gefeiert. So lebten der Prinz und seine Prinzessin bis an ihr Lebensende, und wenn sie nicht gestorben sind, so leben sie noch heute in Glück und Liebe miteinander.

Kapitel II

Charakterisierung der Personen im Märchen »Dornröschen«

Malefiz = das verkörperte Böse/die Schweine als Helfer des Bösen

Malefiz verkörpert das Böse an und für sich. Sie repräsentiert die vier Themen, welche den »Jing«-Fluss der Nieren am meisten stören, in einer Person: Trotz, Rache, Intrige und Vereinzelung.

Böses möchte angenommen und akzeptiert sowie von uns wahrgenommen werden. Ansonsten verfällt es, wie Malefiz im Film, dem Trotz. Aus dieser Trotzhaltung entsteht ein tödlicher Kampf gegen die Liebe und gegen alle, die glücklich sind oder es sein wollen.

Malefiz sinnt auf Rache, es gelüstet sie, sich an denen zu rächen, die ihr Unrecht getan haben. Alle diejenigen, die der Meinung sind, das Böse ließe sich verbannen, indem man es einfach nicht zum Fest einlade, müssen sich eingestehen, dass sie sich getäuscht haben. Der Wunsch von Sonnenschein hebt den bösen Wunsch der Hexe nicht vollständig auf, jedoch revidiert er ihn zumindest. Dennoch hält nichts die Gebieterin des Bösen auf, trotz allem ihre Suche nach der Prinzessin auf Hochtouren laufen zu lassen. Als sie endlich das 16-jährige Mädchen gefunden hat, da spinnt sie eine Intrige, indem sie die Prinzessin mit einem Irrlicht verführt, und so geht ihr Wunsch letztendlich doch fast in Erfüllung. Ihr ist jedes Mittel gut genug, um an ihr Ziel zu gelangen. Als Aurora schläft und der Prinz der einzige ist, der sie erwecken kann, da ist Malefiz wieder schneller als die drei Feen und sperrt ihn in den Kerker. Wie bereits zuvor spielt sie mit unfairen Mitteln, um zu gewinnen. Das Böse wird hier sehr deutlich in seiner dynamischen Rolle gezeigt, es fordert heraus und scheint das Gute wecken zu müssen, damit es

Element Wasser

handelt. Denn von alleine neigt das Gute dazu, in einer statischen Rolle und in Naivität zu verharren.

Das Böse wirkt, bewirkt in diesem Fall, dass etwas passiert, muss sich aber am Schluss dem Guten und der Liebe (hier verkörpert durch die drei Feen und den Prinzen) geschlagen geben. Das Böse zerstört sich selbst durch den ungebremsten Willen, Gutes zu verhindern und Unglück zu verbreiten, kämpft und verliert, vernichtet sich am Ende selbst. Das Böse ist überall, wir müssen es in unserem Leben integrieren, dürfen es nicht ausschließen; nur so können wir damit leben lernen. Denn das Böse ist weiter verbreitet, als wir uns manchmal eingestehen wollen.

Gutes sollte den Dialog mit dem Bösen suchen. Die Kunst ist es, das Böse zu erkennen, es anzuschauen, anzunehmen und dann in Liebe loszulassen. Denn nur so können wir es schwächen. Das Böse kann in diesem Fall alles sein, was uns nicht gut tut: Menschen, Gedanken, Produkte, Umgebungen, Krankheiten, usw. Wir sollten uns bewusst machen, dass sich das »Böse«, all jenes, das uns in irgendeiner Art Schaden zufügen kann, sehr gut darin versteht, sich zu tarnen. Wir erkennen es nicht immer auf Anhieb. Deswegen ist es wichtig, dass wir uns bewusst machen, wo es in unserem Leben Dinge gibt, die uns nicht guttun und wann wir uns mit Sachen, Menschen, Situationen umgeben und auseinandersetzen müssen, die für uns nicht gut sind. Dies ist der erste Schritt. Das Böse schafft sich durch seinen Kampf gegen die Liebe (als Kraft des Guten) selbst am wenigsten Freude. Die einzigen, die sich mit Malefiz zusammentun, sind Schweine als ihre Helfer, allerdings sind diese so dumm, dass sie nicht wirklich als Hilfe bezeichnet werden können. Malefiz selbst ist es, die sich dadurch in die Vereinzelung begibt. Böses alleine macht niemals glücklich und kann erst im Tod seine Ruhe finden. Malefiz zeigt uns das Böse in seiner ganzen Schrecklichkeit, niemals ist eine Versöhnung möglich, Kompromisse und Abmachungen werden gebrochen. Es geht nur um Sieg oder Tod. **Angst** als Emotion der Nieren nach der traditionellen Lehre ist in allen Aspekten von Partnerschaft, Liebe, Gut und Böse wiedererkennbar. Angst ist eine der treibenden Kräfte, die uns zum Handeln anleiten. Wir haben Angst, unsere Partner zu verlieren, haben Angst, zu wenig Liebe zu leben, haben Angst, die uns hindert, zu handeln, haben Angst vor dem Bösen oder Angst davor, dem Bösen zu sehr zu verfallen. Angst ist eine sehr wichtige Emotion. Zwar ist es so, dass sie uns, wenn wir zu viel davon in uns tragen, hindert und, wenn wir zu wenig davon wahrnehmen, übermütig werden lässt. Doch wenn wir das richtige Maß finden, dann zwingt sie uns zum Handeln, lässt uns über unsere Grenzen hinaus wachsen und stärkt unsere Partnerschaften und anderen zwischenmenschlichen Beziehungen, lässt sie innig werden und wachsen. Denn **Angst** heißt in ihrer erlösten Form **Liebe**.

Angst kann also unser Leben auf positive Art und Weise beeinflussen, wenn wir sie als Herausforderung zum Handeln annehmen. Malefiz führt uns die wichtigste Aufgabe des Bösen vor Augen: es soll das Gute aus der Naivität sowie aus der Erstarrung herausholen und zum Handeln bewegen, dabei agiert es Hand in Hand mit der Angst, die uns ebenfalls antreibt.

Somit verkörpert Malefiz' Charakter all das, was unseren Nieren schadet, und das Märchen erzählt uns, wie wichtig die anderen Kräfte sind, um dieses Böse zu besiegen und unsere Nieren zu schonen und damit auch zu kräftigen.

In weiterer Auseinandersetzung mit der Rolle der Malfiz sollten wir uns bewusst machen, welche Menschen in unseren Leben und in unserem nahen Umfeld uns gegenüber wie dieses Böse im Film agieren. Genauso wichtig ist es aber auch für uns, dass wir unser eigenes Handeln anderen Menschen gegenüber überdenken und uns fragen, ob wir selbst nicht auch in gewissen Situationen oder manchen Mitmenschen gegenüber uns manchmal wie Malefiz verhalten.

Element Wasser

Die drei guten Feen: Flora – Fauna – Sonnenschein

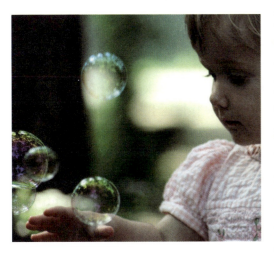

Die drei Feen sind die Helfer des Guten. Sie verkörpern Glauben und Vertrauen. **Fauna** ist der Kopf des Trios, sie hat die Ideen und sorgt dafür, dass sie gewissenhaft ausgeführt werden. Sie übernimmt die Verantwortung für die anderen beiden, beweist, dass sie immer den Überblick behält und dementsprechend weise handelt. Diese besonderen Eigenschaften von Fauna können wir nutzen, um mit ihrer Kraft unsere Nieren zu unterstützen. Denn unsere Nieren verdienen es, dass wir ihnen gegenüber Verantwortung übernehmen und uns weise sowie gewissenhaft mit ihnen beschäftigen.

Flora ist besonnen und versucht Ruhe in das manchmal hitzige Durcheinander der drei zu bringen. Sie ist grüblerisch und wirkt eher im Verborgenen, doch dann immer mit der nötigen Klarheit. Lassen wir auch Flora in unsere Nieren hineinfließen und gönnen wir ihnen die heilende Kraft von Flora, Ruhe sowie besonnene Klarheit.

Sonnenschein ist temperamentvoll und angefüllt mit Elan und Energie, die sie nur zu gerne in die Welt streuen möchte. Manchmal hat sie eine sehr hitzige Art, besonders zeichnet sie jedoch ihre Herzensgüte aus. Sie trägt den bescheidenen Wunsch in sich, alle Welt glücklich zu machen: »Lass Gutes siegen und Böses sterben!« Die Kraft der Sonnenschein kommt vor allem unserem Chi, der Lebensenergie, die in unseren Nieren produziert wird, zugute. Wir können von der positiven und aktiven Energie der Sonnenschein lernen und sie mit ihrer Güte, Liebe und dem Wunsch, Gutes zu tun, tief in unser Gefühl sowie in unsere Nieren einfließen lassen. Sonnenschein kann uns innerlich wärmen, und wir können unsere Nieren in dieser wärmenden Kraft ausdehnen und stark werden lassen. Mit ihrer Unbeschwertheit und Leichtigkeit sind die Feen schnell ins Herz zu schließen, doch muss man auch erkennen, dass sie sich zuweilen in einer Naivität gefangen finden, die sie glauben lässt, alles wäre gut. Dies geschieht meist kurz bevor das Böse mit voller Wucht zuschlägt. Ihre Rolle ist auf das Helfen beschränkt, sie können das Böse nicht verhindern, nur handeln, wenn etwas Schlechtes/Negatives geschieht oder bereits geschehen ist. Sie können helfen und Gutes bewirken, doch immer nur als Reaktion auf das Böse. Manchmal machen die Feen Fehler – schenken sie der Prinzessin doch erst einmal nur Schönheit und eine goldene Stimme, anstatt sie mit beschützenden Gaben auszustatten. Jedoch relativieren sie ihre Fehler jedes Mal wieder, indem sie eine Lösung finden. So kann Sonnenschein mit ihrem Wunsch den von Malefiz abmildern und somit erreichen, dass die Prinzessin, wenn sie von der Spindel gestochen wird, nicht tot ist, sondern in einen langen Schlaf verfällt.

Erst, als sie aus ihrer Naivität gelockt werden, fangen die Feen an zu kämpfen. Sie schenken dem Prinzen Mut, Hoffnung und Vertrauen, symbolisiert durch das Schwert, das Schild und ihre Zauberkünste. Sie verwandeln Böses in Gutes und Pfeile in Blumen. Das Entscheidende machen sie jedoch falsch: Im wichtigsten Moment sind sie nicht da, um Aurora zu beschützen. In dem Moment, in dem Malefiz Aurora mit dem Irrlicht verführt, sind die Feen zu sehr mit sich selbst beschäftigt und verpassen den richtigen Zeitpunkt, um die Prinzessin zu retten. Die drei Feen sind sehr unterschiedlich, können aber nur in ihrer Gesamtheit wirken und vollkommen harmonieren. Flora ist der Kopf des Trios, sie grübelt und taktiert. Fauna bringt Besonnenheit und Vernunft ins Spiel, was den anderen beiden manchmal etwas fehlt. Und Sonneschein ist das Herz der Gruppe, sie lebt nur nach ihrem Gefühl, und mehr als einmal muss Fauna sie daran hindern, etwas wirklich Dummes zu tun. Sie unterstützen den Prinzen mit allen ihren Kräften, denn gemeinsam sind sie stark und furchtlos. Als sie erkennen, dass sie handeln müssen, um ein glückliches Ende herbeizuführen, bekämpfen sie die lähmende Angst und schreiten zur Tat, befreien den Prinzen, helfen ihm den Drachen zu bekämpfen und bringen ihn zu Aurora, die er wachküsst. Die drei Feen können uns in verschiedenen Formen im Alltag begegnen, und es ist möglich, dass wir uns (paradoxerweise) scheuen, sie anzunehmen, weil wir nicht grundsätzlich gewohnt sind, uns Gutes zu gönnen. Wir können versuchen herauszufinden, in welche Bereiche unseres Lebens wir die gute und heilende Kraft der Feen nicht einlassen. Damit machen wir uns bewusst, wo Blockaden bestehen und wie wir verstärkt darauf achten können, diese guten und wichtigen Kräfte in unser Leben einzulassen. Flora, Fauna und Sonnenschein lehren uns, dass Hilfe da ist, wenn wir sie brauchen. Dazu sollten wir uns von unseren Ängsten und unserer Naivität freimachen, damit wir mit Mut, Vertrauen und Glauben jeden Drachen besiegen können.

Dornröschen – Wo schlummert es in uns?

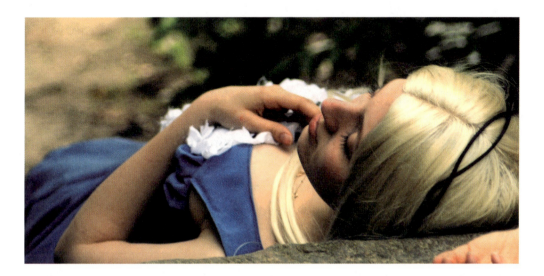

Aurora wächst im Wald auf, behütet von den drei Feen, doch ansonsten in völliger Einsamkeit. Ein immer wiederkehrender Traum lässt sie niemals den Glauben an den einen Prinzen und die Liebe verlieren (Tausende Male hat sie bereits von ihm geträumt). In ihrem verschlafenen Waldleben träumt die Prinzessin vor sich hin, bis plötzlich der Prinz real vor ihr steht, um sie wachzutanzen und wenig später wachzuküssen. Es ist, als warte die Realität nur darauf, eines Tages von uns wachgeküsst zu werden. Träume sind wichtig, und wir brauchen sie, weil sie uns am Leben erhalten. Doch eines Tages, da sollten wir aufwachen und erkennen, dass wir unseren Prinzen schon damals, in der Wiege, getroffen haben. Dann ist es so weit, die Augen aufzumachen und die Realität zu erkennen, welche auch immer vor unserer Tür stehen mag.

Die Sehnsucht nach der Liebe ist tief, durch das Tanzen und Singen im Wald entsteht jedoch eine Leichtigkeit, die der Prinzessin hilft, sich nicht selbst zu verlieren. Die Einstellung Auroras mag zwar in manchen Situationen sehr verträumt erscheinen, trägt jedoch immer den tiefen Glauben und die Überzeugung in sich, dass alles irgendwie und irgendwann zum Guten gewendet wird. Dies ist eine Überzeugung, die Vertrauen in sich trägt und uns in ihrer profunden Weisheit stark machen kann. Die Leichtigkeit verschwindet, als Aurora sich von dem Irrlicht der Malefiz verführen lässt und in ihr Verderben rennt, bzw. die bösen Vorahnungen sich bewahrheiten. Dennoch verliert sie niemals den Glauben an die Liebe und daran, dass das Gute immer siegt. Sie lehrt uns, Träume und Visionen für die Zukunft zu hegen, daran festzuhalten und dafür mit allen unseren Kräften zu kämpfen. Dabei ist es wichtig, dass wir uns auch jene Wahrheiten und Träume ins Bewusstsein rufen, welchen wir nicht folgen und welchen wir nicht vertrauen wollen. In unserem Umfeld mag es Irrlichter geben, negative Energien in Form von Personen, starren Gedankengängen, Verhaltensmustern oder eigenen Ängsten, die uns den falschen Weg zeigen und uns daran hindern, unsere Träume wahr werden zu lassen. Bereits durch das bewusste Eingestehen dieser negativen Einflüsse können wir beginnen, unser Leben zu verändern, um mehr auf uns selbst und unsere persönliche Vision eines glücklichen Lebens zu vertrauen. Aurora ist uns ein

Element Wasser

wunderbares Beispiel, denn sie vertraut immer auf ihr Herz und wartet ihr ganzes Leben darauf, wachgeküsst zu werden – aus einem Traum, der längst zu ihrer Realität geworden ist.

Der Prinz – Wie kann er uns wachküssen und befreien?

Der Prinz verkörpert das tiefe Vertrauen, dass durch Glaube und Liebe die Welt verändert werden kann. Er hat die Kraft zu kämpfen, einerseits gegen seinen Vater und dessen Wunsch, weil er sicher ist, dass er die richtige Entscheidung getroffen hat, und andererseits gegen Malefiz, weil sein Glaube an die Liebe ihm Kraft gibt. Der Prinz ist ein Kämpfer, der niemals aufgibt, der mutig und selbstsicher ist. Aus der Ohnmacht, die er im Kerker erfährt, wächst sein Glaube nur noch stärker. Mit der Macht der drei Feen an seiner Seite gelingt es Prinz Philipp, den Drachen zu besiegen. Die drei guten Feen schenken ihm Mut, Vertrauen und Glauben, symbolisiert durch Schild, Schutz und Schwert. Im entscheidenden Moment scheint er trotz der Feen Hilfe schutzlos dem Drachen ausgeliefert zu sein. Um den Drachen endgültig zu schlagen, bleibt ihm sein Schwert und der Glaube an die Macht des Guten, die über Böses siegt. So lehrt uns der Prinz, dass Liebe Hindernisse zu überwinden hat und für nichts, weder Thron, noch Gefahr, noch Leben, aufzugeben ist. Der Prinz zeigt uns, wie wichtig es ist, dass man in

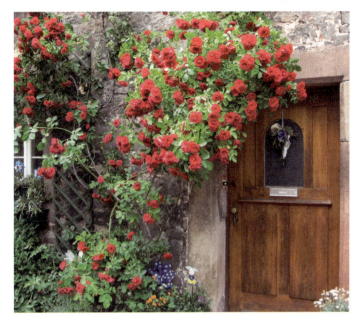

einer Partnerschaft Mut beweist, dass man sich öffnet, Vertrauen hat, an Wahrheiten (der wahren Liebe) festhält und gegen alle Widerstände, die da kommen mögen, kämpft. Denn nur wir selbst können uns dieses Glück vorenthalten, indem wir unseren Willen verlieren und aufhören zu kämpfen. Wenn wir unser Selbstvertrauen verlieren und nicht zulassen, dass die bedingungslose Liebe des Prinzen uns ausfüllt, sollten wir versuchen, uns bewusst zu machen, wann wir unseren Mut, unser Durchsetzungsvermögen und unser Selbstbewusstsein verloren haben. Mit einem Herzen voller Mut, einem Verstand voller Liebe und einem Körper voller Kraft und Vertrauen können wir jede uns gestellte Aufgabe meistern und siegen, wie es der Prinz getan hat, siegen über das Böse und alles, was uns einengt, siegen über das, was uns daran hindert, wir selbst zu sein.

Das Königspaar – Haben wir das gleiche Vertrauen, loszulassen und unser Kind wegzugeben?

Das Königspaar verkörpert völliges Vertrauen und echte, loslassende Liebe. Die Eltern leben in dem Wunsch, ihre Tochter glücklich zu sehen und zu verhindern, dass ihr ein Leid geschieht. Dafür nehmen sie in Kauf, dass ihre Tochter nicht bei ihnen aufwächst, sie lassen sich von den Feen, der Kraft des Guten, führen und leiten. Sie geben das Leben ihrer Tochter in die Hände der drei Feen, und in ihrem eigenen Leben konzentrieren sie sich auf den Tag, an dem sie zurück sein wird. Dies bedeutet Vertrauen, aber auch Geduld, Hoffnung und nicht zuletzt ein Gefühl der völligen Hingabe, des Sich-Auslieferns sowie pures Vertrauen. In unserem Leben gibt es immer wieder etwas, das uns das Teuerste und Wichtigste ist, das wir kennen. Wenn wir uns damit auseinandersetzen, können wir uns bewusstmachen, dass Weggeben und Loslassen für uns in dem Moment möglich sein kann, in dem ein tiefer Sinn für uns deutlich wird und wir bemerken, wofür sich das Opfer lohnt. Die Frage ist dann, ob wir das gleiche tiefe Vertrauen in die Kraft des Guten

Element Wasser

haben können, wie es uns das Königspaar vorlebt. Unser persönliches Lebensthema, das Wichtigste, wofür wir im Moment leben, wird immer von Ängsten und Zweifeln begleitet; wenn wir diesen jedoch das Vertauen, das uns an das Gute glauben lässt, die Hoffnung, dass auch ein Umweg letztendlich zum Ziel führen kann, und die Geduld, die uns bis zum Ende durchhalten lässt, entgegenstellen, können wir voller Zuversicht in unsere Zukunft blicken, uns geleitet und beschützt fühlen.

Das Volk, die Masse: Inwiefern erfahren wir uns selbst als Teil der Masse?

Die Masse, das Kollektiv, unser Umfeld, in dem wir leben, prägt und formt uns. Wir selbst sind ein Teil dieses Kollektivs, so wie es auch ein Teil von uns ist. Wir finden sowohl das Positive dieser Masse als auch das Negative in uns verankert. Unsere Gedankenstrukturen sind von unserem Umfeld geprägt, und tief in unserem Inneren gleichen wir der Masse. Dies kann für unser eigenes privates Glück positive sowie negative Aspekte hervorrufen, und es sollte uns möglich sein, unseren perfekten Platz in der Masse einzunehmen. Die Masse, das Volk im Film, ist ein in sich geschlossenes Gebilde und handelt als Gesamtwerk. Wir sollten negative Aspekte der Masse in uns in positive Eigenschaften umwandeln, wir können so Ungewissheit in Stabilität, Unglaube in Glaube, Neid in Unterstützung und Rache in Versöhnung transformieren, wenn wir uns wirklich darauf einlassen wollen.

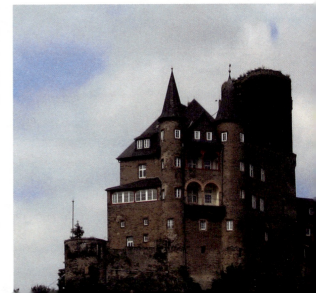

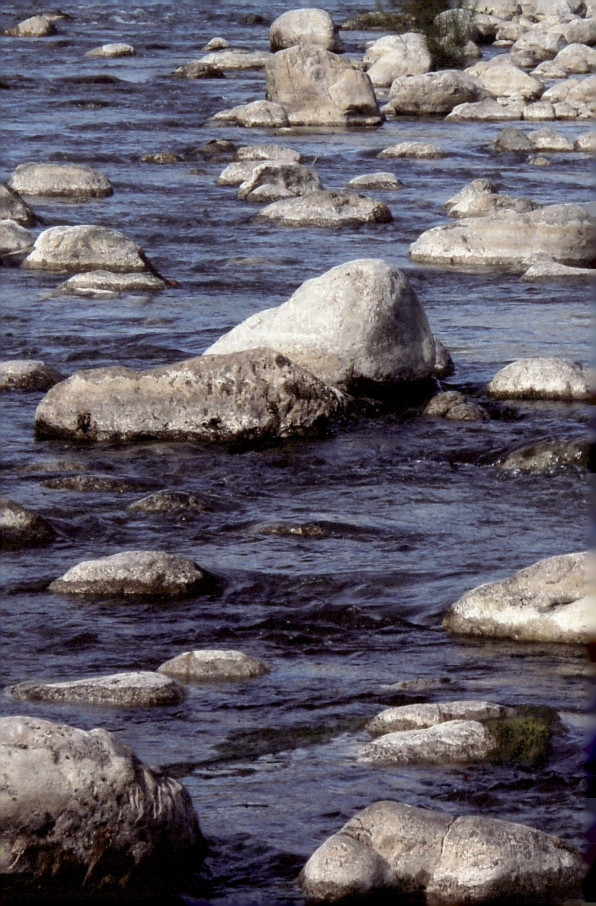

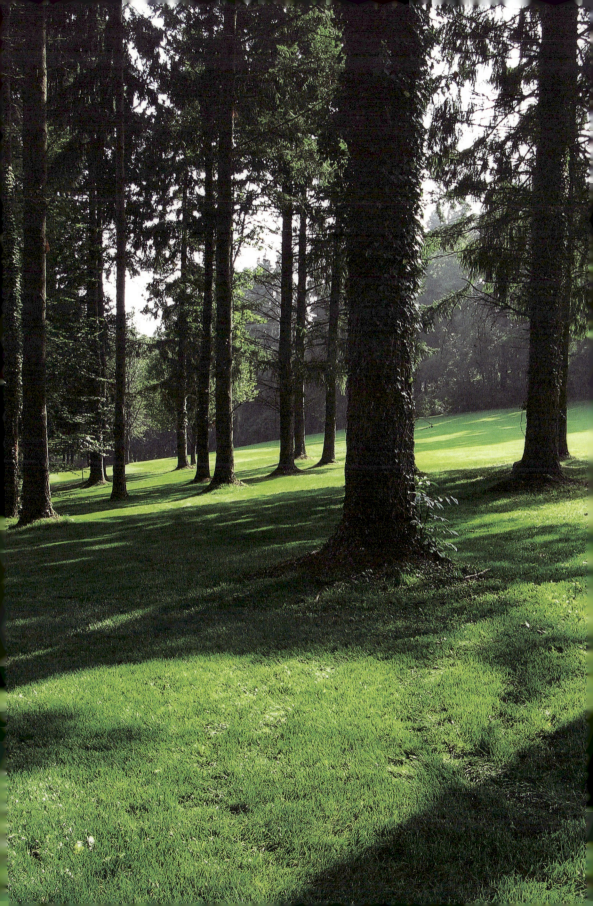

Das Element Holz, seine körperlichen Entsprechungen und spezifischen Eigenschaften

Zugehörige Yin-Organe	Leber/Fettige De-/Regeneration
Zugehörige Yang-Organe	Gallenblase/Gelenke
Das Element Holz öffnet sich zu den	Augen
Zugehöriges Gewebe	Sehnen/Bänder/Muskeln
Der Zugeordnete Sinn	Sehen
Unerlöste/Erlöste Emotion	Wut/Ärger/Zorn (unerlöst) Mut/Engagement (erlöst)
Klimatische Herausforderung	Wind
Jahreszeitliche Energiespeicherung	Frühling
Unerlöste/Erlöste Farbe	Blau (unerlöst) Grün (erlöst)
Zugehöriger Geschmack	Sauer
Energierichtung	Nach oben, sprießend, energiereich
Zugehörige Körperflüssigkeit	Tränenflüssigkeit
Unerlöste/Erlöste Stimme	Schreiend (unerlöst) Singend (erlöst)
Krankheitsursache auf geistiger Ebene – gegen den heilenden Teamgeist gerichtet	Zweifel, Unglaube/Wut und Zorn

Element Holz

Unerlöste Gefühle und Eigenschaften werden gespeichert und können durch energetische Arbeit transformiert[1], aufgelöst werden. Dadurch wandeln sie sich zu neuen, erlösenden Gefühlen, die wir dann speichern können, um unserem Körper und unserem Bewusstsein eine größere Einheit sowie ein stärkeres Gleichgewicht zu ermöglichen.

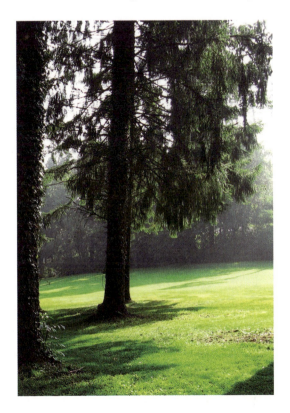

---

[1] **Transformation** bedeutet, einen Prozess oder Zustand aus der Dunkelheit ins Licht, aus der Enge in die Weite und aus dem Zwang in die Freiheit zu führen, umzuwandeln. Über Visualisierung lässt sich Transformation (Umwandlung) herbeiführen, indem man Licht und Liebe schickt (zum Beispiel in ein Organ, eine Leitbahn oder einen Gedanken …). Transformation findet spontan statt, indem man zuvor Licht und Liebe schickt oder sich intensiv mit der Materie beschäftigt hat; dies kann auch im Traum, im Schlaf oder jedem wachen Zeitpunkt geschehen, wann immer sich die Seele Zeit dafür nimmt. Die Transformation kann ohne Zeichen geschehen, in Form eines Quantensprungs (dies geschieht auf höherer Ebene, die kaum wahrnehmbar ist) oder mit Zeichen einhergehen. Diese können sich äußern in: Weinen, Schreien, Schütteln, Gähnen, Schwitzen und in der Wahrnehmung von Helligkeit, Licht oder Wärme.

Kapitel III

Element Holz

Die Leber – *Anatomie und Physiologie*

Die Leber ist das **zentrale Organ des Stoffwechsels** und die größte Drüse des menschlichen Körpers. Sie wiegt ungefähr 1500-2000 g, ist keilförmig und befindet sich im Oberbauch an der Vorderseite unseres Körpers. Ihre Lage wird oben vom Zwerchfell begrenzt, mit dem sie teilweise verwachsen ist, rechts verläuft sie längs des Rippenbogens, links sitzt der Magen und unten begrenzen sie die Gallenblase, der Darm und die Leberpforte.

Aufbau der Leber

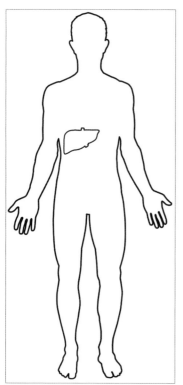

Die Leber ist durch eine Furche in zwei Teile getrennt: in den rechten und linken Leberlappen. Der rechte ist ungefähr sechs Mal so groß wie der linke. Unter dem rechten Leberlappen ist die Gallenblase zu finden, unter dem linken die Bauchspeicheldrüse.

Betrachtet man die Leber von der Eingeweideseite (»Unterseite«) her, so lassen sich noch zwei kleinere Lappen erkennen, die mit ihren Gefäßen dem linken Leberlappen zugeordnet sind. Zwischen diesen kleinen Lappen befindet sich die Leberpforte, an der die Leberarterie und die Pfortader als zuführende Blutgefäße in die Leber eintreten und die Gallengänge von der Leber abführen. Außerdem befinden sich austretende Lymphgefäße

Element Holz

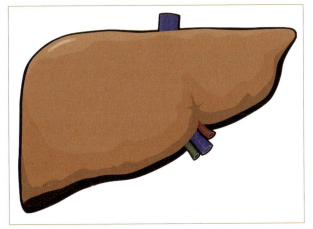

und Nervenfasern an der Leberpforte.

Die Leber ist von einer Bindegewebshaut und dem Bauchfell überzogen, die vom Nervensystem sensibel inerviert werden; diese Schichten sind demnach sehr schmerzempfindlich.

Die Leber ist aus einer riesigen Zahl 1-2 mm großer Leberläppchen aufgebaut. An den Außenseiten, an denen die Leberläppchen zusammenstoßen, befinden sich feine Äste der Pfortader, der Leberarterie und ein kleiner Gallengang. Dieses Versorgungssystem bringt somit zu jeweils drei Leberläppchen venöses Pfortaderblut, sauerstoffreiches arterielles Blut und feine Abflüsse von Gallenkapillaren.

In der Mitte der Leberläppchen befindet sich die Zentralvene. Darunter liegt das Kapillargebiet der Leber, die Lebersinusoide, wo sich das arterielle Blut mit dem Blut aus der Pfortader mischt. Über die Zentralvene fließt das Blut aus den Leberläppchen ab. Die drei großen Lebervenen, in welche die Zentralvenen eines jeden Leberläppchens münden, transportieren das Blut dicht unter dem Zwerchfell in die untere Hohlvene.

Das Gallenkapillarsystem existiert in der Leber vollkommen unabhängig von den Lebersinusoiden. Die Flussrichtung in den Gallenkapillaren ist entgegengesetzt zu jener der Lebersinusoide: Im Zentrum der Leberläppchen finden die Gallenkapillaren ihren Anfang und münden in größere Sammelgänge, welche sich zu einem Hauptast vereinigen, der an der Leberpforte aus dem rechten und dem linken Leberlappen in Form des rechten und linken Lebergallengangs heraustritt.

Kapitel III

Die wichtigsten Aufgaben der Leber

- **Speicherung** von (zu viel) aufgenommenen Nährstoffen aus dem Darm
- **Ausscheidung** von Giften über die Galle
- **Produktion** der Gallenflüssigkeit zur Verdauung von Fetten
- **Reinigung** des Blutes von Keimen (Bakterien)

Die Leber spielt eine zentrale Rolle beim Stoffwechselvorgang des Körpers. In ihr werden Kohlenhydrate und Glykogen gespeichert. Für den Eiweißstoffwechsel werden Gerinnungsfaktoren hergestellt, Harnstoff und Gallenflüssigkeit werden produziert, Fette verdaut und Gifte, Medikamente und Nahrungsbestandteile werden verarbeitet – das Blut wird entgiftet.

Blutversorgung

Aus der Leberarterie gelangt sauerstoffreiches Blut in die Leber, 75 Prozent des zur Leber gelangenden Blutes erhält diese über die Pfortader – 1 l pro Minute. Die Pfortader sammelt venöses Blut der Bauchorgane und transportiert dieses in die Leber. Das Blut der Pfortader enthält auch die resorbierten Nährstoffe aus dem Dünndarm, Abbauprodukte der Milz, Hormone vom Pankreas und Stoffe, die teilweise schon von der Magenschleimhaut resorbiert wurden, insbesondere Alkohol. Das verbrauchte Blut fließt am oberen Rand über die Lebervene zur weiteren Verarbeitung ins Herz ab. Pro Minute werden ca. 1,5 l Blut durch die Leber gepumpt und gereinigt sowie mit Nährstoffen versorgt und in den Blutkreislauf zurückgeschickt. Die Leber überwacht die Menge der Nährstoffe, die aus der Pfortader in den Blutkreislauf gelangen. Überschüssige Stoffe werden gespeichert und später verwendet. Die Pfortader teilt sich in der Leber auf und schließt sich an die einzelnen Leberläppchen an, die in ihrem Zentrum von einer Zentralvene versorgt werden.

Element Holz

Entgiftungsaufgaben der Leber

Die Leber ist das wichtigste Entgiftungsorgan und zuständig für den Abbau sowohl von fremden als auch körpereigenen Stoffen. Zahlreiche Enzyme, die nur in der Leber vorhanden sind, helfen ihr, die aufgenommenen Stoffe chemisch für die Ausscheidung zu verarbeiten. Hierbei sind zwei Verarbeitungen zu unterscheiden:

Ausscheidung über die Nieren: Über den Blutkreislauf gelangen die wasserlöslichen Abbauprodukte in die Nieren, wo sie mit dem Urin aus dem Körper geschieden werden. Zuweilen zählen zu diesen wasserlöslichen Abbauprodukten Medikamente.

Ausscheidung über die Galle: Schlecht wasserlösliche und somit nicht über das Blut transportierbare Stoffe werden von der Leber über die Gallenkapillare in die Galle abgegeben. Durch die emulgierende Wirkung der Gallensäure können die Stoffe so weit gelöst werden, dass sie über den Darm in den Stuhl gelangen, über welchen sie den Körper verlassen.

Stoffwechselvorgänge in der Leber

- **Kohlenhydratestoffwechsel:** In der Leber wird Glykogen, das mithilfe von Insulin aus Glucose gewonnen wird, als Kohlenhydratevorrat gespeichert. Bei Bedarf wird dieses Glykogen wieder in Glucose (Traubenzucker) umgewandelt und dem Blut, über das es in den ganzen Körper gelangt, zugeführt. Da bereits nach 24 Stunden, in denen keine Nahrung eingenommen wird, der Glykogenvorrat aufgebraucht ist, besitzt die Leber noch einen weiteren Stoffwechselweg, der die Leberzellen befähigt, Glucose neu zu bilden. Die Leber kann als einziges Organ zusätzlich Glucose aus Fructose und Galactose umwandeln.

- **Eiweißstoffwechsel:** Die Leber stellt die meisten der im Blut benötigten Eiweiße her: Albumine und andere Proteine des Blutes sowie Gerinnungsfaktoren. Die Eiweiße und ihre Bausteine, die Aminosäuren, werden in der Leber ständig um- und abgebaut. Bei diesem Eiweißabbau fällt in erheblichen Mengen Ammoniak als Abfallprodukt an. Ammoniak ist ein Giftstoff, der die Signalverarbeitung des Gehirns beeinträchtigt. Beim gesunden Menschen wird Ammoniak über die Leber entgiftet, die Ammoniak zu fast 90 Prozent in Harnstoff umwandelt. Täglich verlassen ca. 20-25 g Harnstoff den Körper.
- **Fettstoffwechsel:** In der Leber, wie im Fettgewebe, werden Neutralfette gespeichert, welche bei Hungerzustand wieder zu freien Fettsäuren umgewandelt werden können. Aus den Fettsäuren kann die Leber Energie gewinnen, die sie bei ihren Stoffwechselvorgängen benötigt.

Die Gallenblase

An der Eingeweidefläche der Leber (»Unterseite«) befindet sich die birnenförmige Gallenblase, mit der sie umgebenden bindegewebigen Kapsel. Die Gallenblase ist ca. 10 cm lang, 3-4 cm dick und hat ein Volumen von etwa 30-60 ml.

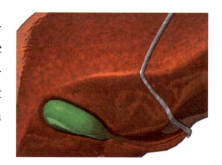

Ihr Aufbau stellt sich wie folgt dar:

- In den Gallenblasenhals mündet der Gallenblasengang, über den die Galle (Flüssigkeit) von der Leber transportiert wird.
- Der Gallenblasenkörper bildet den Hauptteil der Gallenblase.
- Der Gallenblasengrund bezeichnet das Endstück der Gallenblase.

Element Holz

- Die Schleimhaut der Gallenblase besitzt eine Schicht mit Zellen, die kleine Ausstülpungen (Mikrovilli) aufweisen, wodurch Wasser aus der Galle resorbiert und die Flüssigkeit so eingedickt (stark konzentriert) wird.
- Eine Schicht dehnbarer, glatter Muskelschicht befindet sich unterhalb der Schleimhautschicht und sorgt mit ihrer gezielten Kontraktion für den Transport der Galle in den Dünndarm, wenn diese dort benötigt wird.

Die Gallenwege

Rechter und linker Lebergang führen aus der Leber heraus, vereinigen sich an der Leberpforte zum gemeinsamen Lebergang und münden in den Gallenblasengang, der sich im Gallenblasenhals innerhalb der Gallenblase fortsetzt. Der Hauptgallengang durchquert den Pankreaskopf und mündet in die Papille des Zwölffingerdarms.

Die Galle

Pro Tag werden von der Leber etwa 0,5 l Galle gebildet. Dies ist eine gelbbraune Flüssigkeit, welche über den Gallengang ins Duodenum (Zwölffingerdarm) abgegeben wird. Die Galle wird nur dann ausgeschüttet, wenn der Darm sie als Verdauungshilfe benötigt. Wird keine Galle gebraucht, so ist der Schließmuskel an der Mündungsstelle in den Zwölffingerdarm verschlossen. Dadurch staut sich die Galle und wird in die Gallenblase gedrückt, wo sie durch Rückresorption auf eine Menge von bis zu 80 ml konzentriert und bei Bedarf durch Kontraktion der Muskelschicht in das Duodenum geleitet wird.

Die Galle besteht aus Wasser, Elektrolyten, Gallensäure sowie aus weiteren fremden und körpereigenen Substanzen.

Kapitel III

Die Aufgabe der Galle bei der Fettverdauung

Die Galle ist maßgeblich an der Fettverdauung und -resorption beteiligt. Dafür sind einige wichtige Inhaltsstoffe verantwortlich:

- Die **Gallensäuren** werden in der Leber aus **Cholesterin** gebildet. Dadurch, dass sie die Oberflächenspannung zwischen Fetten und Wasser herabsetzen, ermöglichen sie eine sehr feine Verteilung der Fette im Dünndarm. Die Gallensäuren besitzen die spezielle Eigenschaft, dass sie sich sowohl mit Wasser als auch mit Fetten verbinden können. Im Dünndarm verbinden sich die Fettpartikel mit den Gallensäuren und können so besser von den fettspaltenden Lipasen angegriffen und geteilt werden.
- **Lezithin** als wichtigstes **Phospholipid** besitzt ebenfalls lipo- (fett-) und hydrophile (wasserlösliche) Eigenschaften, was die Galle dazu befähigt, ebenfalls eine Emulsion der Fette herzustellen.

Die Galle wird in der Leber gewonnen und von dort in den Dünndarm abgegeben, wo sie bei der Fettverdauung mithilft. Die Gallensäuren werden zu etwa 90 Prozent im letzten Abschnitt des Dünndarms rückresorbiert, gelangen mit dem Pfortaderblut zurück in die Leber und werden dort erneut in die Galle abgegeben. Dieser Kreislauf der Gallensäuren zwischen Darm und Leber entlastet die Leber enorm, da durch dieses beständige Recycling (bis zu 14 Mal pro Tag) die Leber keine neuen Gallensäuren herzustellen braucht. Die Regulierung der Bildung von Galle und Pankreassaft wird vom vegetativen Nervensystem gesteuert und von den beiden Hormonen Sekretin (Bildung in der Bauchspeicheldrüse) und Cholezystokinin (Bildung in den beiden ersten Dünndarmabschnitten) unterstützt.

Element Holz

Die Leber nach der TCM

»Die Leber beherrscht das Ausbreiten und Fließen.« – *»Ist die Leber gesund, befinden sich die Emotionen im Gleichgewicht.«*

In der Chinesischen Lehre ist die Leber den **Yin-Organen** zugeordnet, da sie für das **Speichern des Blutes und die Versorgung des Körpers mit Blut** zuständig ist. Das ihr zugeordnete Yang-Organ ist die **Gallenblase**. Diese ist verantwortlich für die **Vergabe der Gallenflüssigkeit,** die in der Leber produziert wird. Die Leber reguliert auch die zirkulierende Blutmenge, die flexibel variiert werden kann.

Leber und Gallenblase stehen in enger Verbindung mit **Speichern und Geben.** Sie sind **Sinnbild vieler Lebensprozesse,** in denen sich Menschen befinden, bezogen auf die Gesellschaft, die Harmonie und den Frieden, innerlich und äußerlich, im Kleinen wie im Großen.

»Das Blut steht in engster Beziehung zum Chi«

Gerät der Kreislauf des Blutes ins Stocken, so kann das Chi nicht ungehindert fließen. Umgekehrt ist auch der Blutfluss im Ungleichgewicht, wenn das Chi sich nicht frei bewegen kann. Die Leber sorgt mit ihrem Leber-Chi für fließende Bewegungen von körperlichen Substanzen und unterstützt die Regelmäßigkeit innerkörperlicher Aktivitäten. Mithilfe der Leber, die das Blut im Körper verteilt, gelangt auch das Chi in alle Richtungen und in alle Teile des Körpers. Bei Frauen ist die Leber maßgeblich am Ablauf der Menstruation beteiligt, da die Leber das Blut lagert und freigibt. Nach der Chinesischen Lehre kann man bei Menstruationsproblemen fast immer auf ein Leberproblem schließen.

Der ideale Zustand der Leber wird durch die Eigenschaften **sanft, leicht, weich und fein** charakterisiert. Eine gesunde Leber verkörpert gleichzeitig eine gute Blutversorgung, was sich wiederum auf den gesamten Körper auswirkt: er ist gesund, stark und anpassungsfähig. Das Risiko zu erkranken wird gesenkt. Eine Disharmonie bezeichnet das manifestierte Gegenteil von Sanftheit: Starre, Schwäche und Steifheit.

Ein stagniertes Leber-Chi hat einen kranken Mechanismus zur Folge.

Die Leber ist das empfindlichste Organ in Bezug auf Stagnation oder das Steckenbleiben des Chi. Ihr spezifisches Chi muss gut gefördert und unterstützt werden, damit keine Stagnation möglich ist und ein gleichmäßiger Chi-Fluss vorherrscht. Beim Steckenbleiben des Chi kann es schnell zu einer ernsthaften Disharmonie der Beziehung von Leber und ihren Funktionen kommen. In der Chinesischen Lehre ist eine Disharmonie gleichbedeutend mit jeder Krankheit, die nur durch »Wieder-In-Fluss-Bringen« des Chi geheilt werden kann.

Zusammenfassend kann man **drei funktionale Aspekte** hervorheben, welche die in-Fluss-bringenden und ausbreitenden Aktivitäten der Leber nach der chinesischen Lehre charakterisieren:

- Den ersten Aspekt bezeichnet man mit den Worten »**Ordnung bringen und gleichmäßig-machen**«. Dies beschreibt den Prozess einer gesunden Leber in Bezug zum Chi-Fluss. Wenn das Chi nicht ausreichend fließen kann oder gar in den Bahnen des Leber-Chi stagniert, dann kann es zu Spannungen und Schmerzen, vor allem in den Flanken, den Genitalien und der unteren Bauchgegend, kommen. Die Leber trägt die Verantwortung für die Ordnung in unserem Körper. Die ausgleichende Tätigkeit der Leber ist nach chinesischer Auffassung extrem wichtig für ihre Aufgabe bei der Hilfe zur Verdauung. Disharmonie kann dazu führen, dass der Kreislauf der Leber in die falsche Richtung gelangt und dadurch die Milz angegriffen

wird, die das Blut produziert. Dies führt zu erheblichen Verdauungsbeschwerden sowie zu vielfältigen Störungen.
- Die **Kontrolle der Gallenfunktion** bildet den zweiten Aspekt. Wenn die Leber ihrer Tätigkeit von In-Fluss-Bringen und Ausbreiten nicht nachkommen kann, dann leidet die Produktion der Gallenflüssigkeit darunter, und dies hat Auswirkungen auf die Funktion der Gallenblase.
- Den dritten Aspekt stellt die **Kontrolle der Leber über die Emotionen** dar. Die sanfte und zerstäubende Bewegung, die in der Leber und dem von ihr regierten Blutkreislauf vorherrscht, ist verantwortlich für ein entspanntes und ungezwungenes Inneres. In unserem Gefühlshaushalt herrscht eine ruhige Stimmung, weil die Leber, wenn es ihr gut geht, dafür Sorge trägt. Umgekehrt wirken sich Ärger und Enttäuschung auf die Leber aus und schädigen sie. Unser gesamter Gemütszustand wird dadurch angegriffen.

»Die Leber beherrscht die Emotionen«

Eine entspannte und gleichgewichtige Leber bringt Harmonie in die Emotionen und vermeidet einen Gefühlsstau. Negative Gefühle werden nach der TCM in der Leber gespeichert und belasten von dort aus den gesamten Körper. Jene negativen Energien sollten befreit werden, damit das Chi wieder ungehindert fließen kann. Dies kann in Form von speziellen Massagetechniken, Akkupunktur oder mithilfe einer Meditation erfolgen. Ärger, Frustration und Enttäuschung schädigen die Leber nachhaltig, können aber in positive Gefühle umgewandelt werden.

»Die Leber speichert das Blut«

Unsere Leber ist für Speicherung und Regulierung des Blutes verantwortlich. Wenn wir uns bewegen, wird es über die Leitbahnen von der Leber aus im ganzen Körper verteilt. Sie sorgt dafür, dass wir während physischer Aktivitäten ausreichend mit Blut und Sauerstoff versorgt werden. Bei Ruhe kehrt das Blut in die Leber zurück – es wird dort gereinigt und für die nächste aktive Phase gespeichert. Der Körper und das Blut tanken neue Energie. Nach der Lehre der chinesischen Medizin fördert das Leber-Blut das Leber-Chi, was wiederum verantwortlich für den gesamten Chi-Fluss im Körper ist.

»Die Leber beherrscht die Sehnen und manifestiert sich in den Nägeln«

Nach der Chinesischen Lehre ist die Leber für die Produktion der Sehnen sowie der Nägel verantwortlich. Sie fasst den Begriff »Sehnen« etwas weiter und bezieht auch Bänder und Muskeln mit ein. Verspannte und feste Muskeln oder dauerhaft überdehnte Bänder sind ein Anzeichen für vermindertes Leber-Blut. Bei einer Leber-Disharmonie manifestiert sich dies in den Nägeln, sie sind brüchig, dünn und können blass sein. Die Nägel sind im erweiterten Begriff von »Sehnen« ebenfalls beinhaltet, und als solche stehen sie in direkter Verbindung mit der Leber sowie mit dem Leber-Chi. Bei ausreichendem Leberblut sind die Sehnen elastisch und die Nägel erscheinen rosafarben, sind biegsam, hart und feucht.

Die TCM bezeichnet unsere Knie als den »Ozean des Blutes«. Sie stützen alles, was mit Blut in Zusammenhang steht und sind damit ebenfalls von einem wohlgenährten Leber-Chi abhängig.

»Die Leber öffnet sich in den Augen.« »Wenn die Leber Blut empfängt, können die Augen sehen«

Die Leber steht in besonderem Bezug zu den Augen und deren Funktion. Da die Chinesische Lehre die Augen als den Öffner der Leberleitbahn ansieht, stehen Augen- und Sehstörungen in engem Kontakt mit dem Zustand von Leber sowie Leber-Chi. Dadurch wird deutlich, dass bei einer Sehschwäche von den Chinesen der Bezug zu einer nicht optimal funktionierenden Leber hergestellt wird, was bedeutet, dass das Leber-Chi nicht harmonisch genug fließt.

Die Leber in der Organuhr

Der Leber wird die Uhrzeit 1 Uhr bis 3 Uhr nachts zugeordnet. Die Gallenblase regeneriert sich in der Zeit davor, von 23 Uhr bis 1 Uhr. Treten in dieser Zeit Probleme auf, wie z.B. Schmerzen, oder wird man in dieser Zeit besonders oft wach, so deutet dies auf ein Ungleichgewicht von Leber bzw. Galle hin.

Wenn die Leber aus dem Gleichgewicht gerät…

Es gibt grundsätzlich zwei unterschiedliche **Speicherdisharmonien:**

- Bei der ersten ist die Blutmenge, die produziert wird, nicht ausreichend und der Körper wird nicht genügend mit Blut versorgt. Ein Zeichen dafür sind trockene Augen. Die Augen werden vom Blut genährt und trocknen aus, befindet sich die Blutversorgung nicht im Gleichgewicht.
- Die zweite Disharmonie ist der Verlust der Fähigkeit, Blut zu speichern. Dies kennzeichnet sich bei Frauen meist durch eine sehr starke Menstruation.

Die Leber wird in der Chinesischen Lehre mit Kontrolle in Zusammenhang gebracht. Ist unsere Leber gesund, dann haben wir unser Leben im Griff und uns unter Kontrolle. Wenn unsere Leber ausgeglichen ist und optimal arbeitet, so sind auch wir **wirkungsvoll, ausgeglichen, überlegt, können uns und unsere Pläne steuern und sind flexibel**. Eine optimal funktionierende Leber gibt uns die Kraft zu planen und hilft uns bei den richtigen Entscheidungen.

Umgekehrt entstehen bei zu geringem oder übermäßigem Leber-Blut Eigenschaften wie **übermäßige Kontrolle, Härte, Unnachgiebigkeit, sowie mangelnde Selbstkontrolle und Ärger mit irrationalen emotionalen Reaktionen.** Dies alles bedeutet Stress für unsere Seele, unseren Geist sowie unseren Körper. Eine Disharmonie fördern auch die angestauten Emotionen, die sich in der Leber aufgrund ungelöster, verdrängter Probleme festgesetzt und gespeichert haben.

Eine gesunde Leber hilft uns bei Überlegungen und schafft kluge Pläne. Viele bedeutende Eigenschaften und Aktivitäten sind Leber-Chi-abhängig, so z.B. die Bereitschaft und die Furcht vor Wagnis, Aggressivität und Entschlusslosigkeit, Lust zur Arbeit sowie Appetit auf Nahrungsmittel.

Das Element Holz und seine Organe

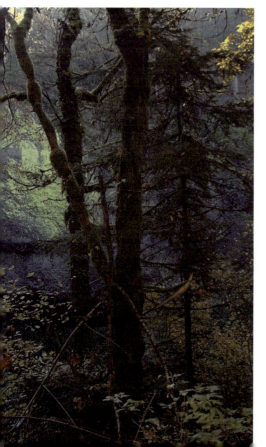

Die Leber wird vom **Element Holz** regiert. Es bildet den Beginn des Elementenzyklus, seine Energie steht für Geburt, Neubeginn, Expansion oder Wandel. Als Jahreszeit wird dem Holz der **Frühling** zugeordnet. Frühling ist die Zeit des neuen Lebens, des Emporsprießens der Pflanzen und des Neuerwachens der Natur. Die Energiefließrichtung des Holzes wird mit nach oben drängend, wachsend und sich ausdehnend beschrieben. Im Element Holz können wir gut neue Ideen und Pläne schmieden, die nach Verwirklichung drängen, unsere Kreativität wird gesteigert. Ebenfalls werden dem Holz auch

Element Holz

die Entscheidungs- und Gestaltungskraft sowie die Großzügigkeit zugeordnet. Gehen die Pläne nicht auf oder geraten die Denkprozesse ins Stocken, kommt es zu Frustration, die zu Aggression und schließlich zu Wut führt. **Wut ist die Emotion des Elementes Holz.** Davon zeugen zum Beispiel Redewendungen wie »Mir ist eine Laus über die Leber gelaufen«. Wenn die Leber unzureichend genährt ist, sind wir so reizbar, dass uns bereits eine kleine Laus in große Rage bringen kann.

Das Element Holz wird durch einen **Baum** symbolisiert. Er wächst, lebt und entwickelt sich. Seine Wurzeln sind tief in der Erde verankert, seine Äste reichen jedoch bis in den Himmel. Er vereint diese beiden Kräfte in sich. Der Baum verkörpert die Eigenschaften: fest, stark, biegsam und anpassungsfähig – ebendiese werden auch dem Holz zugeordnet.

Der **Holz-Mensch ist ein Abenteurer** der ersten Stunde. Er hat gelernt, wie auch der Baum als Symbol des Holzes, stark und gleichzeitig schmiegsam und anpassungsfähig zu sein. Seine Energie ist nach oben gerichtet, er möchte etwas erreichen, und ein **unstillbarer Antrieb** lässt ihn kaum zur Ruhe kommen. Der Holz-Mensch liebt es, die Führung zu übernehmen, mag Verantwortung und stellt gerne Regeln auf. Seine **Visionen,** selbst wenn sie undurchführbar scheinen, beflügeln ihn, und seine **Kreativität** lässt ihn experimentieren. Das Risiko eines Unterfangens rechtfertigt für den Abenteurer erst den Triumph. Nur bei hohem Einsatz kann ihn das Ergebnis befriedigen. Schnelle, klare und präzise **Pläne** sind seine Spezialität, die **Umsetzung derselbigen** erfolgt ohne zu zögern, und er erkennt und ergreift jede Gelegenheit. Bei allen diesen überstürzt anmaßenden **Ideen** ist der Holz-Mensch doch immer geerdet, man schätzt an ihm seinen klaren Verstand und sein organisatorisches Talent. Mit einem Ziel vor Augen überkommt ihn die **Neugierde,** und er schreitet auch gegen Einwände von außen voran. Sein **Optimismus** und seine **Zielstrebigkeit** sind vorbildlich – seine Motivation färbt ab. Voller Tatendrang und mit unstillbarem Hunger auf Bewegung gleicht der Holz-Mensch einem **Tiger** (mit welchem er in der Chinesischen

Lehre in Zusammenhang gebracht wird), der, immer zum Sprung bereit, konzentriert durch den Dschungel streift und seine Kraft, auf ein Ziel gerichtet, einteilt. Bei all seiner dynamischen Vorwärtsbewegung kann der Abenteurer es nicht leiden, wenn man ihm Grenzen setzt, diese machen ihn wütend, und er wird mit aller Macht versuchen, sich daraus zu befreien. Dennoch darf der Holz-Mensch nicht vergessen, dass es gerade diese Einschränkungen sind, die ihn herausfordern. Nur so bekommt er die Möglichkeit, sein gesamtes Potenzial zu nutzen, sich an Auseinandersetzungen zu messen und sich dadurch selbst zu definieren. Er kann lernen, die Stärke seiner Mitstreiter nicht als Einladung zu deren Zerstörung zu sehen, sondern vielmehr als Inspiration, die es ihm ermöglicht, sich selbst an ihnen zu messen. So kann der Holz-Mensch seine wahre Stärke nutzen und seine positiven Eigenschaften optimal einsetzen.

Die Zeit des Holzes ist die frühe Kindheit, angefangen bei der Geburt. Somit ist dieses Element essenziell an der körperlichen und seelischen Entwicklung eines jeden Kindes beteiligt. Das Kind ist wie ein junger Baum, es ist geerdet und kann in den Himmel hineinwachsen, entwickelt seine Beweglichkeit (körperlich, seelisch und geistig) und schürt seine Kreativität. Wird der junge Baum jedoch durch äußere oder innere Umstände verletzt, übermächtigt oder vernachlässigt, kann er sich weder entwickeln noch wachsen. Das Element Holz kann keinen übermäßigen Druck, keine Einschränkung ertragen, es braucht seine Freiheiten. Dies bedeutet, dass sich das unterdrückte Kind nicht entsprechend entfalten kann. Dadurch wird die Leber-Energie gestört und ins Ungleichgewicht gedrängt, das Ergebnis sind häufig Leberschäden, was zur Emotion Wut führt, die sich entweder übermäßig oder unterdrückt herausbildet. Dies hat Auswirkungen bis hinein ins Erwachsenenalter: Der Mensch ist launenhaft, intolerant, starrsinnig – die genau gegenteiligen Eigenschaften des erlösten Holzes.

Element Holz

Da die **Holz-Zeit der Kindheit, unserer wichtigsten Entwicklungszeit,** zugeordnet wird, ist es wichtig sich in der Erziehung Gedanken über das richtige Maß an Grenzen zu machen. Kinder brauchen ein Gleichgewicht von Grenzen, die sie suchen, und Unterstützung, die sie finden möchten. Jedes Kind sollte in seiner Entwicklung immer gemäß seinem Alter unterstützt und gefördert werden. Es ist wichtig, dem Kind die Möglichkeit zu geben, selbst gewisse Erfahrungen zu machen und es in eigenen Entscheidungen zu unterstützen. Dennoch sollte es dabei keinesfalls überfordert werden. Eigene Entscheidungen, die es nicht treffen kann, sollten ihm auch nicht aufgebürdet werden. Kinder brauchen, gerade unterstützt durch das Element Holz, Grenzen, die sie einhalten können. Bekommen sie diese nicht, dann rebellieren sie. Sind diese Grenzen zu eng und zwängen sie die Kinder ein, dann rebellieren sie ebenfalls. Das richtige Maß an Freiheit, Führung, Grenzen und Vertrauen ist essenziell für die optimale Entwicklung eines jeden Kindes. Das wichtigste, was Kinder von ihren Eltern bekommen können, ist ein Nest und Flügel – beides zu gegebener Zeit, in gegebenem Maße und immer wieder auf ein Neues.

Lebererkrankungen drücken sich häufig in Muskelverspannungen und Augenbeschwerden aus, sie deuten häufig auf ein seelisches Leiden, eine seelische »Verspannung« hin. Die Chinesen gehen davon aus, dass unser Gemüt in der Leber stattfindet. Setzen sich Kränkungen bzw. Kummer in unserer Leber fest, entsteht eine chronische Leberentzündung. So deutet auch ein hoher Cholesterinspiegel auf nicht verdaute Gefühle hin. Zum Glück ist unsere Leber ein stark regenerationsfähiges Organ, wenn wir ihre Heilung mit vielfältigen Methoden auch wirklich ernst nehmen.

In China wird das gekränkte Leber-Chi zu den Augen hinaufgezogen, um darüber abgeleitet zu werden. Dies erscheint als eine Einladung an die Leber darstellt, neuen Jähzorn, Verletzungen, Kränkungen und Kummer zu speichern, damit diese Gefühle wieder über die Augen abgeleitet werden können, was diesen, auf Dauer gesehen, nicht gut tut. Deshalb vertreten wir die Auffassung, im Sinne der neuen Leitbahnverläufe, so viele Photonen (Definition: siehe Einleitung) aufzunehmen, dass krankmachendes Chi gar keine Chance mehr hat zu entstehen.

Die Leber als das Haus der Seele

Es gibt in der Chinesischen Lehre zwei verschiedene Bezeichnungen für unser Wort »Seele«. Das eine ist die Körper-Seele »Po«, die sich in der Lunge befindet und als untrennbar mit dem Körper verbunden gilt. Sie ist Yin und kehrt nach unserem Tod in die Erde (Yin) zurück.

Der unsterbliche Yang-Anteil unserer Seele ist die Äther-Seele »Hun«, welche der Leber zugeordnet wird. Sie verlässt nach dem Tod unseren Körper und kehrt in den Himmel (Yang) zurück.

»Hun« steht für unser geistig-seelisches Leben – die Augen, als ihre Öffnung, bezeichnen den Sinn unseres Lebens. In ihnen können wir laut TCM verborgene Zusammenhänge des Schicksals erkennen. »Hun« steht für Inspiration, Motivation und die Gestaltung eines neuen Anfangs. Die Leber-Energie sowie das Element Holz mit seiner spezifischen Energie stärken unsere Seele, können sie aber bei Ungleichgewicht auch schwächen. Ein Mensch, der zu wenig Holz-Energie in sich trägt, hat viel Platz für Wut, Zorn und Bitterkeit, er wird apathisch und beginnt sich selbst aufzugeben. Die Krankheit besteht im Geiste, nicht im Körper und kann auch nur dort geheilt werden – unsere Seele hat die Kontrolle über unseren körperlichen und geistigen Energiefluss. Nach der Chinesischen Lehre müssen das Element Holz und die Leber-Energie spezifisch gestärkt werden, um dieser Entwicklung entgegenzuwirken.

Gemäß den neuen Leitbahnverläufen fließt heilendes, stärkendes Chi über den Punkt ca. 70 cm oberhalb des Kronenchakras, durch die beiden Äste von Lymph- und Herz-Leitbahn zum Kopf, wird dort aufgenommen und über die oberen Äste der Leber-Leitbahn weitergeleitet, über die Augen zur Leber rechts bzw. ihrem spiegelbildlichen Pendant auf der linken Seite. Durch das häufige mentale Nachzeichnen dieser Leitbahnverläufe werden Selbstliebe und damit Selbstheilung gefördert – das eigene »Sich-rund-Fühlen« wird dadurch mit der Zeit so groß, dass Kränkungen gar nicht mehr »ankommen«. Bevor gekränktes Chi in der Leber entstehen kann, wird diese durch »himmlisches« Chi gespeist…

Nach dem überkommenen Weltbild ist Gesundung harte Arbeit; die neuen Leitbahnverläufe laden uns dazu ein, uns Gesundheit über innere Offenheit als einen Akt der Gnade schenken zu lassen.

Ernährung ist Medizin. Die richtige Nahrung hält uns gesund.

Das Holz trägt den sauren Geschmack als Merkmal. Dazu gehören: saure Milchprodukte, sauer eingelegte Gemüsesorten, alles grüne Gemüse, Früchtetee, Champagner, Weißwein, Huhn, Pute, Ente, Weizen, Dinkel und Grünkern.

Im Frühjahr sollten verstärkt diese Lebensmittel gegessen werden, dabei ist jedoch wie immer in der Chinesischen Lehre darauf zu achten, dass diese Lebensmittel nicht im Übermaß konsumiert werden und sie das Gleichgewicht mit anderen Geschmacksrichtungen halten.

Frühling – Entgiftungszeit

Der Wandlungsphase Holz kommt im Frühjahr die besondere **Aufgabe der Entgiftung unseres Körpers** zu. Wir können ihn dabei durch spezielle Entschlackungs- bzw. Entgiftungskuren unterstützen. Diese sollten nicht ohne Absprache mit einem Heilpraktiker oder (chinesischen)

Kapitel III

Arzt erfolgen. Da der Frühling für die Neugestaltung und Wiedererweckung steht, kann unser Körper in dieser Zeit die optimale Reinigung erfahren. Die Ausscheidungsprozesse werden in besonderem Maße mobilisiert und die Zellerneuerung kann vorangetrieben werden. Der Entschlackungsprozess hat zu dieser Zeit seine optimalen Erfolgschancen.

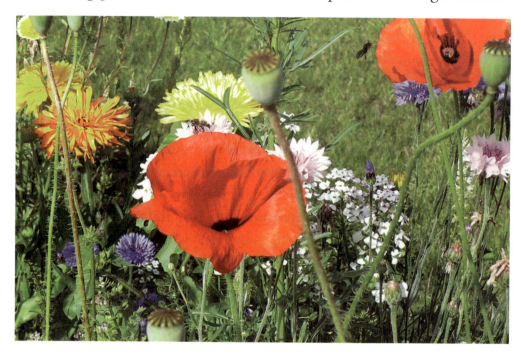

Unsere Leber streikt, wenn wir nicht wandlungsfähig und offen für Neues sind. Das Element Holz regiert die Leber und lebt vom Wandel, von der Anpassung und der Biegsamkeit. Unsere Gelenke werden durch die Leber mit Schmiere versorgt, die für die optimale Anpassung verantwortlich ist. Der Umwandlungs- und Anpassungsprozess der Leber hält uns am Leben. In der Leber wird die Nahrung umgewandelt und führt zur inneren Bewegung unseres Körpers. Leben braucht Bewegung. Leben ist durch Bewegung bedingt, durch Anpassung und nur durch unsere Wandlungsfähigkeit können wir optimal auf die Gegebenheiten des Lebens reagieren. Dies ist das **energetische Stirb-und-werde-Gesetz**, das wir in der Leber manifestiert finden können. Substanzen sollten zerstört werden, damit neue gebildet werden können. Wir dürfen unsere

Element Holz

Vergangenheit, unsere Probleme und unsere Schwierigkeiten bearbeiten und umwandeln, nicht verschütten, um weiterzugehen und um in unserem persönlichen Prozess voranzuschreiten.

Die Leber-Leitbahn steht nach Auffassung der Chinesen jedoch nicht nur für die Leber, sondern ist auch verantwortlich für die **Fettige Degeneration**, nach unserem Ansatz weiterentwickelt zur **aufgelösten Regeneration**.

Das Yin ist unser körpereigener Speicher, es ist verantwortlich für Verwertung, Umbau und Trennung. Dementgegen ist das Yang maßgeblich am realen Speicher beteiligt, es richtet Depots ein und verwahrt wichtige Bestandteile, bis sie im Körper an bestimmten Stellen gebraucht werden. Die Leitbahnen sind nicht nur auf funktionaler Ebene, nämlich der der Organe, tätig, sondern sie regeln die Gegebenheiten des Gleichgewichts von Yin und Yang: den Wärme-Säfte-Haushalt. Dieser Zusammenhang wird in der westlichen Medizin kaum wahrgenommen.

Die Leber besitzt die Fähigkeit, Fett, Eiweiß und Kohlenhydrate ineinander umzuwandeln, sie kann diese drei Stoffe miteinander ersetzen. Wird dieser Fluss des Wandelns jedoch blockiert, kann sich die Leber nicht mehr regenerieren. Je älter ein Mensch und sein Gewebe werden, umso schwerer ist es, die Fette umzuwandeln, sie lagern sich ab und der Fettige Degenerationsprozess setzt sich in Gang. Durch Konzentration, Transformationsprozesse, Meditation, Visualisierungen und natürlich durch eine biokompatible Ernährungsweise in Kombination mit sportlicher Betätigung, vorzugsweise an der frischen Luft, kann aus dem Fettigen Degenerationsprozess eine Regeneration entstehen. Der Körper, vor allem die Leber, vermag die Fähigkeit des Fett-Umwandelns beizubehalten und sogar zu verbessern. Wir können dadurch unsere biologische Uhr aufhalten und sie womöglich sogar zurückdrehen.

Kapitel III

Das Ziel dieser Arbeit ist es, den von Dr. med. Voll geprägten Begriff der Fettigen Degeneration (der fettigen Ablagerung) mithilfe der vier Methoden Konzentration, Meditation, Transformation und Visualisierung – im Einklang mit körperlicher Fitness und richtiger Ernährung – in Fettige Regeneration umzuwandeln.

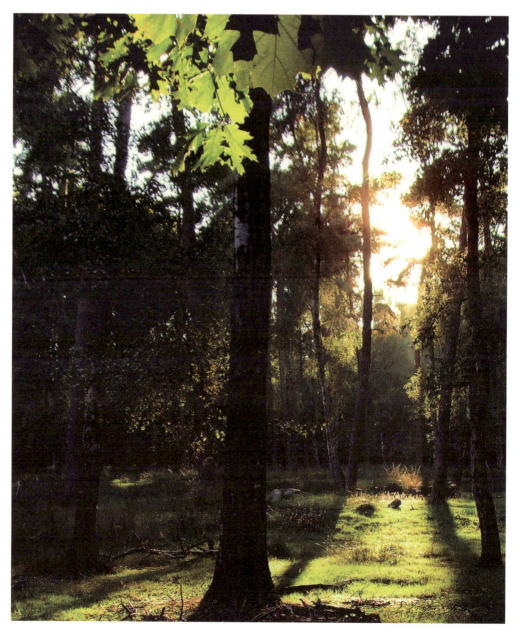

Element Holz

Die Leber-Leitbahnen

Die Leber-Leitbahn beginnt auf der Yin-Seite der vierten Zehe, sie führt über den Fußrist und vor dem inneren Knöchel entlang der inneren Seite des Unterschenkels zum Knie hinauf, über die innere Seite des Oberschenkels, von dort aus schräg hinauf zur Oberkante der Beckenschaufel und endet auf der Yin-Seite der oberen Leberbegrenzung rechts sowie spiegelbildlich links.

Ein zweiter, innerer Ast der Leber-Leitbahn beginnt jeweils ca. 2 cm rechts und links des Scheitelchakras, zieht durch die Augen über die Wange, den Hals entlang über die Lungenflügel und endet ebenfalls an der oberen Leberbegrenzung rechts sowie spiegelbildlich links.

Ein dritter Ast, der ebenfalls innerlich verläuft, beginnt im querliegenden Dickdarmbereich und verläuft von hier aus schräg nach oben zum bekannten Endpunkt.

Die Leber wird aus drei Richtungen mit Energie versorgt und dadurch für ihre vielfältigen Aufgaben gestärkt – wenn wir durch mentales »Nachzeichnen« dieser Leitbahnen ihr diese Stärkung auch wirklich zukommen lassen …

Ziehen wir den traditionellen Verlauf des Lebermeridians in Betracht, so lässt sich feststellen, dass dieser hinauf zu den Augen zieht und das gekränkte Chi der Leber über die Augen abgeleitet wird, wodurch diese jedoch häufig überlastet werden. Alles an Jähzorn, Groll, Kummer und Kränkung, was auf der Leber lastet, will über die Augen abfließen. Gleichzeitig entsteht dadurch in der Leber ein Gefühlsvakuum, das nicht automatisch mit positiven, heilenden Gefühlen gefüllt wird, wodurch immer wieder neuer Jähzorn, Kummer oder andere gekränkte Gefühle in der Leber gespeichert werden, die ihren Weg zur Ableitung über die Augen suchen.

Kapitel III

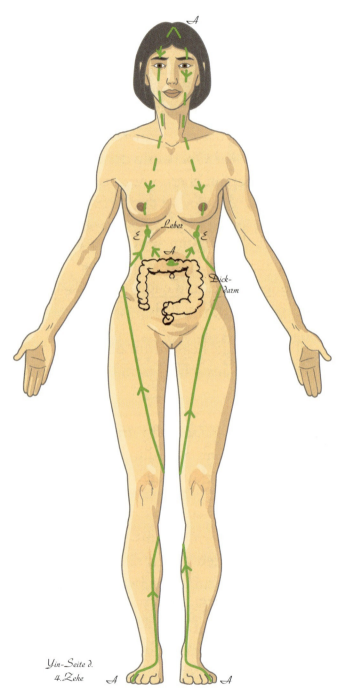

Der neue Leitbahnverlauf unterbricht diesen Teufelskreis. Zum einen erhält der im querliegenden Dickdarmbereich beginnende innerlich verlaufende Ast von der »Erde« aufgeladenes Chi, indem er sich auf einer kurzen Strecke (die jedoch für diesen Zweck genügt) mit der aus der »Erde« aufsteigenden Organ-De-/Regenerations-Leitbahn verbindet und, von seinem Endpunkt in der Leber ausgehend, verbrauchtes Chi an jene Leitbahn, die ins Innenohr einmündet, abgibt. Vom Innenohr aus wird jenes verbrauchte Chi über die Allergie ableitende Leitbahn sowie deren Endpunkt an der Yang-Seite des Daumens, abgeleitet.

Der zweite, innerlich verlaufende Ast der Leber-Leitbahn, der ca. 2 cm rechts und links des Kronenchakras beginnt, wird sowohl von innerlich verlaufenden Ästen der Organ-De-/Re-

Element Holz

genenerations- als auch der Herz-Leitbahnen »gespeist«, die beide ca. 70 cm oberhalb des Scheitelchakras beginnen und nahe genug an jenen Leber-Leitbahnästen vorbeiziehen. Dieser Leber-Leitbahnast verhindert, dass immer wieder negative Gefühle in der Leber deponiert werden, da er Selbstliebe sowie das Annehmen göttlicher Gnade fördert. Wie können wir uns weiterhin von Menschen gekränkt fühlen, wenn wir uns von einer ganz anderen Dimension aus geliebt, angenommen und pausenlos gestärkt fühlen? Verletzungen und Kränkungen erreichen uns dann nicht mehr, da sie von starker, kosmischer Chi-Zufuhr regelrecht abgehalten werden …

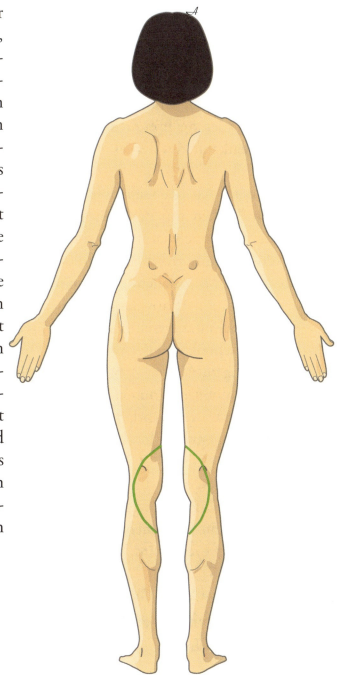

Kapitel III

Die Gallenblasen-Leitbahnen

Der äußere Ast der Gallenblasen-Leitbahn entspringt im Rücken auf der Höhe der Gallenblase verläuft seitlich unterhalb des Darmbeinstachels von hier aus im »Zickzack« zum Hüftgelenk und von dort aus an der Außenkante des Beines entlang zur Yang-Seite der vierten Zehe.

Ein innerer Ast der Gallenblasen-Leitbahn verläuft vom Gallenpunkt aus im Rücken um den Körper herum zur Vorderseite des Körpers, schräg nach oben zum Rippenansatz, von hier aus im Zickzack zur linken Seite des Herzbeutels, und spiegelbildlich auch rechts von dort aus umkreist die Gallenblasen-Leitbahn innerlich die Schulter, tritt auf dem Schulterblatt aus dem Körper aus, vollzieht einen kleinen Bogen über die Schulter, verläuft sichelförmig über den Kopf zur Stirn (einen Bogen beschreibend, der parallel zur Dreifach-Erwärmer-Leitbahn und gegenläufig zu Allergie- und Gelenk-Leitbahn verläuft) hinter das Ohr zurück, im bogenförmigen Zickzack zur Schläfe, spitz um die Ohrvorderseite, unter das Ohrläppchen und von dort aus schräg hinauf zum äußeren Augenwinkel.

Von dort aus vermag die Gallenblasen-Leitbahn ihr verbrauchtes Chi in den Kopf abzugeben, wo es über die innerlich verlaufende Lymph-Leitbahn aus dem Kronenchakra hinaus von dem Punkt 70 cm oberhalb des Kopfes recycelt wird.

Verbrauchtes Gallen-Chi wird also aus dem Kopf hinaus zum »Himmel« und aus der Yang-Seite der vierten Zehe hinaus zur »Erde«, zum Recyceln, abgegeben.

Element Holz

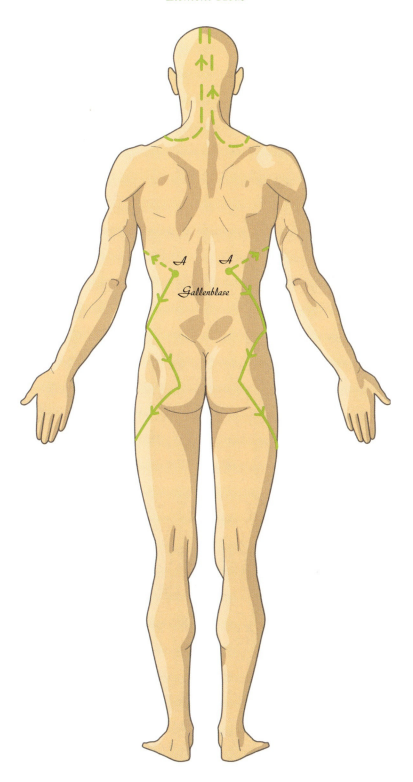

Kapitel III

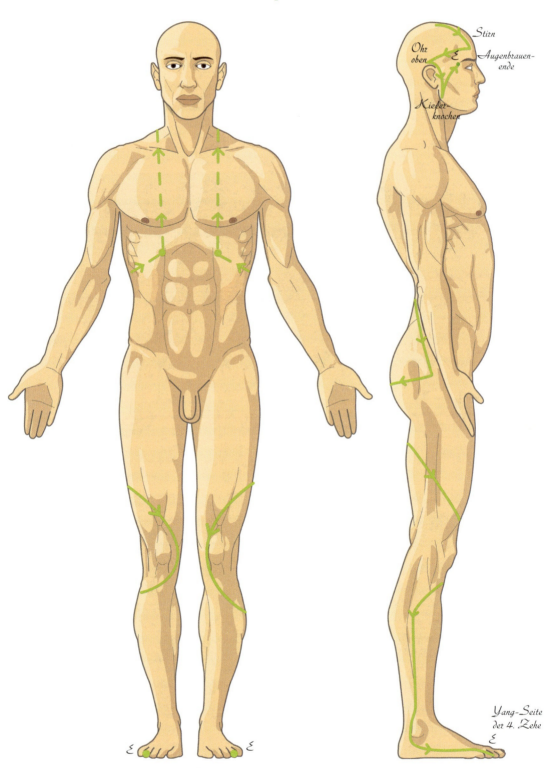

Element Holz

Die Fettigen De-/Regenerations-Leitbahnen

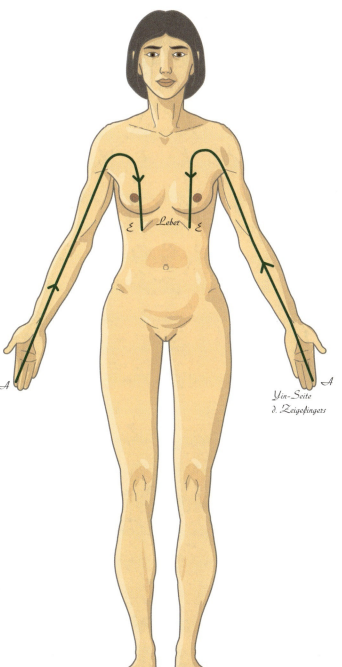

Die Fettige De-/Regenerations-Leitbahn entspringt auf der Yin-Seite des Zeigefingers, verläuft über die Handfläche den Innenarm entlang, führt in einem Bogen um die Achsel, über die Lunge und endet in der oberen Leberbegrenzung rechts sowie spiegelbildlich links.

Die Yin-Seite unseres Zeigefingers nimmt also das Chi auf, welches zur Reinigung der Leber sowie anderer innerer Organe im oberen Bauchraum dient.

Kapitel III

Die Gelenk-Leitbahnen

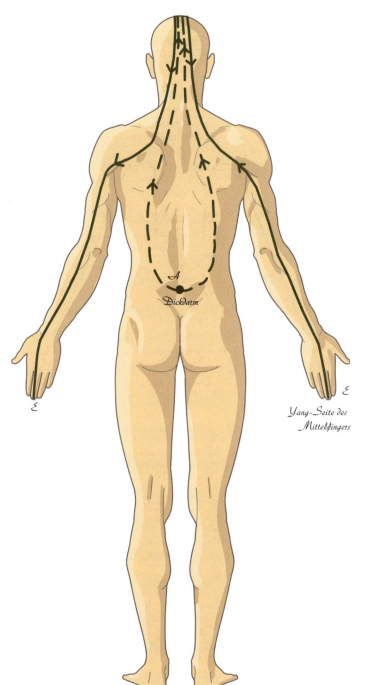

Der innerlich verlaufende Ast beginnt im querliegenden Dickdarmbereich (dort, wo einer der innerlich verlaufenden Leber-Leitbahnäste beginnt), führt von hier aus Richtung Lebenstor (in diesem kurzen Verlauf nicht abgebildet) und auf der Yang-Seite des Körpers, spiegelbildlich zu den beiden innerlich verlaufenden Leber-Leitbahnen (diese befinden sich jedoch auf der Yin-Seite des Körpers), im Kopfbereich gegenläufig zur äußerlich verlaufenden Gelenk-Leitbahn und parallel zum äußerlich verlaufenden Ast der Gallenblasen-Leitbahn hin zur Gallenblasensichel auf der Stirn.

Der äußere Ast der Gelenk-Leitbahn beginnt an der Spitze der Sichel der Gallenblasen-Leit-

Element Holz

bahn auf der Stirn und zieht sich, parallel zu dieser, auf ihrer Yang-Seite gegenläufig über den Nacken (einen Bogen beschreibend, der auf unterschiedlich langen Strecken parallel zur Allergie-Leitbahn und gegenläufig zur Gallenblasen-Leitbahn verläuft) und die Schulter mittig über die Außenkante von Oberarm, Ellbogen und Unterarm (parallel zur Nerven-De-/Regenerations-Leitbahn), über den Handrücken zur Yang-Seite der Zeigefingerspitze führen.

Interessant zu erwähnen ist an dieser Stelle, dass der innerlich verlaufende Ast den äußerlich verlaufenden mit Energie versorgt.

Von der Spitze der Gallenblasensichel aus wird verbrauchtes Chi aus den Gelenken über die Yang-Seite der Zeigefingerspitze zum »Recyceln« außerhalb unseres Körpers abgegeben.

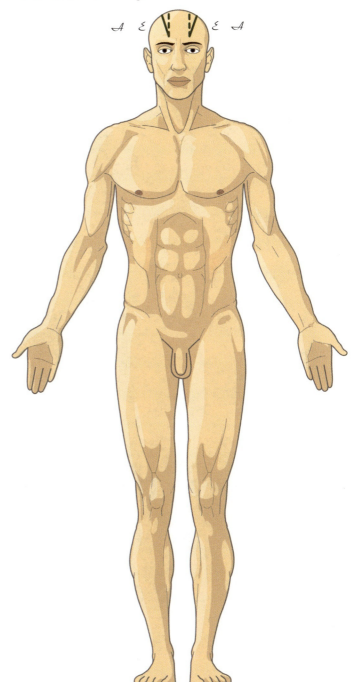

Kapitel III

Chi-Gong-Übung: Der Baum

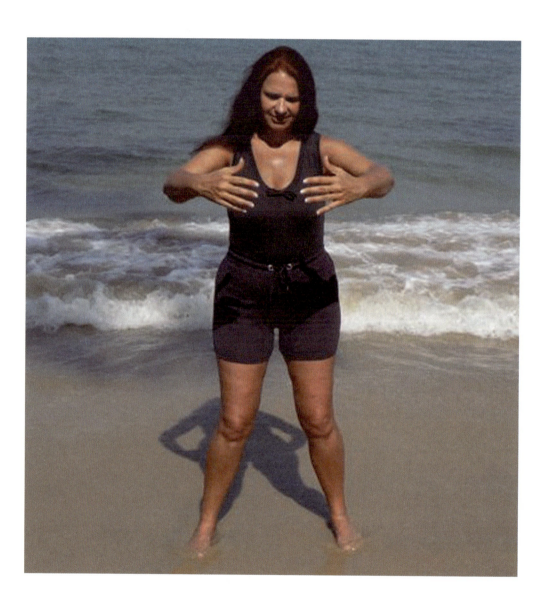

Element Holz

Chi-Gong-Übung »Der Baum« zur Stärkung des Elementes Holz

Dem **Element Holz** mit seinen Organen Leber und Gallenblase wird als Jahreszeit der **Frühling** zugeordnet. Diese Jahreszeit ist nach der Starre des Winters wie ein **neues Erwachen**. Die Natur befreit sich aus ihrer Steifheit, in der sie während der kalten Jahreszeit verweilte. Unser Organismus hat, wie auch die Natur, das Bedürfnis, sich zu reinigen und zu erneuern. Der Frühling ist die Zeit der Entgiftung. Die Weichen für die Entwicklung unserer Lebenskraft für das ganze Jahr werden gestellt. Alles Gute, was wir unserem Körper nun zukommen lassen, wirkt sich auf die anderen Wandlungsphasen aus. Das Holz hat die Aufgabe, die Winterschlacken zu aktivieren, sie auszuscheiden und anschließend die Zellerneuerung zu fördern. In der TCM gibt es zur Unterstützung dieser Prozesse spezielle Chi-Gong-Übungen, die unsere Ausscheidungsorgane **Leber** und **Gallenblase** stärken. Um uns in Harmonie mit dem Frühjahr zu bringen, sollten wir uns gerade zu Beginn dieser Jahreszeit intensiv mit der Natur und ihrer Farbe Grün beschäftigen. In besonderer Weise können wir dabei auf den Baum (auch als Chi-Gong-Übung) eingehen, da er das Element Holz am stärksten verkörpert. Dem Element Holz werden im Übrigen auch die Kreativität und Fantasie zugeordnet. Diese energetische Konzentrationsübung fördert die Verbundenheit unserer Körper-Seele-Geist-Einheit mit der Natur. Gleichzeitig können, bei regelmäßiger Anwendung, unsere körperliche Leistungsfähigkeit und Ausdauer gesteigert werden. Da der Baum als Symbol für das Element Holz gilt, ist diese Übung besonders wertvoll bei einer Schwäche des Elementes. Der Baum verkörpert Stärke, Standfestigkeit, Beständigkeit, Alter, Weisheit, und gleichzeitig bildet er immer wieder neue Triebe, erneuert sich, ist kreativ und erfreut sich am Kreislauf des Lebens.

Die Übung ist eine statische, dies bedeutet, die Position wird für einige Minuten gehalten. Wenn die Übung regelmäßig angewendet wird, kann man jedes Mal einige Minuten länger in der angegebenen Position verharren. Es ist wichtig, dass wir die ganze Übung hindurch die gleiche Position völlig unbeweglich beibehalten, und gleichzeitig versuchen wir uns zu entspannen, weich und locker zu bleiben.

Begebe dich nun in diese Position und spüren die Energie des Baumes in dir:
- Beuge deine Knie hüftbreit und achte darauf, dass sie sich parallel zu den Zehenspitzen befinden.
- Neige den Kopf leicht nach vorne.
- Lenke deinen Blick Richtung Boden und fixiere einen festen Punkt.
- Presse Lippen und Kiefer aneinander, deine Zunge berührt dabei den Gaumen.
- Hebe deine Arme vor den Körper auf Brusthöhe und halte sie so, als würdest du zwischen deinen Händen einen Ball halten. Deine Schulterblätter sind dabei entspannt.
- Deine Ellbogen befinden sich in der Luft, sodass die Achseln frei sind.
- Halte deine Handgelenke locker und lasse die Finger sich entspannen.
- Ziehe den Unterbauch ein und entspanne die Lendengegend, während du das Steißbein leicht anhebst.
- Spanne deine Fußsohlen an, als ob du Wurzeln an der Unterseite deiner Füße in den Boden wachsen ließest. Mache dir diese Erdung bewusst und halte deinen Baum mit diesen Wurzeln fest in der Erde verankert.
- Spanne deine Oberschenkel an.
- Ziehe den Brustkorb leicht ein und atme tief ein mit der natürlichen Bauchatmung, bei der sich der Brustkorb beim Ausatmen weit ausdehnt. Bevor ich wieder einatme, halte ich kurz inne.

Die Sage von »Robin Hood«

Es war einmal vor langer Zeit in England ein weiser und gerechter König. Dieser König hieß Richard; er wurde von seinem Volk geliebt und sowohl von seinen Verbündeten als auch seinen Feinden geachtet.

Eines Tages begab es sich jedoch, dass König Richard in ferne Länder auf Kreuzzug gehen musste. Er überließ sein Königreich seinem jüngeren Bruder, Prinz John. Die Jahre vergingen, König Richard kehrte nicht zurück, und Prinz John verwaltete das Königreich nach seinen eigenen Vorstellungen. Seine Steuern waren so hoch, dass kaum ein Untertan diese aufzubringen vermochte. Einer seiner Helfer ging dabei mit besonderer Härte vor: Der »ehrenwerte« Sheriff von Nottingham. Er trieb die Steuern selbst von denen ein, die nicht einmal mehr genug Geld hatten, sich zu ernähren. Armut, Verzweiflung und Ausweglosigkeit machten sich in Nottingham und im gesamten Königreich breit. Einzig Robin Hood, ein geächteter Untergrundkämpfer, setzte sich gegen die Herrschaft des Prinzen zur Wehr. Gemeinsam mit seinen engsten Verbündeten lebte er zurückgezogen in Sherwood Forest. Sein erklärtes Ziel war es, von den Reichen zu stehlen, was diese den Armen geraubt hatten um es ihnen wiederzugeben. Mit seiner Liebenswürdigkeit, seinem Vertrauen und seiner Kraft schaffte er es, den Menschen Hoffnung, Vertrauen und Gerechtigkeit zurückzugeben. Er hörte in all dieser Zeit niemals auf, für die Rechte der Menschen in Nottingham zu kämpfen. Sein Leben lebte er für diejenigen, die seiner Hilfe bedurften, entgegen aller Widerstände durch die herrschenden Kräfte. Dies führte dazu, dass Prinz John und der Sheriff neben der Anhäufung von Reichtum nur noch ein großes Ziel kannten: Robin Hood zu töten.

Sie wussten, dass er alleine die Macht hatte, den Bürgern Mut und Hoffnung zu geben, sie in den schwersten Stunden der Not aufzuheitern, und dass er es war, der den Widerstand vorantrieb. Somit beschlossen sie, dass, wenn Robin Hood nicht mehr lebte, auch der letzte Kämpfer aufgeben würde. Als eines Tages Prinz John und sein Kanzler, Sir His, von Robin Hood und Little John ihrer Monatseinnahmen beraubt wurden, fassten sie den Plan, Robin Hood endgültig zu fangen und zu töten.

Sie veranstalteten ein Bogenschützenturnier im Wissen, dass Robin als der beste Bogenschütze weit und breit galt. Bis zur Unkenntlichkeit verkleidet, erschien Robin auf diesem Turnier und ging geradewegs in die für ihn bereitete Falle.

Unterstützt von seinen treuen Gefährten und der Bevölkerung, gelang Robin Hood jedoch die Flucht. Gemeinsam mit Maid Marian, seiner Jugendliebe, floh er zurück nach Sherwood Forest. Wieder einmal hatte er den Prinzen und seinen Sheriff zum Narren gehalten. Diesen Streich Robins mussten die Bewohner Nottinghams teuer bezahlen. Noch hartherziger und boshafter als zuvor trieb der Sheriff die letzten noch verbliebenen Goldmünzen für den Prinzen ein. Selbst vor Bruder Tuck, dem Mönch der Gemeindekirche, machte er nicht Halt und ließ ihn wegen Widerstandes verhaften. Dies raubte den Bewohnern Nottinghams endgültig den letzten Mut und die letzte Hoffnung. Die meisten von ihnen saßen bereits im Gefängnis, da sie die Steuern nicht mehr bezahlen konnten.

Die Ergreifung des Bruders Tuck und seine geplante Hinrichtung kam dem Prinzen gerade Recht, wollte er doch dieses Vorhaben zu einer neuen Falle für Robin Hood machen. Er erwartete von Robin, dass er seinen treuen Freund, Bruder Tuck, vor dem sicheren Tod bewahren will. Robin Hood und seine Freunde beschlossen, bereits in der Nacht den Bruder und die anderen Bewohner Nottinghams aus dem Kerker zu befreien. Mit einer List schafften sie es, nicht nur ihre Freunde zu befreien, sondern auch noch den Prinzen seines Goldes zu berauben. Dessen Schloss brannte bei dieser Aktion nieder. Der Sheriff, der Prinz und Sir His hatten sich in die eigene Falle verirrt. Robin floh mit seinen

Freunden in den Sherwood Forest, wo sie sich versteckten. Glücklicherweise ergab es sich gerade zu dem Zeitpunkt, dass König Richard von den Kreuzzügen zurückkehrte und seinen rechtmäßigen Platz auf dem Thron wieder einnahm. Freude, Glück und Mut kehrten nach Nottingham sowie ins ganze Königreich zurück. Maid Marian und Robin Hood heirateten und, wenn sie nicht gestorben sind, leben sie glücklich weiter in Sherwood Forest.

Kapitel III

Charakterisierung der Figuren aus der Sage »Robin Hood«

Affinität zum Leitbahnsystem von Leber und Galle, Gelenken sowie Fettiger De-/Regeneration im Element Holz – in Zusammenhang mit **Zweifel, Unglaube, Wut und Kränkung.**

Innerpsychische Übertragung der Figuren von »Robin Hood« auf unsere Organe im Element Holz:

Der Sheriff = die Leber-Leitbahn

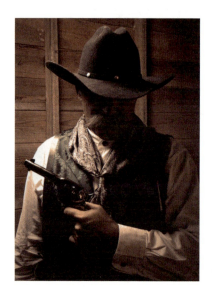

Die Leber wird in dieser Sage verkörpert von der Figur des »ehrenwerten Sheriffs von Nottingham«. Er wird von allen Bürgern seiner Gemeinde gefürchtet – schließlich ist er die ausführende Hand des Prinzen von England. Legitimiert durch das ihm verliehene Amt, streift er durch die Stadt und treibt Steuern für seinen Prinzen ein. Dabei geht er äußerst skrupellos und kaltherzig vor. Kein Geldstück bleibt ihm verborgen, und er nimmt Steuern sowohl von den Kindern als auch von den Kranken, Armen und Bedürftigen.

Der Sheriff wird von einem Wolf charakterisiert. So, wie auch diesem nachgesagt wird, dass er grausam und kaltherzig ist, spielt der Sheriff seine Rolle als grimmiger Bösewicht mit Bravour. Sein Ausspruch: »Steuern müssen weh tun!« charakterisiert sehr genau seine Haltung.

Element Holz

Er sieht sich jedoch selbst nicht als Bösewicht – er ist der Meinung, seiner Pflicht nachzukommen – auch, wenn diese Grausamkeit erfordert. Es scheint, als habe er seine Gefühle abgespalten, und es ist ihm nicht mehr möglich, die Ungerechtigkeit nachzuempfinden, die er anderen antut.

Eine weitere Leidenschaft von ihm besteht darin, Robin Hood zu jagen. Es ist eines seiner Lebensziele und Aufgaben, und er hat sich so sehr darauf versteift, dass er nicht begreift, sich selbst und seine Gefühle dagegen eingetauscht zu haben. Den Preis, den er für seine Rache und den Hass zahlt, besteht darin, seine Identität zu verlieren. Prinz John ist für ihn nur ein Clown, dennoch fürchtet er dessen Macht und lässt sich von ihm programmieren. Er treibt für den Prinzen die Steuern mit eiserner Härte ein, ohne dass für ihn persönlich ein Nutzen daraus entsteht. Prinz John hat ihn in der Hand und kann ihn nach Belieben leiten. Der Sheriff wurde von Prinz John (der Fettigen Degeneration) fehlprogrammiert, aufgrund einer unverarbeiteten Mutterbeziehung mit zahlreichen Kränkungen sowie falscher Essgewohnheiten. Wie auch Prinz John reagiert er äußerst gut auf einschmeichelnde und lobende Worte, denn trotz seines rücksichtslosen Auftretens ist er doch eigentlich nur ein einsamer Mann, der eigentlich geliebt werden möchte.

In unserem Körper ist die Leber unser Sheriff, der von der Fettigen Degeneration fehlprogrammiert sein kann. Dies äußert sich in besonderem Maße in unserem Essverhalten, ob wir zu viel oder zu wenig essen. Können wir herausfinden, worunter unsere Leber am meisten leidet, haben wir die Möglichkeit, dieser Fehlprogrammierung Abhilfe zu schaffen. Unsere Leber kann aus Kohlenhydraten, Eiweißen und Fette herstellen. Wir sollten dennoch darauf achten, dass ihr ein bestimmter Stoff nicht im Übermaß, sondern im gesunden Gleichgewicht alle drei Stoffe zugeführt werden, damit sie fähig ist, die notwendigen Stoffwechselvorgänge optimal auszuführen. Dazu zählt auch, dass wir sensibel dafür werden, welche Gifte und Medikamente zu viel sind, als dass unsere Leber sie noch ausscheiden könnte. Wie möchte unsere Leber gerne, dass wir uns ernähren? Hören wir an dieser Stelle einige Momente in uns hinein…

Unsere Leber speichert negative und schädliche Erfahrungen für uns, sie nimmt alles in sich auf, vor allem ist sie der Sitz unserer unterdrückten Wut und damit von Kränkungen. Wenn wir zulassen, dass sich die Leber von diesen sie belastenden Eindrücken befreit, können allmählich Frieden, Leichtigkeit und Harmonie in unsere Leber sowie in unser gesamtes Leben einziehen.

Die Lösung der Fehlprogrammierung der Leber als Sheriff bedeutet hauptsächlich, ihr ihre wichtigen Aufgaben in Erinnerung zu bringen und sie dabei zu unterstützen, diese anzunehmen.

Dies bedeutet, die **Verstoffwechselung von Eiweißen, Fetten und Kohlehydraten, die Verteilung der Säfte und die Produktion wichtiger Enzyme, Hormone und Botenstoffe** als wichtige Aufgaben der Leber wieder in Gang zu bringen.

Unserer Leber kommen im Aminosäuren- und Stickstoff-Stoffwechsel folgende Aufgaben zu:

- konstanter Aminosäurespiegel im Blut
- Aufbau nicht-essenzieller Aminosäuren
- Harnstoffsynthese: Abbau von Aminosäuren à Ammoniak-Entstehung à Verwandlung in Harnstoff, welcher über die Nieren zur Ausscheidung gelangt
- Verwandlung der Reste aus Purinabbau (Abbau von Eiweißzellkernen) in Harnsäure, die ebenfalls über die Nieren den Körper verlässt
- Kreatininaufbau (für den Muskelstoffwechsel und den Transport von ATP, den »Kraftstoff« der Zellen)
- Porphyrin- und Bilirubinabbau (aus dem Blut)

- konstante Menge an Blutplasmaproteinen à Albumine
- Gerinnungsfaktor-Synthese

Die Schlange = die Gallenblasen-Leitbahn

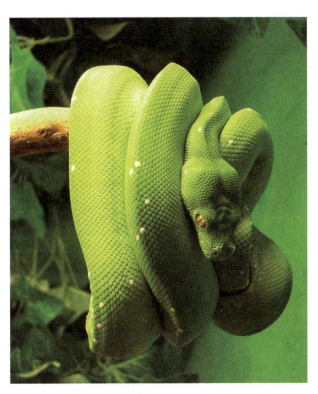

Die Schlange Sir His versinnbildlicht unsere Gallenblase. Sie wurde fehlprogrammiert durch Prinz John (Fettige Degeneration), dem sie hörig ist, obwohl sie vieles besser weiß als er. Die Charakteristika der Schlange werden verkörpert durch Klugheit, gespaltene Zunge, Gerissenheit, Schmeicheleien sowie ein gewisser Neid, verursacht durch die Tatsache, dass sie keine Beine hat und auf dem Boden kriechen muss. Im Film wird oft darauf angespielt, dass Sir His eine Schlange ist. Es scheint, als sei dies der eigentliche Grund, warum alle ihn fürchten und lieber drücken möchten, weil sie dann das Gefühl haben, ihn kontrollieren zu können. Die Schlange ist als Beraterin von Prinz John tätig. Sie steht ihm in allen Fragen zur Seite und durchschaut die meisten Situationen schneller als er. Die Schlange ist gerissen und heckt Pläne aus, die sie dem Prinzen so präsentiert, als seien es dessen eigene.

Dennoch lässt sie sich immer wieder durch ihn von ihrer Meinung abbringen und gibt ihrem Verstand und Klarsinn nicht genug Beachtung. Sie ist vom Prinzen fehlgeleitet und programmiert, gehorcht ihm fast blind, selbst entgegen ihrer bewussten Wahrnehmung. Sie vertraut dem Raffinierten und Einfachen, vor allem symbolisiert durch die Bequemlichkeit der Wiege, in der sie nachts schläft. Diese Wiege kann übertragen werden auf Essenssituationen: schnelle Nahrung, ohne viel Aufwand und Arbeit, einfach kurz zwischendurch, weil es bequemer ist.

Die Schlange des Prinzen John ist hauptsächlich eines: sehr klar und intelligent, aber leider ihrem Herren zu hörig. Obwohl die Schlange sehr oft als Erste das heranziehende Unheil ahnt und den Prinzen warnen will, muss sie sich doch jedes Mal seinem Egoismus geschlagen geben. Sie ist immer schuld. Der Prinz kann seine Fehler nicht zugeben und schiebt die Schuld auf Sir His, der einzig und alleine dem Prinzen loyal gegenüber sein möchte, selbst, als dieser ihn schlecht behandelt. His trägt die Schuld, die ihm der Prinz überträgt, mit Würde. Und erst ganz zum Schluss spricht er endlich aus, was er die ganze Zeit schon dachte: »Ich habe es Euch doch gleich gesagt!« Der Prinz hat jedoch auch zu diesem Zeitpunkt immer noch nicht begriffen, wie viel Klugheit in His steckt und wie viel mehr er seinem Urteil hätte vertrauen sollen.

Die Schlange sehnt sich nach Liebe und Anerkennung, die sie ebenfalls vom Prinzen nicht erfährt. Dennoch ist sie sehr gemütlich und lässt es sich gut gehen: mit einfachen Mitteln zur optimalen Entspannung – auch wenn diese nicht die gesündeste ist. Sie lässt sich mit der gleichmäßigen Bewegung der Wiege besänftigen, und der Schlaf sowie ihre Faulheit machen sie gefügig. Meistens ist es die Faulheit, die sie nicht ausreichend penetrant gegenüber dem Prinzen auftreten lässt, aber auch der Zweifel am eigenen Urteilsvermögen, der die Schlange falsche Entscheidungen treffen lässt.

Der Gallenblase kommt im Körper die Aufgabe eines Generals zu, der die Aufträge der Leber ausführt und von dieser, bzw. der Fettigen De-/Regeneration, die mit der Leber in Zusammenhang steht, abhängig ist.

Element Holz

Als ausführender General muss sie selbst kaum Entscheidungen treffen. Auch wenn sie manchmal vieles besser weiß, kann sie oft nicht aus eigenen Stücken heraus handeln. So erscheint es wichtig, dass wir unserer Gallenblase mehr Vertrauen schenken und Wahrnehmungen, was sie anbetrifft, intensiver nachgehen. Unser Augenmerk sollte auch der Leber und ihrer Verfettung gelten. Der General unseres Körpers muss lernen, nicht nur Befehle entgegenzunehmen, sondern auch welche zu erteilen. Dazu sollten wir uns bewusst machen, was es ist, das uns davon abhält, auf uns und unsere »innere Schlange« zu hören, die als Gallenblase nur zu gut weiß, wie wir uns richtig ernähren sollen. Nicht nur in Bezug auf die Nahrung kann uns die innere Stimme leiten, sie zeigt uns auch den richtigen Weg über Gefühle, vermittelt uns ihre Menschenkenntnis und lässt uns Lebenskünstler sein, wenn wir dazu fähig sind ihr zuzuhören. Dazu sollten wir jedoch auch darüber nachdenken, in welchen Situationen wir unsere Faulheit über unsere Weisheit siegen lassen und warum. Die erlöste Gallenblase kennzeichnet den Fluss von Empfangen und Geben, sie lässt uns glücklich, harmonisch und ausgeglichen sein. Wir können daran arbeiten, wieder Zugang zu unserer inneren Weisheit zu finden, damit wir mit Mut und Selbstbewusstsein unsere eigenen Wege zu gehen vermögen. Wir sollten nicht, wie die Schlange, den Verführungen von einfacher und schneller Nahrung verfallen und uns mehr auf unser angeborenes oder erworbenes Verständnis gesunder Nahrung berufen. In der Wiege zu liegen ist für uns einfach und komfortabel, doch birgt es die Gefahr, dass, während wir schlafen, jemand unser Gold stiehlt.

Kapitel III

Prinz John = Fettige De-/Regeneration

Prinz John stellt die Fettige Degeneration, die in unserem Körper abläuft, dar. Er ist eine Figur mit unverarbeiteter Mutterbeziehung und mimt, Daumen lutschend, den Tyrannen. Er leidet von jeher unter der Vorstellung, dass seine Mutter seinen Bruder Richard ihm vorgezogen hat. Deswegen kann er diesen nicht leiden und verbietet es, dessen Namen in seiner Gegenwart zu nennen. Seine Mutter oder auch nur die Erinnerung an sie ist das Einzige, was ihm Einhalt gebietet. Allein ihr Name macht aus ihm einen armen Wurm, der geliebt werden möchte. Seine unverarbeitete Beziehung zu ihr macht aus ihm den Tyrannen, der Daumen lutscht und naiv erscheint. Keiner nimmt ihn ernst. Da er aber den Sheriff als gerissenen und eifrigen Steuereintreiber hinter sich stehen hat und die Schlange seinen intelligenten Berater spielt, wird er von allen gefürchtet. Aus seiner Machtposition heraus ist es ihm möglich, sowohl den Sheriff als auch die Schlange nach seinem Belieben zu manipulieren – sogar ohne dass diese es bemerken. Schmeicheleien und Liebesbekundungen machen selbst Prinz John gefügig und auch ihn zu einem Spielball seiner Umgebung. Erst mit der Krone auf seinem Kopf fühlt er sich mächtig genug, allerdings ist diese Krone, die eigentlich König Richard zusteht, zu groß für seinen Kopf…

Sein Geld zu zählen macht ihn glücklich; zu sehen, wie das Volk leidet, beflügelt ihn, doch ist er im Grunde nur getrieben von Hass, Rache und Wut auf Robin Hood, weil nur dieser es schafft, den Prinzen in aller Öffentlichkeit lächerlich zu machen. Nur Robin ist fähig, ihn auszutricksen und an der Nase herumzuführen. Der Prinz lebt in seiner Naivität, und nur Robin kann ihn daraus befreien. Doch der Prinz will nicht befreit werden, weil dies Arbeit und Aufarbeitung bedeuten würde. Er will in seiner Naivität gefangen bleiben. Dafür versucht er jeden Trick. Er muss Robin Hood mit allen Mitteln vernichtet sehen. Erst dann kann er froh sein. Doch dazu kommt es nicht. Robin entgleitet ihm jedes Mal, die

Element Holz

Bevölkerung liebt ihn und steht hinter ihm. John muss erkennen, dass er verloren hat und seine Sympathie beim Volk gleich null ist. Dies kann er nicht akzeptieren. Vergeltung und Verfolgung der unschuldigen Bewohner Nottinghams sind die Folgen. Er baut seine Macht auf der Unterdrückung seiner Untergebenen auf. Doch eigentlich ist der Prinz ein Mann, der in seiner Kindheit stehen geblieben ist – er möchte geliebt, geachtet und gebraucht werden. Die Fettige Degeneration stellt ein Ventil unseres Körpers dar, das darauf aufmerksam machen will, dass er mehr beachtet, geliebt und umsorgt werden möchte. Die Fettige Degeneration ist, wie Prinz John, von Wut und Zweifel geplagt und bestrebt, uns innerlich zu »vernichten«. Erst, wenn wir diesem Prozess Aufmerksamkeit entgegenbringen, können wir unseren Körper zum Fluss des Lebens zurückführen. Wir vermögen mithilfe von Meditation, Konzentration, Transformation und Bewusstsein eine Regeneration zu bewirken. Wir können unserer Leber helfen, wieder aktiv in die Regeneration, in die Umwandlung der Stoffe unseres Körpers zu gelangen. Die

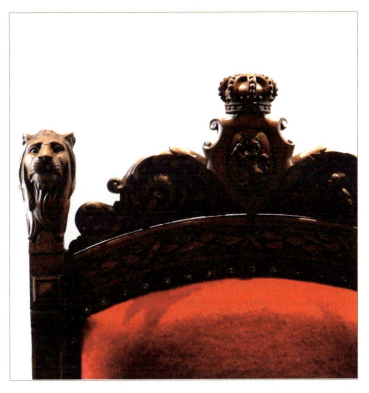

Regeneration hilft ihm, aus seiner Naivität herauszukommen, aktiv zu werden und macht uns fähig, falsches Lob von echt gemeinten Sympathiebezeugungen zu unterscheiden. Machen wir uns bewusst, seit wann und durch welche Ereignisse wir in den Sog der Fettigen Degneration geraten sind, haben wir die Chance, uns aus dieser Fehlprogrammierung zu befreien. Dies bedeutet, dass wir uns auch mit dem daumenlutschenden Tyrannen in uns selbst zu beschäftigen vermögen, und zwar, indem wir uns überlegen, welche Fehlprogrammierungen uns als Liebesersatz gedient haben. Dabei hilft uns zudem, wenn wir darüber nachdenken, welche Lebensmittel für uns einen besonderen Reiz ausüben und was sie in diesem Moment für uns bedeuten. Degeneration erfahren wir auch um uns herum, in der Werbung, im Denken und Sprechen anderer Menschen sowie in uns selbst.

Sind wir in allen Lebenslagen, in denen es uns zusteht, Prinz/Prinzessin genug, oder sind wir dabei, uns dieses Privileg erst noch zu erarbeiten? Die Energie von »Daumen lutschen« hat etwas mit unverarbeiteter Gier zu tun, welche sich real oder in Gedanken äußern kann – eine Gier, die mich von meinen inneren und tiefen Wünschen mehr wegbringt, als dass sie mich zu ihnen hinzuführen vermag. Ist es mir möglich, diese falsche Programmierung zu erkennen und zu transformieren, habe ich die Chance, gesund und glücklich mein Leben als Prinz/Prinzessin meines eigenen Reiches, meiner Körper-Seele-Geist-Einheit zu werden.

Die Gelenke = Robin Hood

Robin Hood steht in dieser Übertragung für die Gelenke. Er bringt die Lösungen mit Natürlichkeit, Gerechtigkeitssinn, Liebe, Beweglichkeit, Intelligenz und Mut voran.

Robin Hood ist der Rächer der Armen und Unterdrückten. Für die Gerechtigkeit nimmt er alle Gefahren auf sich. Er kämpft, wenn andere bereits aufgeben wollen, weiter, um den Menschen ihren Glauben zu erhalten. Durch ihn haben sie einen Helden gefunden, der ihnen in ihrer Verzweiflung einen Lichtblick schenkt. Sie verehren ihn, und er gibt

Element Holz

alles, sich selbst und seine Bedürfnisse, für sie und ihre Sicherheit auf. Robin strahlt voller (Selbst-)Vertrauen und besticht durch seine Natürlichkeit. Er ist ehrlich und hält seine Versprechen. Letztendlich kann auch er sein persönliches Glück in seiner Liebe zu Maid Marian finden. Allerdings kommen ihm in der Frage der Liebe zuerst einige Zweifel. Auch auf Seiten Marians bestehen Zweifel. Liebe bringt immer Zweifel mit sich und braucht Geduld, Vertrauen und Hoffnung. Diese Fähigkeiten sind Robins Schatz, und er gibt sie mit besonderer Eleganz an die Bevölkerung weiter. Letztendlich erfüllen sich seine Träume auch in der Liebe und er findet in den Armen von Marian die Ruhe und Idylle, nach der er sich in seinem abenteuerlichen Leben die ganze Zeit sehnte: ein Zuhause, in dem er willkommen ist.

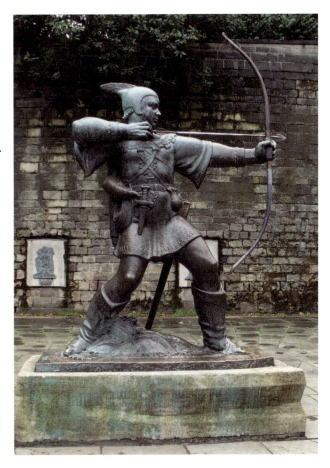

Robin lebt zurückgezogen und unter Freunden. Zusammen mit Little John, seinem guten Freund, versteckt er sich in Sherwood Forest und wird nur vom Sheriff und seinem Gefolge ab und zu aus dieser selbst geschaffenen Idylle herausgerissen. Es ist für Robin und seine Erholung wichtig, einen Platz zu haben, an dem er sich ausruhen und neue Kräfte sammeln kann. Denn nur, wenn er vollständig erholt und ausgeruht ist, kann er seine positiven Eigenschaften und seine

Stärken an Andere weitergeben. Immer, wenn es den Menschen Nottinghams gerade am schlechtesten geht, dann ist Robin zur Stelle.

Er wird im Film von einem Fuchs dargestellt – dieser symbolisiert Klugheit, List und Intelligenz. Und diese Eigenschaften helfen Robin, die Bösewichte auszutricksen und mit seinen Verkleidungen an der Nase herumzuführen. Selbst dem Prinzen kann er vor dessen Augen das Gold stehlen. Er schlägt den Tyrannen mit seinen eigenen Waffen und klaut ihm die Steuern.

Robin weiß, wie er den Prinzen in dessen Naivität lassen kann, wie er ihn hinters Licht zu führen vermag. »Frauen sind keine Banditen«, meint Prinz John, als er den verkleideten Robin Hood nicht erkennt und muss später feststellen, in welchem Unrecht er sich befunden hat. Robin kennt den Prinzen gut genug, um dessen Schwachstellen herauszufiltern, und er weiß, wie er dem Prinzen schmeicheln muss, damit dieser in seiner Selbsteinschätzung bestärkt wird und jede Vorsicht fallen lässt.

Robin kommt immer im rechten Moment – sei es, um Bruder Tuck und die anderen zu befreien oder um die Bevölkerung, die der Verzweiflung nahe ist, wieder aufzubauen. Er hat seine Augen und Ohren überall, ist fleißig, listig, vorsichtig und mutig. Er ist flexibel und selbstaufopfernd, seine Wahrnehmung trügt ihn nicht, und seine Intuition, der er folgt und vertraut, leitet ihn.

Robin Hood kann uns und unseren Gelenken Flexibilität, Stärke, Mut und Geschmeidigkeit geben, er kann uns durch seine Eigenschaften über unsere Gelenke heilen. Dies ist ein schwieriger und notwendiger Prozess für unseren Körper. Mehr »Robin« in unser Leben hinein zu lassen, bedeutet, uns wieder auf unser Herz zu besinnen, um nicht den richtigen Moment zu verpassen, in dem wir gebraucht werden, aber auch nicht jenen, in welchem wir etwas brauchen.

Element Holz

Wir können die positiven Eigenschaften und Fähigkeiten Robin Hoods in Bezug zu unseren Gelenken bringen und diese mit ihrer Hilfe heilen lassen:

- **Natürlichkeit:** Wie erlebest du sie bei dir und in deiner Umwelt? Was willst du daran verändern? In welchen Bereichen ist dir Natürlichkeit wichtig?
- **Gerechtigkeitssinn:** Ist das ein Thema für dich? Wie erlebst du Gerechtigkeit für dich ganz persönlich?
- **Liebe – Selbstliebe – Nächstenliebe:** Wie spiegelt sich für dich dieses Thema in deinen Gelenken und im »Robin Hood in dir« wieder?
- **Beweglichkeit:** Wo bist du starr? Warum? Seit wann? Lässt sich daran etwas ändern? Wie? Wer oder was kann dir dabei behilflich sein?
- **Intelligenz:** Ist das ein Reizwort für dich? Seit wann? Welche Geschichte blockiert dich hier? Was davon willst du löschen? Was verstärken?
- **Mut:** Bist du mutig im »Robin Hood« sowie in deinen Gelenken? Was hindert dich? Seit wann? Wie? Wo ist die Lösung? Willst du sie sehen? Warum eventuell nicht?

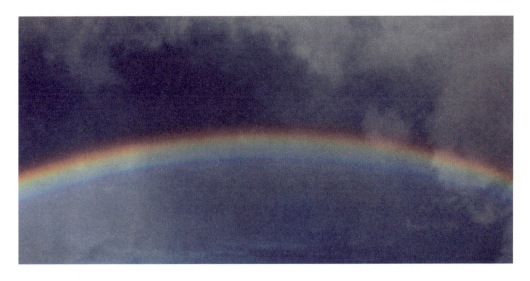

Kapitel III

Die Integrationsfigur = König Richard

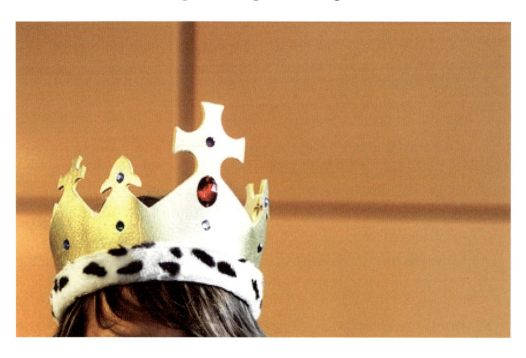

König Richard nimmt am Ende seinen Platz als rechtmäßiger König wieder ein. Er verkörpert die Integrationsfigur, die für Gerechtigkeit, Frieden und Wohlergehen Sorge trägt. Erst mit seiner Rückkehr kann das Volk vom Tyrannen befreit werden. Denn so sehr Robin auch dafür kämpft, er alleine kann Prinz John nicht von seinem Thron verjagen. Dies kann nur Richard, der zur rechten Zeit in sein Reich zurückkehrt und seinen rechtmäßigen Platz wieder einnimmt. Irgendwo in uns können auch wir eine Integrationsfigur finden, welche für Gerechtigkeit, Frieden und Wohlergehen sorgt, wenn wir zulassen, dass sie wie ein König unsere Einheit in Weisheit und Weitsicht regiert.

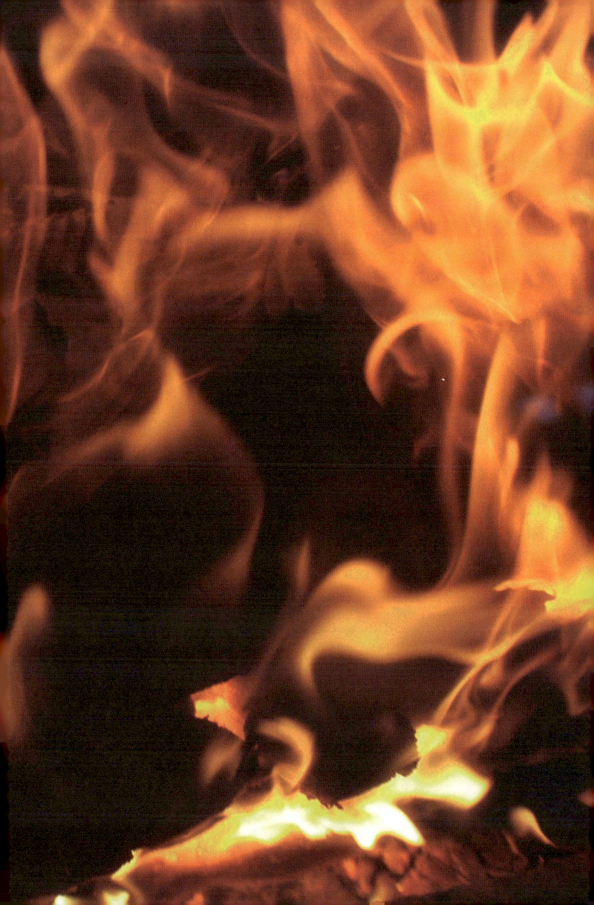

Das Element Feuer, seine körperlichen Entsprechungen und spezifischen Eigenschaften

Zugehörige Yin-Organe	Herz/Kreislauf
Zugehörige Yang-Organe	Dünndarm/Dreifach-Erwärmer
Das Element Feuer öffnet sich zur	Zunge
Zugehöriges Gewebe	Blutgefäße, Nerven
Der Zugeordnete Sinn	Sprechen, kommunizieren
Unerlöste/Erlöste Emotion	Unruhe, Depression (unerlöst) Liebe, Lebensfreude (erlöst)
Klimatische Herausforderung	Hitze
Jahreszeitliche Energiespeicherung	Sommer
Unerlöste/Erlöste Farbe	Braun (unerlöst) Rot (erlöst)
Zugehöriger Geschmack	Bitter
Energierichtung	Nach unten gerichtet, sich setzend
Zugehörige Körperflüssigkeit	Schweiß
Unerlöste/Erlöste Stimme	Hysterisches Lachen/Kreischen (unerlöst) Lachen (erlöst)
Krankheitsursache auf geistiger Ebene – gegen den heilenden Teamgeist gerichtet	Zerstören, Verbrennen, das nicht Gott unterstellte Böse

Element Feuer I

Unerlöste Gefühle und Eigenschaften werden gespeichert und können durch energetische Arbeit transformiert,[1] aufgelöst werden. Dadurch wandeln sie sich zu neuen, erlösenden Gefühlen, die wir dann neu speichern können, um unserem Körper und unserem Bewusstsein eine größere Einheit sowie ein stärkeres Gleichgewicht zu ermöglichen.

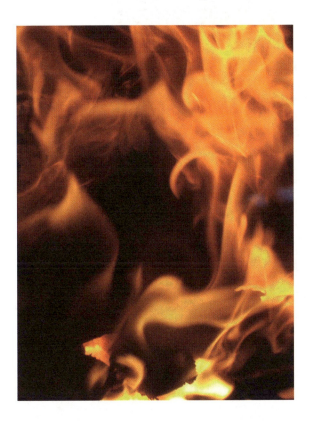

---

[1] **Transformation** bedeutet, einen Prozess oder Zustand aus der Dunkelheit ins Licht, aus der Enge in die Weite und aus dem Zwang in die Freiheit zu führen, umzuwandeln. Über Visualisierung lässt sich Transformation (Umwandlung) herbeiführen, indem man Licht und Liebe schickt (zum Beispiel in ein Organ, eine Leitbahn oder einen Gedanken…). Transformation findet spontan statt, indem man zuvor Licht und Liebe geschickt oder sich intensiv mit der Materie beschäftigt hat; dies kann auch im Traum, im Schlaf oder jedem wachen Zeitpunkt geschehen, wann immer sich die Seele Zeit dafür nimmt. Die Transformation kann ohne Zeichen geschehen, in Form eines Quantensprungs (dies geschieht auf höherer Ebene, die kaum wahrnehmbar ist) oder mit Zeichen einhergehen. Diese können sich äußern in: Weinen, Schreien, Schütteln, Gähnen, Schwitzen und in der Wahrnehmung von Helligkeit, Licht oder Wärme.

Kapitel IV

Element Feuer

Das Herz – *Anatomie des Herzens*

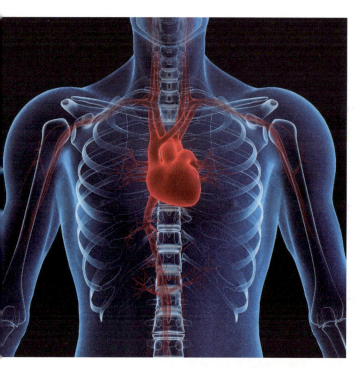

Das Herz befindet sich zwischen den Lungenflügeln; hinten grenzt es an Speiseröhre und Aorta, vorne berührt es das Brustbein, und unten wird es durch das Zwerchfell begrenzt. Es ist in etwa so groß wie die Faust seines Besitzers und wiegt ungefähr 300 g. Die Achse unseres Herzens liegt leicht zur Körpermitte hin geneigt und verläuft von rechts oben nach links unten. Im Laufe eines Lebens pumpt das Herz durchschnittlich 300 Millionen Liter Blut durch unseren Körper. Es ist die zentrale Pumpe des Blutkreislaufes, und über das Herz-Kreislauf-System wird unser ganzer Körper mit Sauerstoff und Nährstoffen versorgt.

Aufbau des Herzens

Unser Herz wird durch die Herzscheidewand in zwei Hälften geteilt, die miteinander im Gleichklang arbeiten. Die rechte Herzhälfte ist für die Regulierung des **Lungenkreislaufes** verantwortlich. Sie sorgt dafür, dass sauerstoffarmes Blut über die Körpervenen aufgenommen wird, um sich im weiteren Verlauf des Lungenkreislaufes mit Sauerstoff anzureichern. Aus der Lunge wird das Blut in die linke Herzhälfte geführt, wo es über

Element Feuer I

die Aorta zurück in den **Körperkreislauf** gepumpt wird. Aufgrund des höheren Drucks ist die linke Herzhälfte die muskelstärkere der beiden.

Das Herz ist ein Hohlmuskel, der aus vier verschiedenen Innenräumen, den Herzhöhlen, besteht. Diese setzen sich wiederum aus je zwei **Vorhöfen** und zwei **Kammern** zusammen. In den Vorhöfen wird das Blut aus Körper bzw. Lunge gesammelt und weiter in die Kammern geleitet, welche das Blut wieder in den Körper bzw. in die Lunge pressen. Diese vier Abschnitte sind durch die Herzscheidewand vollständig voneinander getrennt und nur über Öffnungen, welche von den Herzklappen verschlossen werden, miteinander verbunden. Diese Verbindungen stellen die Eingänge vom Vorhof in die Kammer sowie die Ausgänge von der Kammer in die jeweilige Schlagader dar. Die Ein- und Ausgänge werden von verschiedenen Herzklappen getrennt, die sich nur in Richtung des Blutstromes öffnen lassen. Kommt der Druck von der anderen Seite, bleiben die Klappen fest verschlossen.

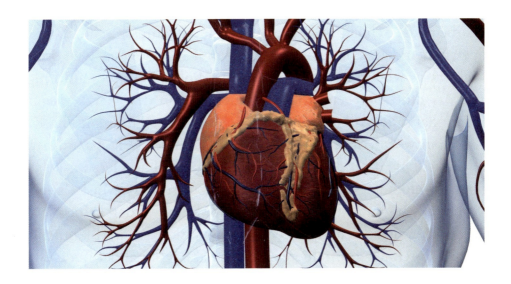

Kapitel IV

Der Aufbau der Herzwand

Das Herz ist ein Muskel, besteht jedoch nicht nur aus Muskelschicht.

Die Herzwand ist von innen nach außen in folgende Schichten zu unterteilen:

- Die Herzinnenhaut (Endokard) ist ca. 1 mm dick.
- Die Herzmuskelschicht (Myokard) ist in der rechten Kammer 2-4 mm, in der linken 8-11 mm und in den beiden Vorhöfen ca. 1 mm dick.
- Die Herzaußenhaut (Epikard) ist ungefähr 1 mm dick.
- Umschlossen wird das gesamte Herz vom Herzbeutel (Perikard), der eine durchschnittliche Dicke von 1 mm besitzt und im nächsten Kapitel genauer betrachtet wird.

Die Herzmuskelschicht (Myokard)

Die arbeitende Schicht des Herzens ist die Herzmuskelschicht, welche sich zwischen dem Endokard und dem Epikard befindet. Den größten Druck muss dabei die Muskelschicht der linken Kammer aufbringen, da sie das Blut entgegen großem Widerstand in den Herzkreislauf zu pumpen hat. Die Vorhöfe sind lediglich für den Blutfluss in die Kammern verantwortlich, und da dieser einen geringen Widerstand hat, ist die Muskelschicht an diesen Stellen sehr dünn. Die Herzmuskeln bestehen sowohl aus glatter als auch aus quergestreifter Muskulatur: Sie besitzen die Spontanaktivität (= zur Kontraktion werden keine Nerven- oder Stromimpulse benötigt) der glatten Muskulatur und können sich dennoch so schnell kontrahieren, wie es das Merkmal der quergestreiften Skelettmuskulatur darstellt.

Der Herzmuskel kann sich an lang anhaltende Belastung anpassen und trainiert werden. **Bei regelmäßigem sportlichem Training** werden die einzelnen Muskelfasern dicker und länger, was dem Herzen eine größere Leistung ermöglicht.

Der rechte Vorhof und die rechte Kammer

In den rechten Vorhof münden zwei Venen, die sauerstoffarmes Blut aus dem Körper transportieren. Die obere Hohlvene bringt das gesammelte Blut aus der oberen Körperhälfte, während die untere Hohlvene jenes dem Herzen zuführt, welches aus den Beinen und den Bauchorganen kommt. Das Blut, das vom Herzen selbst verbraucht wird, fließt ebenfalls über diese Venen in den rechten Vorhof. Über die Segelklappen, die von den dicken Papillarmuskeln in Spannung gehalten werden, gelangt das Blut in die rechte Kammer. Die Lungenschlagader stellt den Ausgang der rechten Kammer dar und wird von den Taschenklappen geschlossen gehalten. Über die Lungenschlagader gelangt das Blut in die rechte und linke Lungenarterie, die zu den beiden Lungenflügeln führen. Es sind die einzigen Arterien unseres Körpers, welche sauerstoffarmes Blut transportieren.

Der linke Vorhof und die linke Kammer

Sauerstoffreiches Blut gelangt aus den Lungen über die vier horizontal verlaufenden Lungenvenen in den linken Vorhof. Diese sind die einzigen Venen unseres Körpers, die sauerstoffreiches Blut transportieren. Vom linken Vorhof wird es über die Segelklappen in die linke Kammer gepresst. Die Muskulatur der linken Kammer ist die stärkste und dickste des ganzen Herzens, sie ist fast drei Mal so dick wie die der rechten Kammer. Über die Aorta (die große Körperschlagader) wird das Blut aus der linken Kammer in den Körperkreislauf gepumpt. Die Aortenklappen tragen dafür Sorge, dass das Blut von der Aorta nicht wieder zurück in die Kammer fließen kann. Der Druck, mit dem es aus der linken Kammer herausgepresst wird, findet sich auch als Druck in den

Arterien wieder, die einen höheren Eigendruck besitzen als die Venen, die zum Herzen hinführen.

Wie jedes Organ muss auch das Herz mit Blut versorgt werden. Dies geschieht über zwei kleine Gefäße, die von der Aorta abzweigen und das Herz wie einen Kranz umschließen; aufgrund dessen heißen sie Koronararterien (Herzkranzarterien). Die Venen laufen parallel zu diesen Arterien, vereinigen sich und münden in den rechten Vorhof. Das Herz verbraucht in Ruhe etwa 5 Prozent des gesamten gepumpten Blutes für seine eigene Arbeit.

Der Herzzyklus

Er zeichnet sich durch zwei Kontraktionsphasen ab: Die Systole (Zusammenziehen) und Diastole (Ausdehnung). Bei einem gesunden Erwachsenen schlägt das Herz in Ruhe etwa 70 Mal in der Minute. Die Herzschläge verkörpern Muskelkontraktionen, bei denen das Blut aus den Kammern in den Lungen- bzw. Körperkreislauf gepumpt wird.

Die Vorhofmuskulatur und die Kammermuskulatur sind aufeinander abgestimmt, wobei die Vorhofkammer ein wenig früher (ca. 0,12-0,20 s) kontrahiert, was dazu führt, dass die Kammern optimal mit Blut angefüllt sind, wenn die Kontraktion der Kammermuskulatur einsetzt.

Beim Kammerzyklus lassen sich vier Phasen ableiten:

- Die Anspannungsphase bezeichnet den Vorgang des Druckaufbaus in den Kammern. Durch Anspannung der Muskelschicht steigt der Druck und die Kammern sind ausreichend mit Blut gefüllt.
- Darauf folgt die Austreibungsphase, bei welcher der Druck in den Kammern den Druck in den Schlagadern übersteigt, sodass sich die Taschenklappen öffnen und das Blut in die gro-

ßen Arterien geschleudert werden kann. Der Druck in den Kammern baut sich dadurch ab und die Klappen schließen sich aufgrund des Druckgefälles wieder.
- Es kommt zur Entspannungsphase, die Kammerklappen sind vollständig geschlossen und die Muskelschicht erschlafft.
- In der Füllungsphase werden die Kammern mit Blut aus den Vorhöfen gefüllt, da der Druck in den Kammern unter jenen der Vorhöfe gefallen ist und sich die Segelklappen daraufhin öffnen. Mit dem Schließen der Segelklappen endet diese Phase und es beginnt die neue Systole mit der Anspannungsphase.
- Die Dauer der Systole beträgt ca. 0,25 s, und die darauf folgende Diastole ist abhängig von der Belastung, aber durchschnittlich bei einer Frequenz von 70 Herzschlägen/Minute 0,60 s lang. Bei jedem Schlag werden in Ruhe etwa 7 l Blut in die Kreisläufe des Körpers transportiert. Der Blutdruck in den vier Innenräumen des Herzens ändert sich während des Herzzyklus immerwährend in gleicher und geordneter Weise.
- Das Herz arbeitet nicht lautlos, jede Muskelanspannung oder Bewegungen der Herzklappen lassen sich mithilfe eines Verstärkers hören. Bei einem gesunden Herzen kann man zwei aufeinander folgende Herztöne heraushören. Der erste Ton kommt dadurch zustande, dass sich die Muskelschicht kontrahiert und die Kammern aufgrund des Druckes in Schwingung geraten. Der zweite Ton bezeichnet das Zuschlagen der Taschenklappen und somit das Ende der Systole.

Die Erregung des Herzens

Der Herzmuskel benötigt, im Gegensatz zu anderen Muskeln, keinerlei elektrische Impulse von außen, die benötigte Erregung geht vom Herzen selbst aus. Der Antrieb für die komplexen Muskelkontraktionen sowie den damit verbundenen regelmäßigen Herzschlag liegt demnach im Herzen selbst, es arbeitet **autonom.** Für diese Selbstständigkeit sind besondere Herzmuskelzellen verantwortlich, die eigene elektrische Erregungen erzeugen und diese weiterleiten können. Jenes Muskelzellensystem nennt man Erregungsbildungs- und Erregungsleitungssystem.

Verschiedene Strukturen im Herzen sind für die **optimale Funktion der Erregungen** zuständig:

- Der Sinusknoten befindet sich in der Wand des rechten Vorhofes an der Stelle, wo die obere Hohlvene in den Vorhof eintritt. Er ist der Anfang aller Erregungen der rhythmischen Kontraktion des Herzens, er bestimmt die Häufigkeit des Herzschlages, dies bezeichnet man als Herzfrequenz. Über die normale Vorhofmuskulatur wird die Erregung zum AV-Knoten weitergeleitet.
- Der AV-Knoten sitzt am Boden des rechten Vorhofes, nahe dem Übergang zur rechten Kammer. Er nimmt die Erregung auf und leitet sie weiter an das His-Bündel.
- Das His-Bündel ist sehr kurz und zieht sich vom AV-Knoten aus entlang des Bodens bis zur Kammerscheidewand. Dort teilt es sich in zwei Teile, einen rechten und einen linken Kammerschenkel, welche sich in den Kammern weiter aufteilen. Die Endpunkte dieser Kammerschenkel übertragen die Erregung direkt auf die Kammermuskulatur.
- Die Erregung wird nur vom Sinusknoten erzeugt, obwohl auch die anderen Zentren erregungsfähig sind. Dies ist in dem Moment lebensrettend, wenn der Sinusknoten seiner Erregerfunktion nicht mehr nachkommen kann.
- Die meisten Muskeln des Körpers kontrahieren stärker, wenn der erregende Impuls verstärkt wird, da die Muskelgruppen getrennt voneinander erregbar sind. Beim Herzmuskel ist dies anders: Es sind nur alle Herzmuskelzellen gleichzeitig erregbar oder gar keine. Ein Reiz führt zu einer immer gleichen Kontraktion und kann nicht intensiviert werden.

- Die Zeit, in der der Herzmuskel nicht erregbar ist, beträgt 0,3 s und wird Refraktärzeit genannt. Diese schützt den Muskel vor einer zu schnellen Kontraktionsfolge. Da eine Dauerkontraktion beim Herzen tödlich wäre, ist diese relativ lange Erschlaffungsphase überlebenswichtig.

Der Dünndarm

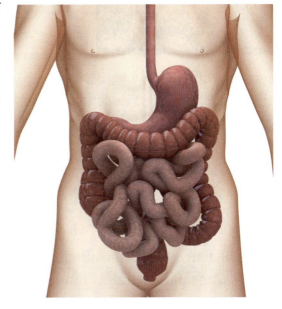

Im Verdauungssystem folgt auf den Magen der Dünndarm. Er ist ungefähr 3-4 m lang und im Durchschnitt 2,5 cm dick. Er ist in drei Teile gegliedert, die ohne Begrenzung ineinander übergehen.

Den ersten Teil bildet der ca. 25 cm lange Zwölffingerdarm (Duodenum). Sein Anfangsteil ist frei beweglich, wohingegen die anderen Abschnitte mit der hinteren Bauchdecke verwachsen sind. In diesen Teil des Dünndarms münden die Bauchspeicheldrüse und der Gallengang. Am Übergang zum Leerdarm (Jejunum) löst sich der Darm von der hinteren Bauchdecke. Der Leerdarm ist, wie auch der folgende Krummdarm (Ileum), deutlich länger als der Zwölffingerdarm, diese beiden Darm-Teile münden ohne scharfe Begrenzung ineinander. Im Verhältnis machen der Leerdarm ca. 2/5 und der Krummdarm fast 3/5 der Gesamtlänge des Dünndarms aus. Die beiden letzten Darmabschnitte sind, im Gegensatz zum Zwölffingerdarm, äußerst beweglich

Kapitel IV

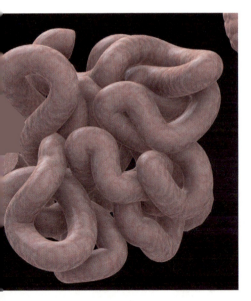

und nur über ein fettreiches, bindegewebsartiges Aufhängeband an der hinteren Bauchdecke befestigt.

Die Aufgaben des Dünndarms

Die Hauptaufgabe des Dünndarms besteht in Resorption und Absorption. Der im Mund vorgekaute und im Magen vorverdaute Speisebrei wird im Dünndarm zu Ende verdaut. In dieser Endverdauungsphase werden über die Dünndarmschleimhaut dem Speisebrei lebenswichtige Moleküle und notwendige Bestandteile der Verdauungssäfte entzogen und über das Blut dem Kreislauf des Körpers wieder zugeführt. Dazu benötigt der Dünndarm seine enorme Oberfläche, die, stark gefaltet, auf so engem Raum Platz findet.

Der Aufbau der Dünndarmwand

Ähnlich dem gesamten Aufbau der Verdauungsorgane setzt sich die Dünndarmwand wie folgt zusammen:

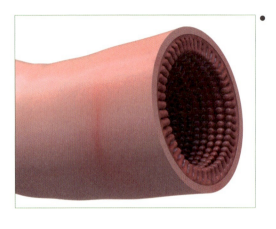

- Die vielfach gefaltete Mukosa (Schleimhaut) wird größtenteils von den sogenannten Saumzellen oder Enterozyten gebildet und sorgt für die Resorption des Darminhaltes. In der Schleimhaut befinden sich ebenfalls die Becherzellen, die den Schleim produzieren. Die dünne Eigen-

muskelschicht ist für die Bewegung des Speisebreis im Dünndarm verantwortlich.
- Die Schleimhaut wird von der Muskelschicht durch die Submukosa getrennt.
- Die Muskularis besteht aus glatter Muskulatur, welche in Form einer inneren Ring- und einer äußeren Längsmuskelschicht angeordnet ist.
- Der Dünndarm wird vollständig von der Serosa (= Flüssigkeitsfilm mit welchem die Bauchhöhle von Innen ausgekleidet ist) überzogen, welche auch die anderen Organe des Bauchraumes umschließt.
- Die Mukosa ist so aufgebaut, dass die größtmögliche resorbierende Oberfläche erreicht wird. Diese Vergrößerung der Oberfläche wird durch ringförmig verlaufende Falten der Schleimhaut, die Kerckring-Falten, erzielt. Auf den einzelnen Falten befinden sich fadenförmige, 1 mm hohe Ausstülpungen, die den Namen Zotten tragen und etwas kürzere Einstülpungen, die als Krypten bezeichnet werden. Für eine weitere Unterstützung der Vergrößerung der Schleimhaut sorgen die Enterozyten. Auf ihnen sitzen dicht beieinanderstehende Fortsätze des Zytoplasmas, die die Resorption unterstützen. Im Zentrum der Zotten befinden sich Lymphgefäße, durch welche die Darmlymphe transportiert wird. Während des Verdauungsvorganges sind die Zotten in ständiger Bewegung, sie tauchen in den Speisebrei ein und nehmen Moleküle auf, die über das Kapillar- oder Lymphsystem abtransportiert werden. In den Lieberkühn-Drüsen, die sich ebenfalls inmitten der Zotten befinden, wird der Saft des Dünndarms, der dem Speisebrei zugegeben wird, hergestellt. In den Drüsen sind verschiedene Zellen zu finden:

Kapitel IV

Die schleimbildenden Becherzellen

- **Die Paneth-Körnerzellen:** ihre Funktion ist noch nicht ausreichend geklärt. Fest steht, dass sie stoffwechselaktiv sind und ein Sekret bilden, das aus Lysozymen besteht und dadurch antibakteriell wirken kann.

Hormonbildende Zellen

- **Stammzellen:** innerhalb von 3-6 Tagen wandeln sich die Zellen der Zotten und Krypten, alte sterben ab und neue wachsen nach. Darum bezeichnet man die Dünndarmhaut als das empfindlichste Gewebe des menschlichen Körpers.

Zusammengefasst hat die gesamte resorbierende Oberfläche der Dünndarmschleimhaut ein Ausmaß von 200 Quadratmetern.

Dünndarm-Bewegungen

Der Speisebrei, der mit ca. 8 l Verdauungssäften vermischt ist, wird mithilfe von mehreren Bewegungstypen in ca. 6-10 Stunden einmal durch den Dünndarm befördert. Diese Bewegungen verlaufen ohne äußeren Einfluss und werden vom enterischen Nervensystem gesteuert. Man spricht hier von der Autonomie der Darmbewegungen, und der Einfluss von Sympathikus sowie Parasympathikus (= Bestandteile des vegetativen Nervensystems) äußert sich lediglich im Hinblick auf die Modifikation der Bewegungen.

Es werden folgende Darmbewegungen unterschieden:

- Die Zotten besitzen eine Eigenbeweglichkeit, die durch die Kontraktion der Eigenmuskelschicht der Schleimhaut bedingt wird.

- Durch rhythmisches Einschnüren der Ringmuskulatur und der Pendelbewegung der Längsmuskulatur entsteht die Mischbewegung.
- Zur Fortbewegung des Darminhaltes in Richtung Dickdarm werden die peristaltischen Wellen benutzt.
- Alle 1-2 Stunden wird eine solche peristaltische Welle im verdauungsfreien Zustand ausgelöst. Diese entfernt Bakterien und Speisereste aus Magen und Dünndarm. Während dieser Bewegung kann ein »Magenknurren« auftreten, welches kein Hungergefühl bezeichnet.

Lymphatisches Gewebe des Dünndarms

Gegen Ende des Dünndarms nimmt die Faltung der Schleimhaut ab; hier befinden sich vermehrt Becherzellen, welche die Enterozyten ersetzen. Zusätzlich treten knötchenförmige Lymphozytenhaufen auf. Deren Aufgabe ist es, eingedrungene Krankheitserreger und andere Antigene unschädlich zu machen.

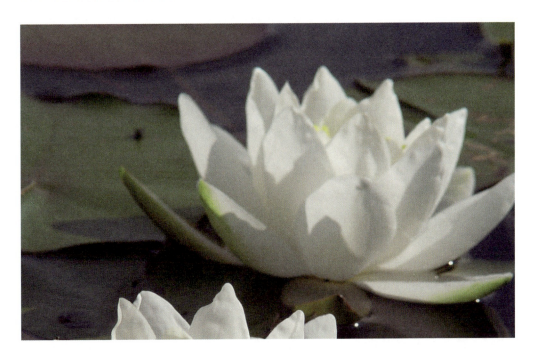

Kapitel IV

Das Herz nach der TCM – Zentrum unseres Körpers

»Befindet sich das Herz-Blut in Harmonie, kann sich der Geist frei entfalten.«

Das Herz ist, nach der Lehre der **TCM**, ein Yin-Organ und für die **Speicherung des Geist-Shen** sowie für die **Überwachung des Blutkreislaufes** verantwortlich. Sein zugehöriges Yang-Organ ist der **Dünndarm**.

Dem **Dünndarm** kommen die Aufgaben zu, in der Verdauung die reinen von den unreinen Produkten zu trennen, das Verhältnis von Flüssigkeiten und festen Ausscheidungsprodukten zu regeln und die Nährstoffe aus der verdauten, festen und flüssigen Nahrung zu gewinnen.

Eine Reizung des Dünndarms kann bei von außen kommenden Krankheiten, Infektionen, Muskelverspannungen, Fieber oder diffuser Schmerzsymptomatik auftreten.

Als Yang-Partner steht der Herz-Leitbahn die Dünndarm-Leitbahn gegenüber und der Kreislauf-Leitbahn die Dreifach Erwärmer-Leitbahn.

In diesem Kapitel gehen wir auf das erste Leitbahnpaar, Herz und Dünndarm, ein, das nächste Kapitel wird sich mit den beiden anderen befassen.

Diese Entwicklung kennzeichnet das Element Feuer als ein ganz besonderes Element und unterstreicht die bedeutende Position, die es im Kreislauf der Wandlungsphasen innehat. Keiner anderen Wandlungsphase kommen so tief greifende Verknüpfungen zu wie diesem Element. Somit ist das Feuer und damit die Sommerzeit als Höhepunkt der Regulation sowie der Steuerung unseres gesamten Organismus in Bezug auf den weiteren Verlauf der Wandlungsphasen zu betrachten.

Element Feuer I

Das Herz ist das **Oberhaupt der lebenswichtigen Organe** – es regelt die Funktion sowie die optimale Arbeitsweise aller anderen Organe, hauptsächlich, indem es für einen kontrollierten Blutfluss sorgt. Es ist auch für die geregelte Nährstoffversorgung der Zellen maßgebend. Dadurch, dass das Herz für die Regelung des Shen verantwortlich ist, steuert es Stimmungen und Gedanken. Es steht für das **Zentrum des Menschen,** das durch Stress, Hektik, Druck und Überforderung in Ungleichgewicht geraten kann. Wenn das Herz erkrankt, beeinflusst es negativ die gesamte Körper-Seele-Geist-Einheit, und das Energiesystem gerät in ein Chaos, welches das seelische Gleichgewicht erheblich erschüttern kann.

Das Herz stellt die nährende Mutter unseres Körpers und Organismus dar, die durch Hysterie und Überforderung gestört wird. Es ist eng mit der Liebe verbunden sowie mit der Annahme von körperlicher Vereinigung. Es charakterisiert den Bereich, der für die Persönlichkeit eines Menschen, für seine Erscheinung, seine Individualität und die koordinierten Kräfte seiner Person verantwortlich ist. Bei einer Störung des Herz-Blutes oder der Chi-Energie der Herz-Leitbahn kann es zu psychischen Krankheitsbildern, Gebrochenheit und Unkontrolliertheit der inneren Kräfte kommen. Diese Störungen sind erkennbar an manischem Verhalten, unkontrollierten Lachanfällen, großer Unruhe, Reizbarkeit, Ängstlichkeit, Schreckhaftigkeit, Schlaflosigkeit und Hysterie.

Unser Herz-Zentrum symbolisiert auf geistig-psychischer (seelischer) Ebene die **Liebe**, die Emotionen, das Vergeben und Vergessen, den Neuanfang, den Mut sowie die Glückseligkeit. Außerdem birgt es eine Mittler-Stellung zwischen den Polaritäten von Yin und Yang, von Himmel und Erde, was sich in der Funktionsweise des Herzens zeigt: Der Herzschlag ist ein rhythmisches Zusammenspiel von Anspannen und Loslassen, der Blutfluss wird durch das Zusammenziehen und Auseinanderdehnen des Herzmuskels versinnbildlicht, und das Blut lebt von Stauungen und fließenden Bewegungen. Dies kennzeichnet das Herz als den Motor des Stoffwechsels und somit des Lebens.

Unser Herz ist ein großes Wunder, denn es agiert und funktioniert einzig aus sich selbst heraus. Es gibt keinerlei Nerven oder Reize, die es zum Schlagen bringen. Die Autonomie unseres Herzens leitet sich von dessen Fähigkeit ab, sich selbst zu erregen. Dafür ist hauptsächlich der Sinusknoten verantwortlich, dem wir symbolhaft das Väterliche zuordnen können. Der AV-Knoten kennzeichnet dann das Mütterliche, welches die Aufgabe des Erregens übernimmt, wenn der Vater nicht mehr dazu in der Lage ist. Ihr Kind bildet – wenn wir in dieser Symbolsprache bleiben, das His-Bündel, das die Erregungen in gleicher Form weiterleitet.

»Das Herz ist der General des Blutes.«

Das Herz ist, nach chinesischer Ansicht, für die Überwachung sowie für die Regulierung des Blutkreislaufes verantwortlich. Ein regelmäßiger Puls und eine gleichmäßige Körperwärme sind ein Zeichen für eine gesunde Herzfunktion. Der Herzschlag wird durch den Atem und das Brust-Chi unterstützt. Das Blut sowie das Chi des Herzens müssen im Gleichgewicht sein, da ansonsten keine stabile Herz-Energie gewährleistet werden kann.

Der Schweiß wird als eine weitere Flüssigkeit von der Hitze des Herzens genährt. Schwitzen gilt nach der TCM als natürliche Reinigung und Entgiftung des Körpers. Zu viel oder zu wenig Schweiß deutet jedoch auf ein Ungleichgewicht im Element Feuer hin. Es ist wichtig, in der Hitze des Sommers frei zu schwitzen, um uns optimal auf die Zeit der Erde vorzubereiten. Schweiß ist die natürliche Kühlung der Yang-Hitze des Körpers, was bedeutet, dass die Yin-Kraft des Herzens gestärkt werden muss, wenn der Schweiß-Fluss nicht ausreichend vorhanden ist.

Element Feuer I

»Das Herz beherbergt den Geist.«

Shen kann mit Geist übersetzt werden, ist aber nach chinesischer Lehre weit mehr als das, was wir mit Geist bezeichnen. Es repräsentiert vielmehr die Unzahl mentaler, psychologischer und spiritueller Fähigkeiten, die das Wesen eines jeden Menschen, individuell gesehen, ausmachen. Es symbolisiert jene Kraft, die unsere Persönlichkeit formt. Wenn diese sowie unser ganzes Wesen vom Herzen geleitet und geführt werden, dann befinden wir uns im Gleichgewicht, sind ausgeglichen und uns unserer Fähigkeiten sowie ihrer individuellen Entfaltung bewusst. Wir können dann optimal aus unseren Eigenschaften schöpfen. Shen trägt auch den direkten Bezug zur Verbindung mit dem Weltlichen, der mentalen und emotionalen Kompetenz des Menschen, mit dem Göttlichen, der Eingebung, Intuition, Magie sowie mystischen Begebenheiten in sich. Wenn das Herz nicht unser Shen regiert, kann dies zu geistigen und psychischen Störungen führen. Es ist aber wiederum auch möglich, dass unser Herz nicht stark genug ist oder seine Energie schwach, was uns in der Entfaltung unseres Wesens negativ beeinflussen kann. Die Gesundheit des Shen vermag an den Augen erkannt zu werden. Ein starkes Herz sorgt für geistige Klarheit, Intuition und ein ausgeprägtes Streben nach Wissen.

»Die Zunge ist der Spross des Herzens.« – » Wenn das Herz voll ist, geht der Mund über.«

Die Herz-Leitbahn öffnet sich der Lehre der TCM zufolge in der Zunge, deswegen können sich Disharmonien des Herzens auch hier spiegeln. Die Zunge ist sozusagen der Spross der Herz-Leitbahn, was sich besonders auf unsere Gabe bezieht, das, was wir mögen und lieben, über die Zunge auszudrücken. Eine rot-violette Zunge deutet auf ein Übermaß und eine blasse, blutleere Zunge auf einen Mangel an Herz-Energie hin. Vor allem die Spitze der Zunge ist hierbei besonders zu beachten.

Nicht nur die Schönheiten des Herzens lassen sich mit und über die Zunge ausdrücken, sondern auch manche schlechten Eigenschaften. So sagt man, in der TCM, dass die Lüge eng mit dem Herzen und somit mit der Zunge verbunden ist.

»Das Herz regiert die Blutgefäße.«

Die Blutgefäße werden als Verlängerung des Herzens angesehen und ihre vitale Funktion ist von dessen Gesundheit abhängig. Das **Blut** wird in der Chinesischen Lehre mit mehr als nur der roten Flüssigkeit, die wir als Blut bezeichnen, charakterisiert. Es ist verantwortlich für die fortwährende Zirkulation aller Flüssigkeiten im Körper, für Nahrung, Erhalt und Benetzung der verschiedenen Organe, Gewebe und Zellen. Allerdings fließt es nicht nur in den Blutgefäßen, sondern (als Chi-Energie) auch über die Leitbahnen, wobei es in der Chinesischen Lehre nicht wichtig ist, ganz genau zu wissen, wo entlang, da es sich bei diesen Leitbahnen um Kraftfelder handelt. Die Funktion gilt als wichtiger als die physische Lokalisierung. Das Blut als Flüssigkeit hat ebenfalls einen Yin-Charakter, es entsteht aus der Nahrung. Im Magen reift diese, die Milz destilliert die feine Essenz vom unreinen Rest der Nahrung und schickt jene mit Hilfe des Milz-Chi in einer Aufwärtsbewegung zu den Lungen. Auf dem Weg wandelt das Nahrungs-Chi die Essenz um in Blut. Nachdem es in der Lunge endgültig zu Blut geworden ist, wird es ans Herz geschickt, damit dieses das Blut dazu veranlassen kann, im Körper zu zirkulieren.

Das Herz, die Leber und die Milz haben einen besonderen Bezug zum Blut, der sich wie folgt darstellt:

- »Das Herz regiert das Blut.« – Es hält den Kreislauf des Blutes im Körper in Gang.

- »Die Leber speichert das Blut.« – Sie ist verantwortlich für das »ruhende«, im Moment nicht verwendete und daher »gespeicherte« Blut.
- »Die Milz leitet das Blut.« – Mit ihren bewahrenden Eigenschaften hält sie das Blut in seinen vorgegebenen Bahnen.

Das Blut und das Chi bewegen sich in einer wechselseitigen Abhängigkeit und weisen eine unlösbare Beziehung zueinander auf. Das Chi erschafft das Blut, bewegt es und hält es in den Bahnen. Das Blut nährt die Chi produzierenden Organe. Das Blut ist Yin und das Chi ist Yang. Ein Leitspruch in der Chinesischen Medizin lautet: »Das Chi ist der Befehlshaber des Blutes. Das Blut ist die Mutter des Chi.« Deshalb ist es für jeden Menschen, egal ob Mann oder Frau, so eminent wichtig, ausgeglichene Yin- und Yang-Qualitäten, d.h. die archetypischen Bilder von Yin und Yang in sich zu entwickeln.

»Die Gesundheit des Herzens spiegelt sich in der Gesichtsfarbe.«

Ein sanfter und regelmäßiger Blutfluss gewährleistet einen kräftigen, rosigen und strahlenden Gesichtsteint. Wenn die Farbe blass, matt, bläulich oder purpur erscheint, kann dies ein Zeichen für gestörtes Herz-Blut sein.

Die gesunde Herzenergie zeigt sich an einer gesunden, rosigen Gesichtsfarbe. Sie strahlt und hat diesen besonderen, glänzenden Hauch im Zeichen des Verliebtseins. Die Herzenergie durchflutet den ganzen Körper und lässt den Menschen vor Glück im Gesicht strahlen und leuchten. Durch den Teint, die Gewebe-Struktur und eine zu dunkle oder zu helle Gesichtsfarbe werden Krankheiten und Schwäche deutlich ausgedrückt.

Kapitel IV

Die Organuhr im Element Feuer

Der Herz-Leitbahn kommt in der Energiezeit des Tages die Zeit von 11–13 Uhr zu. In dieser Zeit wechselt die Qualität von der Ruhe der Wandlungsphase Erde zur Aktivität der Wandlungsphase Feuer. Um die Mittagszeit wird vor allem unsere Zellversorgung vom Schlagen des Herzens angekurbelt. Unsere Zellen werden mit den notwendigen Nährstoffen, Mineralien, Spurenelementen und Vitaminen versorgt, welche sie brauchen.

In dieser Zeit arbeiten Herz und Dünndarm am intensivsten, d.h. vor dem Mittagessen, das idealerweise um 13 Uhr eingenommen werden soll, ist es wichtig, uns nicht durch Stress und Hektik zu überfordern. Die Zeit vor dem Mittagessen sollte genutzt werden, um innezuhalten und sich, zumindest auf mentale Weise, der Liebe hinzugeben – jener zu sich selbst, zum Göttlichen sowie zum Nächsten.

Von 13–15 Uhr folgt der Zeit des Herzens die der Dünndarm-Leitbahn. Dieser kommt die Aufgabe zu, sowohl die Nährstoffe als auch die Abfallstoffe der Nahrung zu extrahieren und dafür Sorge zu tragen, dass sie an ihren bestimmten Verarbeitungsort über das Blut transportiert werden. Irritationen und Reizungen des Dünndarms gehen oft mit Bauchschmerzen und Gluckern einher, Mittagsmüdigkeit kann auftreten. Bei einer intakten Dünndarmregulierung kann diese Zeit zu tiefgehenden Gesprächen sowie Tagträumereien einladen.

Die Minimalzeit des Herzens liegt zwischen 23 und 1 Uhr, was zuweilen bedeuten kann, dass eine geschwächte Herz-Leitbahn das Einschlafen verhindert.

Die Minimalzeit des Dünndarms liegt zwischen 1 und 3 Uhr nachts, was zur Folge hat, dass eine geschwächte Dünndarm-Leitbahn das

Durchschlafen in dieser Zeit durch Verdauungsbeschwerden zu behindern vermag.

Herz-Kreislauf-Erkrankungen

Die häufigste Todesursache in westlichen Ländern ist der Herzinfarkt oder andere Erkrankungen des Herz-Kreislauf-Systems, zum Beispiel Herzrhythmusstörungen, die sich zu Herzenge-Gefühlen und schließlich zum Herzinfarkt entwickeln können. Durch Schwächungen der Hirnarterie können Schlaganfälle entstehen.

Dem Element Feuer werden auch andere spezifische Erkrankungen zugeordnet, so z.B. Schläfenkopfschmerzen, Schulter- und Nackenverspannungen, Muskelverhärtung, Schmerzen im Brustbereich, Beschwerden des Mittelohres, Beschwerden des Uterus, Hormonirritation, Schilddrüsenfehlfunktionen, alle Blutgefäßerkrankungen und natürlich Erkrankungen oder Irritationen des Herzens sowie des Dünndarms.

Bei einer Irritation der Herz-Leitbahn kann es auch zu verlangsamter Blutzirkulation kommen, und in weiterer Folge zu toxischen Stauungen, die wiederum weitere Krankheitsbilder hervorrufen können.

Der Herzbeutel gilt in der Chinesischen Medizin als »Beschützer des Herzens« und nicht nur als eine Hülle, die das Herz umgibt. Vielmehr kommen ihm zahlreiche wichtige Funktionen zu. Er gilt ebenfalls als Yin. Der Herzbeutel hat die besondere Aufgabe, das Herz vor äußeren bösartigen oder inneren schädigenden Einflüssen zu schützen. Der Beutel lenkt der TCM zufolge die Freude und das Vergnügen und sorgt somit für innere Ausgeglichenheit und Harmonie.

Über den Herzbeutel »knacken« wir mit unserer mentalen Leitbahn-Arbeit jede Art von **Hartherzigkeit** – jene, die uns eng macht und uns von der Selbstliebe abhält. Bewusste Hartherzigkeit im Sinne von

Kapitel IV

Verteidigung unserer Selbstliebe bedeutet etwas anderes – sie geschieht bewusst, in für uns bedrohlichen Momenten und hat nichts mit jener dauerhaften Hartherzigkeit zu tun, die uns Lebensqualität nimmt und krank macht.

Das Element Feuer und seine Organe

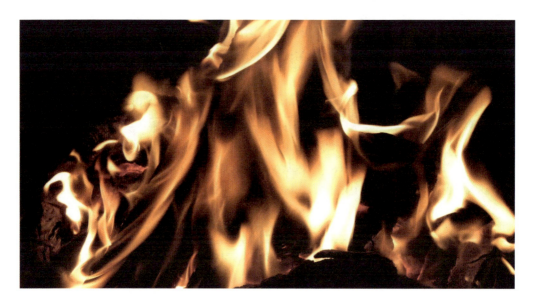

Das Herz steht im Zeichen des Elementes **Feuer**. Feuer charakterisiert den maximalen Aktivitätszustand am Wendepunkt. Feuer bringt zum Glühen, was Holz geschaffen hat, Feuer lässt explodieren, was Holz hervorgebracht hat, die Energie des Feuers sprüht in alle Richtungen.

Danach folgt das beruhigende Element der Erde, das die Hitze des Sommers nachhaltig in sich trägt und abkühlend die Natur auf die Kälte des Winters vorbereitet.

Das Element Feuer wird auch durch die Hitze und Intensität der Sonne verdeutlicht. Ein Sonnenbad ist im Sommer für die Harmonisierung des Elementes Feuer wichtig, nur sollte dieses sehr vorsichtig betrieben

Element Feuer I

werden. Wenn ein Sonnenbad mit Vorsicht genossen wird, dient es der physischen sowie psychischen Stärkung unseres Organismus sowie der Regulationssysteme unseres Körpers.

Das Element Feuer wird auch durch folgende geistige Entsprechungen charakterisiert: **geistige Klarheit, Wissen und Intuition, Mitgefühl und soziales Engagement.**

Der **Schlaf** wird vom Chi des Feuers reguliert, und eine Schlafstörung verweist meist, nach der chinesischen Überzeugung, auf eine Schwächung des Herz-Meridians hin. Das Feuer ist das Element, das immer am meisten mitleidet, wenn eines der anderen Elemente in Ungleichgewicht und Disharmonie geraten ist. Dies kann bedeuten, dass zwar das Herz-Feuer nicht mittelbar beeinträchtigt ist, jedoch von einer Gleichgewichtsstörung durcheinandergebracht wurde und deswegen mit verstärkter Intensität arbeitet, somit zu viel Aktivität und innere Hitze erzeugt, welche beim Schlafen hinderlich sind.

Die **Zeit** ist in der Chinesischen Lehre ebenfalls dem Herzen zugeordnet. Zeitdruck verletzt das Herz, zu viel und zu intensives geistiges Arbeiten über einen zu langen Zeitraum schwächt, und es kann seine Harmonie nicht mehr behalten, es kommt zu einer Überhitzung und zu innerem Ungleichgewicht. Vor allem Herz-Angelegenheiten sollten wir mit Bedacht und Zeit angehen.

Im menschlichen Lebenszyklus wird die **Jugendzeit vom Feuer beherrscht**. Wenn der junge Mensch in seiner Kindheit des Holzes richtig gewachsen ist, sich frei entfalten konnte und seiner Kreativität sowie Neugierde genug Raum gegeben wurde, dann wird das Feuer der Jugend optimale Nahrung finden. Die Jugend feuert an, gibt Kraft, bringt Liebe, Begeisterung und Freude am Wissen mit sich. Wird das Feuerelement der Jugend nicht optimal genährt und findet keine freie Entfaltung, kann es zur Ablehnung geistiger Bestrebungen, zu egoistischem

Verhalten und zur Fixierung auf materielle Werte kommen. Da das Feuer nicht nur das Herz, sondern auch die Sexualität belebt, kann, wenn das Feuerelement der Jugendzeit unterdrückt wurde, dies zu sexueller Frustration, Leidenschaftslosigkeit und völliger Abwesenheit von Sexualität führen. Das Herz-Feuer erlischt dann langsam oder brennt von innen heraus so stark, dass es alle Lebenskraft vernichtet – der Mensch leidet, wird manisch oder fanatisch.

Das Feuer ist ein kraftvolles, vitales, bewegendes und magisches Element. Ihm sind Liebe, Sexualität, Freude, Lachen, Tanzen und Lustigsein, Glück, Wissen, Kommunikation und alle Dinge, die das Herz erfreuen, zugeordnet. Gerade diesem Element fehlt es jedoch häufig an genügend Entspannung, Innehalten und Ruhe, die es als Ausgleich so nötig braucht. Denn das »große« Yang braucht in seiner Harmonie, seinem inneren Suchen nach Ausgeglichenheit, viele Momente des »großen« Yin, um sich selbst nicht zu verlieren, in dem ganzen bunten Treiben und Explodieren von Gefühlen, Stimmungen und großen Ereignissen.

Der **bittere Geschmack und die Farbe Rot** sind der **Wandlungsphase Feuer** zugeordnet. Nach der Chinesischen Ernährungslehre ist es angebracht, dass man in der jeweiligen Jahreszeit den Körper mit den optimalen Lebensmitteln **versorgt.** Diese sollten immer natürlich gereift, mit hohem Gehalt an biologischer Energie sowie mit wenigen chemischen Zusatzstoffen und Giften versehen sein. Um das Feuerelement in seinen Eigenschaften zu unterstützen, dient der bittere Geschmack, den wir vor allem in **bitteren Salaten wie Radicchio oder Endivien finden. Rotes Obst wie Erdbeeren, Kirschen, Pflaumen und Rhabarber oder Gemüse wie Rote Beete und Tomaten sowie Sonnenobst, Rohkost und alle Salate** sind ebenfalls gut für unser Herz-Feuer und helfen uns, im Sommer mit Hitze, Sonne und Aktivität am besten umzugehen. Sie tragen auch die Tendenz in sich, übermäßige Hitze auszugleichen und den Dünndarm zu reinigen.

Schädlich dagegen werden überstimulierende Lebensmittel, wie Chili, Curry, schwarzer Tee und Kaffee aufgenommen, da sie das Feuer-Element in seiner starken Aktivität unterstützen und uns unruhig, zu aktiv und überdreht werden lassen können.

Die Emotion des Elementes Feuer ist die Freude. Damit ist vor allem das umfassende Gefühl der Lebensfreude gemeint. Diese Emotion kann wie auch die anderen, wenn sie in Extremen auftritt, zu Disharmonie führen, die sich entweder in Freude-Überschwang oder in Pessimismus ausdrückt. Freude und Lachen gelten als Ausdruck des Feuerelements, das Gefühl des Glücks, Gesundheit und Zufriedenheit, innere Ausgeglichenheit und Akzeptanz des Lebens. Dies sind die echten Freuden des Herzens, und sie werden von einem ausgeglichenen Herz-Feuer genährt. Nach der taoistischen Lehre des Gleichgewichtes kann es aber auch bei Freude zu einem Ungleichgewicht kommen. Jede der sieben Emotionen ist wichtig für die Ganzheit des Menschen, und keine darf in einem Übermaß in Erscheinung treten oder völlig fehlen, da sonst eine Disharmonie entstehen kann. Übermäßige Freude ist demnach genauso schädlich wie Zorn im Übermaß. Dieses Ungleichgewicht kann sich in dem Menschen ausdrücken, der nie lacht, chronisch unter Zeitdruck leidet, immer ernster Stimmung ist und dem Leben keine Vergnügungen abgewinnen kann. Oder es zeigt sich in dem Menschen, der ständig Witze erzählt, immer im Mittelpunkt stehen muss, hysterisch lacht und sich vor Begeisterung beim kleinsten Anlass zu überschlagen scheint.

Der Magier im Zeichen des Feuers. Der Mensch in der Charakteristik des Feuers macht sich dessen magische Fähigkeiten zu eigen. Genauso wie auch das Feuer kann der Feuer-Mensch andere begeistern, anziehen, faszinieren, für knisternde und spannungsgeladene Momente sorgen, voller Hingabe brennen, in höchster Aktivität voller Leichtigkeit beschwingt durch die Nacht tanzen, kann Licht, Liebe und Lachen in sich vereinen.

Kapitel IV

Das Feuer der Spiritualität treibt den Feuer-Menschen an, er hat ein klares Bewusstsein, möchte mehr Wissen und Weisheit erlangen, fühlt sich durch das Mitgefühl anderen Menschen verpflichtet und sorgt in seinem sozialen Engagement für deren Wohlergehen. Sein Wesen ist gekennzeichnet von der Feuer-Kraft, die Schutz vor der Kälte gewährleistet und somit das Überleben sichert. Aber gleichzeitig besitzt sie die tödliche Wirkung, in einem Augenblick der Unachtsamkeit mit zerstörerischer Kraft alles niederzubrennen. Das Feuer lässt sich nicht anfassen, nicht beherrschen, es bleibt unfassbar, unbegreiflich, sprunghaft, flüchtig und unberechenbar. Man kann es nicht besitzen, aber man kann von ihm besessen werden.

Die Liebe spielt im Leben des Feuer-Menschen die größte Rolle, das Feuer der Liebe vereint das Männliche und das Weibliche durch die Sexualität und bringt neues Leben hervor. Durch die Liebe können Gegensätze miteinander verschmolzen werden.

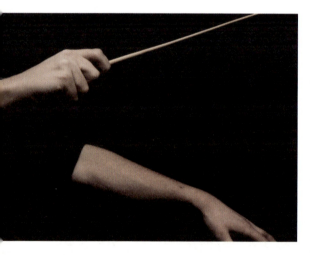

Intuition, das Gefühl für andere Menschen, die richtig eingesetzten Gesten, Berührungen und Worte, Mitgefühl und ein großes Herz für andere lassen den Feuer-Menschen eine eigenartige Faszination ausstrahlen und geben ihm die Möglichkeit, viele Menschen zu vereinen und in ihnen das Gefühl des Himmels auf Erden zu entfachen. In ihm sehen andere die Verbindung vom Weltlichen zum Göttlichen. Seine Ziele und Visionen begeistern, und der Zauber des Augenblicks scheint von ihm erfunden, denn der Feuer-Bändiger lebt im »Hier und Jetzt«.

Element Feuer I

Mit Leidenschaft und dem Wunsch der Verschmelzung mit dem Augenblick, dem perfekten Partner oder höheren Energien geht der Feuer-Mensch durch das Leben. Es scheint vor ihm ausgebreitet bereitzuliegen und nur auf seine ungeteilte Aufmerksamkeit zu warten.

Er liebt es, wie auch das Feuer, im Mittelpunkt zu stehen, schenkt seinerseits aber ebenfalls jedem Einzelnen seine ungeteilte Aufmerksamkeit. Selbst wenn er zuhört, dominiert er das Gespräch. Er liebt es, sich den anderen mitzuteilen, nicht, weil er ihnen auf die Nerven gehen will, sondern weil sie ihm wichtig sind, er braucht Kontakt und kann erst in der Intimität der Gruppe seine eigene Individualität finden.

Gerade bei Menschen, die in diesem Element ihre Entsprechungen finden, ist es wichtig, dass sie sich nicht aus der Harmonie bringen lassen, dass sie nicht von der Freude an ungeteilter Aufmerksamkeit und Bewunderungen in eine Sucht nach dem Mittelpunkt, nach Applaus und Beachtung fallen.

Die Stärke dieses Elements liegt in der Qualität, auch still und leise in der Ecke im Mittelpunkt stehen zu können, auch mit Mitgefühl und einem offenen Ohr Bewunderung zu erfahren, mit Lachen und Freude Liebe und Erfüllung zu finden, anstatt voller Besessenheit danach zu suchen.

Der Feuer-Mensch läuft Gefahr, da er auf einer Woge des Enthusiasmus und der Freude schwimmt, übermütig und süchtig nach Glück zu werden, denn je höher die Leiter der guten Laune, umso tiefer der Fall in das dunkle Loch der Depression, des Pessimismus und der Manie.

Dadurch, dass dem Magier die Verbindung zu höheren Mächten nachgesagt wird, dadurch, dass er eine besondere Spiritualität besitzt, braucht er die **Erdung.** Seine Stärke und Ausgeglichenheit liegen in einem gestärkten Erde-Element, durch die Sicherheit einer Familie oder Partnerschaft beispielsweise, um den Anschluss nicht zu verlieren.

Das Wasser hilft dem Feuer, sich nicht übermäßig auszubreiten, nicht ohne Kontrolle alles hinwegzubrennen. Im Ernstfall ist es das Wasser, das das Feuer zu löschen vermag. Es trägt die Stille und Ruhe der Meditation in sich, Qualitäten, die einem unharmonischen Feuer-Element helfen, sich wieder zu harmonisieren. Denn wer zum Himmel greift, braucht eine starke Verwurzelung in der Erde und die meditative Stille der Unendlichkeit des Wassers, um den Herausforderungen voller Energie zu begegnen.

Sommer – Herz-Zeit – Regulierungszeit

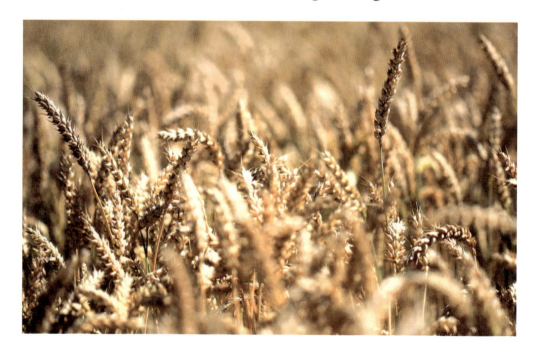

Die vier Leitbahnen des Elements Feuer erfahren ihre Hauptzeit im Sommer, wenn das Aktivitätspotenzial der Wandlungsphasen am Maximum angekommen ist, was gleichzeitig den Wendepunkt zum Element

Element Feuer I

Erde markiert. Mit ihren spezifischen Aufgaben geben die Feuer-Organe dem Sommer die Charakteristik einer Zeit, in der die Regulierung und die Steuerung unseres Körpers und jeder einzelnen Zelle im Vordergrund stehen. Diese Steuerung lässt sich in weitere Teilbereiche aufspalten: Die Steuerung der Körperflüssigkeiten, insbesondere des Blutes, die Steuerung der Hormone sowie die Steuerung des vegetativen Nervensystems. Zu keiner Zeit kann die energetische und die damit verbundene körperliche Gesamtsituation so intensiv aufgebaut werden wie im Sommer, wenn wir uns am Gipfel der Aktivität befinden, weswegen es besonders in dieser Zeit wichtig ist, dass wir uns vor schädigenden äußeren Einflüssen wie E-Smog, Medikamenten und falschen Ernährungsweisen schützen. Nachdem im Frühling mit Entgiftung und Wachstum die Entwicklung der Energieebene in der Natur und in uns vorangetrieben wurde, ist die Zeit des Sommers, die Zeit der Hitze und des Höhepunkts, die Zeit, in der die Energie explodiert und sich verteilt.

Ist der Frühling die Zeit des Sich-Verliebens, so ist der Sommer die Zeit der Liebe. In dieser Zeit können wir neuen Mut schöpfen, haben die Kraft, aus uns herauszugehen, explosionsartig Grenzen zu überwinden und voller Aktivität unser Leben auf einen neuen, anderen bzw. erneuerten Weg zu lenken.

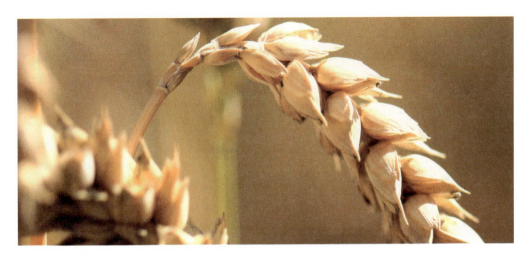

Kapitel IV

Die Herz-Leitbahnen

Ein äußerlich verlaufender Ast der Herz-Leitbahn entspringt an der inneren Spitze des kleinen Fingers, verläuft über die Handinnenfläche und das Handgelenk, entlang der Mittellinie des inneren Unterarmes über die Armbeuge und steigt entlang der Mittellinie des inneren Oberarmes zur Achselhöhle, wo er in das Innere des Körpers einmündet. Von dort aus verläuft er in einem leichten Bogen zur Brustmitte und mündet in das Herz ein, hier identisch mit dem Herzchakra.

Ein zweiter, innerlich verlaufender Ast entspringt 70 cm oberhalb des Kronenchakras, dem Ursprung des sogenannten »Höheren Selbst«, verläuft durch dieses hindurch, quer durch das Innere des Kopfes, um dann senkrecht über das Augeninnere die Wange hinunter zu verlaufen, am Mundwinkel vorbei, unter die Lippe und mittig den Hals sowie die Brust hinunter, ebenfalls einmündend in das Herzchakra.

Ein dritter, innerlich verlaufender Ast entspringt im Fußwurzelchakra, erstreckt sich von dort aus senkrecht, innerlich das Bein hinauf (parallel zu den aufsteigenden Ästen von Bindegewebiger De-/Regenerations-Leitbahn, Organ-De-/Regenerations-Leitbahn und Lymph-Leitbahn), durch die Knie- und Hüftgelenke hindurch, von Letzterem aus waagrecht zur Dünndarmmitte auf der Höhe des Sexualchakras und verläuft dann weiter, ebenfalls innerlich, über die Körpermitte, senkrecht nach oben, zum Herzchakra (parallel zum Beginn der innerlich verlaufenden Dickdarm-Leitbahn sowie der Dünndarm-Leitbahn), in welches auch dieser Ast einmündet.

Element Feuer I

Das Herzchakra

Es wird, über drei Äste der Herzleitbahnen, aus drei Richtungen gespeist: Von unten, aus der Magnetkraft der Erde, horizontal von den Biophotonen, welche von Menschen und der Natur ausgehen, sowie vertikal, »von oben«, von kosmischen Photonen. Unser Herzchakra wird demnach von den Herzleitbahnen energetisch gestärkt und optimal mit Chi versorgt.

Bei Herzkrankheiten vielfältigster Art empfiehlt es sich, die Milz-Leitbahnen zusätzlich zu stärken.

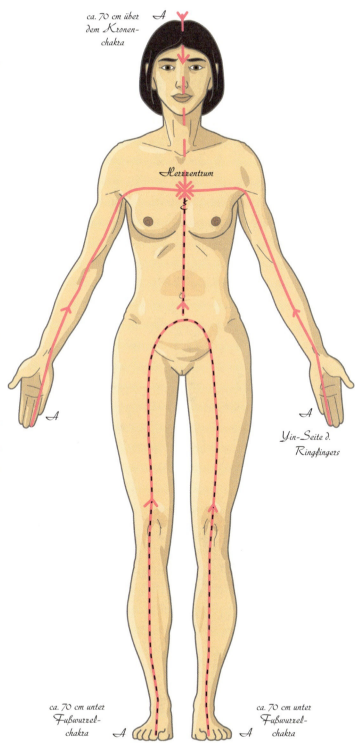

Kapitel IV

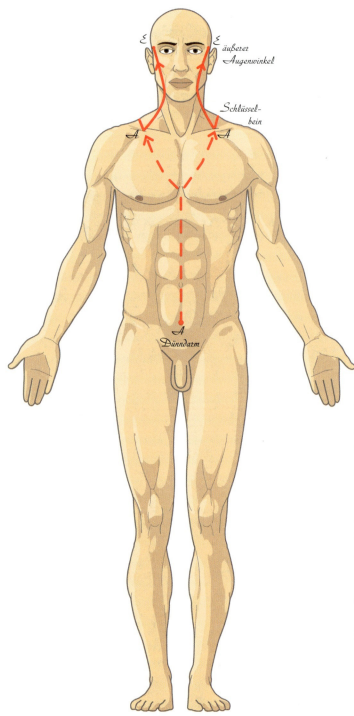

Die Dünndarm-Leitbahnen

Der Hauptast der Dünndarm-Leitbahn entspringt innerlich, in ihrem zugehörigen Organ, dem Dünndarm, verläuft durch Magen und Zwerchfell senkrecht über die Körpermitte zum Herzchakra (parallel zu innerlich verlaufenden Ästen der Dickdarm- sowie der Herz-Leitbahn), teilt sich dort in zwei Äste auf, tritt jeweils auf dem Schlüsselbein aus dem Körper aus und verläuft in ihrem Hauptast über die Schulter entlang der hinteren Grenze der äußeren Seite des Oberarms, entlang der Hinterseite des Unterarmes (bei letzteren beiden Verläufen parallel zur Allergie-Leitbahn), kreuzt das Handgelenk sowie den Handrücken und endet an der äußeren Spitze des kleinen Fingers.

Element Feuer I

Ein weiterer, äußerlich verlaufender Ast, zweigt am Schlüsselbein ab, verläuft über die Seite des Halses zur Wange und endet am äußeren Augenwinkel.

Wenn sowohl Herz- als auch Lymph-Leitbahnen nicht ausreichend in dem Punkt etwa 70 cm über dem Kronenchakra verankert sind, können Stauungen in anderen Leitbahnen wie z.B. im Nebenast der Dünndarm-Leitbahn die Folge sein.

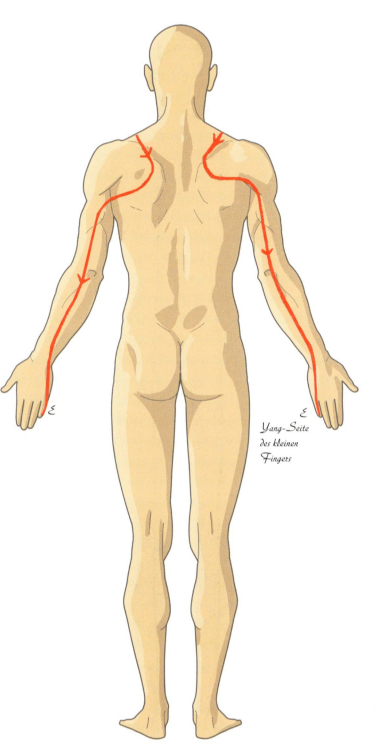

Yang-Seite des kleinen Fingers

Kapitel IV

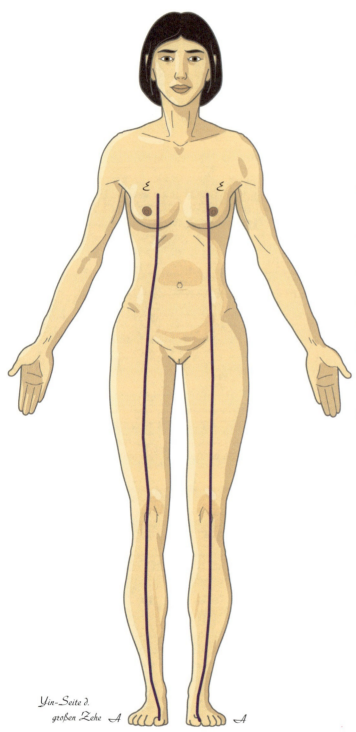

Die Herz-Kreislauf-, auch Herzbeutel-Leitbahnen genannt

Die äußerlich verlaufende Kreislauf-Leitbahn entspringt auf der Yin-Seite der großen Zehe, zieht jeweils mittig die Beine auf der Yin-Seite des Körpers hinauf (gegenläufig zur Magen-Leitbahn) und endet äußerlich auf der Höhe des Austritts der Aorta aus der linken Herzkammer links und, spiegelbildlich, mit dem gleichen Verlauf rechts.

Element Feuer I

Die Dreifach-Erwärmer-Leitbahnen

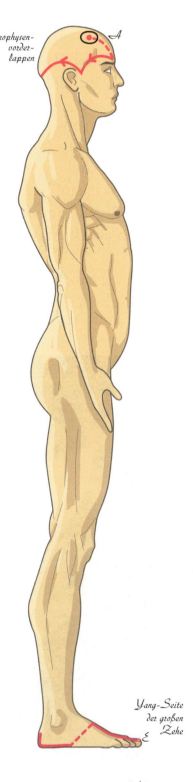

Der innerliche Verlauf der Dreifach-Erwärmer-Leitbahn beginnt im Hypophysen-Vorderlappen, führt von hier aus schräg nach vorne zur Stirnmitte und von dort aus zu einem Punkt ca. 1 cm oberhalb des Endes der Augenbraue. Hier tritt die Dreifach-Erwärmer-Leitbahn in den Körper ein, zieht zur oberen Mulde der Ohrvorderseite, führt von da aus in einem Bogen nach oben und um das Ohrläppchen herum, weiter in einem großen Bogen (ein Bogen, welcher gegenläufig zu jenem von Gallenblasen-Leitbahn verläuft und parallel zu jenem von Allergie- und Gelenk-Leitbahn) über Hinterkopf und Nacken zum oberen Schulterblatt (s. Schaubild S. 243), wo die Dreifach-Erwärmer-Leitbahn auf die Spitze der Dünndarm-Leitbahn trifft. Beide Leitbahnäste vereinigen sich beim siebten Brustwirbel, in der Wurzel des Herz-Zentrums, treten hier in den Körper ein, führen wieder auseinander, umkreisen innerlich zweimal die Nebennieren (rechts gegen den und links im Uhrzeigersinn) und treten auf deren Yin-Seite wieder aus dem Körper aus. Von hier aus laufen sie auf das Lebenstor beim fünften Lendenwirbel zu, vereinigen sich zwischen dem ersten und fünften Lendenwirbel, treten dort in den Körper ein und ziehen im Inneren der Yang-Seite des Körpers die Beine hinunter (gegenläufig zur Herz-Leitbahn), treten auf der Mitte der Ferse aus dem Körper aus, zie-

Kapitel IV

hen auf der Mittellinie der Fußunterseite in Richtung Fußwurzelchakra, treten dort wieder in den Fuß ein, führen innerlich schräg durch die Großzehe hindurch und enden auf deren Yang-Seite.

Es widerspricht der ansonsten so brillanten Logik der TCM, dass die Dreifach-Erwärmer-Leitbahn, traditionell gesehen, lediglich zwischen Kopf, Schulter, Armen und Händen verlaufen soll, wo der Name selbst bereits darauf hinweist, dass es um einen oberen, mittleren sowie unteren Brennraum des menschlichen Körpers geht. Der neue Verlauf bezieht alle drei Brennräume mit ein.

Diese Leitbahnen sind für die Kräftigung gegen schädliche äußere Einflüsse verantwortlich, öffnen die Oberfläche, lösen den gesunden Chi-Fluss und leiten schädigende Belastungen aus.

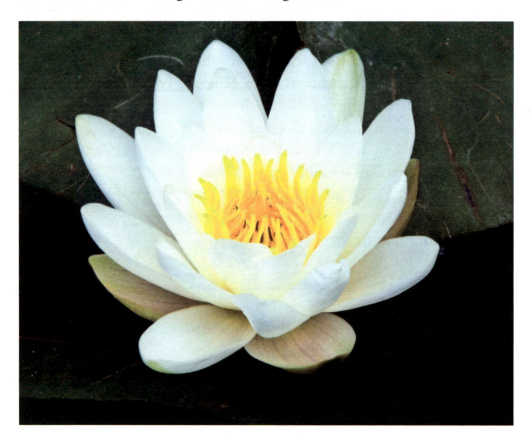

Element Feuer I

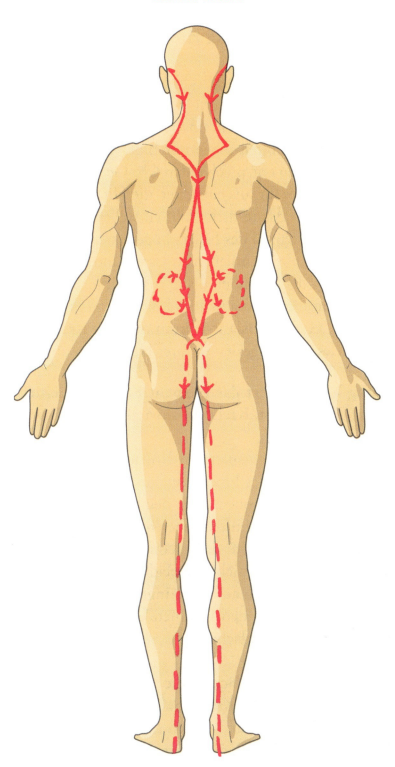

Kapitel IV

Chi-Gong-Übung zum Element Feuer

Der Sommer ist die Zeit des Herzens, die Zeit, in der das Herz die Energie optimal in unserem Körper verteilt. Wie die Sonne wärmt das Herz unser Inneres, unsere Emotionen, unsere Organe und versorgt jede Zelle mit wichtigen Nährstoffen sowie mit Blut. Wenn wir unseren Körper im Sommer mit den entsprechenden Chi-Gong-Übungen kräftigen und unterstützen, ist es für uns einfacher, die Hitze zu ertragen und die richtigen Weichen für das restliche Jahr zu stellen. Es ist uns möglich, das große Energie-Potenzial des Feuers in geeigneter Form in die anderen Wandlungsphasen hineinfließen zu lassen und uns von der Wärme und dem Leuchten der Flammen bis in den Winter hinein erfreuen zu lassen. Der Sommer ist demnach der ideale Zeitpunkt, um **arteriellen Bluthochdruck, Herz-Kreislauf-Erkrankungen, Krampfadern oder emotionale Verletzungen** gezielt in ihrer Heilung zu unterstützen.

Diese Übung harmonisiert das Element Feuer mit seinen Leitbahnen für Herz, Dünndarm, Kreislauf sowie Dreifach-Erwärmer.

Stelle dich mit weichen, entspannten Knien, hin, die Beine schulterbreit gespreizt. Während des Einatmens führst du die Arme an beiden Seiten deines Körpers nach oben. Lege deine Hände über der höchsten Stelle deines Kopfes in der Luft so übereinander, dass die linke Hand sich unterhalb befindet. Halte dabei einige Zentimeter Abstand von deinem Kopf. Konzentriere dich, für beide Hände im Wechsel, zuerst auf den kleinen Finger, dann auf den Ringfinger, den Mittelfinger, den Zeigefinger und schließlich den Daumen. Anschließend bündle deine Konzentration in den Handflächen.

Beschreibe mit deinen Handflächen, die immer noch übereinander liegen, drei nach links drehende Kreise. Stelle dir dabei vor, dass du überflüssige Energie in deinen Handflächen sammelst, während du deinen Kopf von ihnen befreist. Halte die Energie in deinen Handflächen fest.

Element Feuer I

Senke nun die Handflächen, wobei deren Innenseite zu deinem Körper zeigt, entlang deines Kopfes, Brustkorbes und Bauches abwärts, und von dort aus lässt du die Energie in den Boden hineinfließen. Senke nun deine Arme, und lasse sie locker an beiden Seiten deines Körpers herabhängen.

Wiederhole diesen Ablauf so lange, bis du das Gefühl hast, dein Kopf ist befreit und mit keinerlei zu aktiver Energie mehr belastet.

Stelle dir intensiv vor, dass die überschüssige Yang-Energie an deinen Handflächen wie an einem magnetischen Feld haftet und von dort weggezogen wird, um von deinen Handflächen aus in den Boden zu fließen.

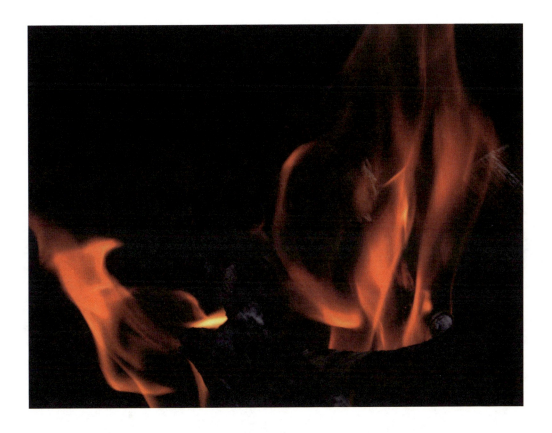

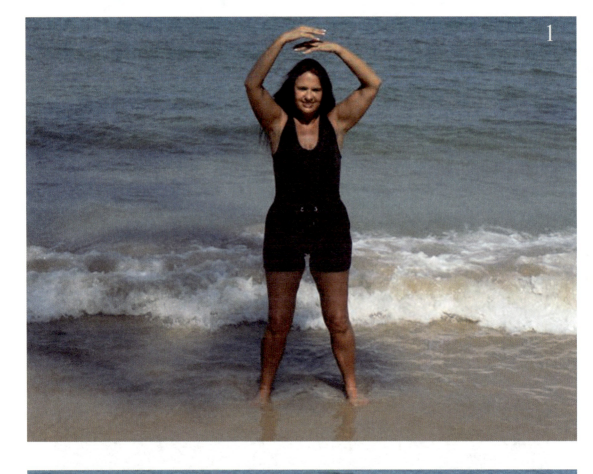

1

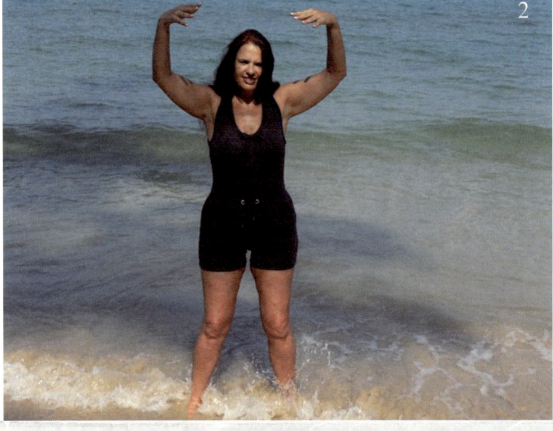

2

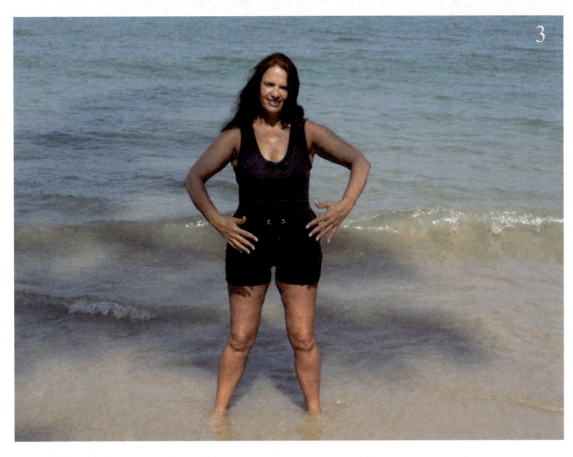

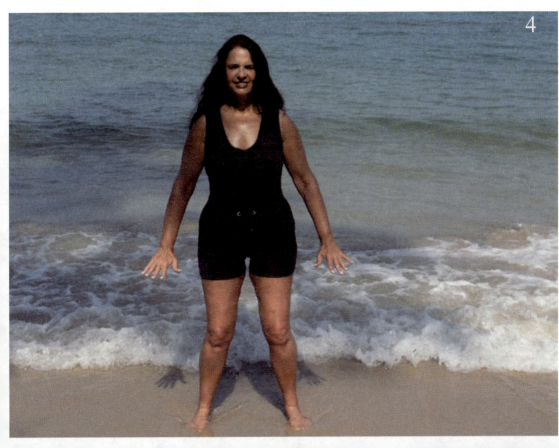

Die Geschichte »Der König der Löwen«

»Von Geburt an beginnt das Erlebnis, wenn wir uns zur Sonne drehen –

es gibt mehr zu sehen, als man je sehen kann, mehr zu tun, so viel mehr zu verstehen –

das Leben hier ist ein Wunder, völlig frei, so endlos und weit –

und die Sonne zieht leise ihren goldenen Kreis, führt Groß und Klein in die Ewigkeit –

denn im ewigen Kreis dreht sich unser Leben, dem Gesetz der Natur sind wir geweiht –

wir sind alle Teil dieses Universums und das Leben ein ewiger Kreis.«

Es war einmal ein stolzer Löwen-König mit dem Namen Mufasa. Er war ein weiser und gerechter Herrscher über alles Land, welches das Licht berührt, und zusammen mit seinem Berater Zazu durchstreifte er sein Reich und sorgte für Ordnung, Ruhe und Gerechtigkeit. Einzig sein Bruder Scar, der sich vom Schicksal benachteiligt fühlte, konnte das Gleichgewicht im »Geweihten Land« durcheinanderbringen. Er war fähig, seinen üblen Machenschaften nachzugehen, ohne dass Mufasa darüber informiert gewesen wäre. Mufasa war blind aus Liebe zu seinem Bruder und gefangen in seiner eigenen Gutmütigkeit und Würde, die er auch in allen anderen vermutete.

Eines Tages brachte seine Frau Sarabi einen Sohn, Simba, den künftigen König der Löwen, zur Welt. Dieser wuchs zu einem interessierten, jedoch aufmüpfigen kleinen Prinzen heran. Sein Vater regierte das Königreich mit Güte und Weisheit und lehrte Simba den »Kreis des Lebens« und dass alles miteinander im Gleichgewicht verbunden ist. Mufasas jüngerer Bruder Scar jedoch war neidisch auf die Stellung seines Neffen als Erbe und plante deshalb, den Thron an sich zu reißen. Und so verbündete sich Scar mit den Hyänen, um zu versuchen, seinen Bruder vom Thron zu stürzen.

Der kleine Simba erfreute sich eines unbekümmerten Lebens voller Spaß und Freude, stets an der Seite seines Vaters oder begleitet von seiner guten Freundin Nala. Gemeinsam mit ihr machte der junge Prinz das Land und seine friedlichen Bewohner mit seinen kindlichen Streichen unsicher. Einzig Zazu, ein Nashornvogel und der Hofmeister des amtierenden Löwenkönigs, sorgte als Aufpasser des übermütigen Simba und seiner kindlichen Neugier für die Einhaltung der Regeln, die der König seinem Sohn aufgestellt hatte. Die wichtigste davon war, niemals in das Land jenseits der Grenzen einzudringen, das Land, wohin kein Licht scheint. In der Absicht, Simba zu töten, um seinen Platz als Thronfolger einzunehmen, erzählte sein Onkel Scar ihm »versehentlich« von einem Elefantenfriedhof, wohl wissend, dass er damit die Neugier des jungen Löwen wecken würde, denn gerade das Verbotene ist für einen neugierigen Geist aufregend. Zusammen mit Nala entwischte Simba seinem Aufpasser Zazu, und die beiden gelangten zum Elefantenfriedhof. Dort trafen sie allerdings auf Scars Hyänen, die sogleich Jagd auf sie machten. In letzter Sekunde konnten sie von Mufasa gerettet werden, der von Zazu informiert wurde.

Mufasa war über Simbas Verhalten wütend und enttäuscht. Simba erklärte, dass er so mutig hatte sein wollen wie sein Vater, der niemals Angst zu haben schien. Mufasa versicherte seinem Sohn, dass er Angst kenne und heute gehabt hätte, weil er seinen Sohn hätte verlieren können. Er erklärte Simba, dass man nur mutig sein soll, wenn es nötig ist, und man sich nicht unnötig in Gefahr begeben darf.

Einige Tage später machte Simba mit seinem Onkel Scar eine Entdeckungsreise in eine Schlucht. Der Onkel aber ließ den jungen Prinzen dort alleine zurück und verständigte seine Untergebenen, die Hyänen.

Diese mobilisierten, angeregt von den Versprechungen Scars, eine Herde von Gnus, die in völliger Panik in die Schlucht floh, in der sich Simba gerade alleine befand. Durch einen »Zufall«, ausgeheckt von Scar, war Simba der Meinung, er hätte die Gnus in Aufruhr gebracht und sah sich nun in unmittelbarer Gefahr, von ihnen überrannt zu werden. Wieder einmal war sein Vater Mufasa zur Stelle, um Simba vor den wild gewordenen Tieren zu retten – sich selbst dieses Mal jedoch nicht. Mit letzter Kraft und schwer verwundet konnte Mufasa vor der wild gewordenen Herde auf einen Felsvorsprung entkommen. Doch dort wurde er von seinem Bruder empfangen und zurück in die Schlucht gestürzt. Dies war das Ende des weisen Löwenkönigs, Mufasa musste in der Schlucht sein Leben lassen. Simba, der den Mord seines Onkels an seinem Vater nicht sah, machte sich selbst Vorwürfe, für dessen Tod verantwortlich zu sein. Der hinterlistige Scar bekräftigte ihn in seiner eingeredeten Schuld und überredete Simba zur Flucht. »Lauf! Lauf weg, Simba und komm nie wieder zurück!« Vor Sorge, Angst und schlechtem Gewissen rannte Simba davon. Scar hetzte seinem fliehenden Neffen die hungrigen Hyänen hinterher, denen der kleine Löwe erneut entkam. Die Hyänen erzählten aber Scar nichts von dieser gelungenen Flucht.

Voller Trauer, Verzweiflung und Selbstvorwürfen wurde Simba, in einem entfernten Teil des Landes, schließlich vom Erdmännchen Timon und dem Warzenschwein Pumbaa gefunden. Diese waren gute Freunde und dafür bekannt, jeden aus seiner Misere zu befreien. »Hakuna Matata« lautete ihre Devise, was bedeutet, die Sorgen hinter sich zu lassen und ein neues, fröhliches, Leben zu beginnen. Mit ihrer liebevollen, freudigen Überschwänglichkeit gewannen sie Simba schnell für sich und nahmen ihn in ihren Freundeskreis auf. Bei ihnen vergaß er seine Sorgen und seine Trauer, aber auch seine Herkunft und damit seine Aufgabe, seine Verantwortung und sein bisheriges Leben.

Während Simba ein fröhliches Leben im Dschungel weit weg von zu Hause genoss, erging es den Bewohnern des »Geweihten Landes« weniger gut. Scar und seine Hyänen hatten die Macht an sich gerissen, brachten Unzufriedenheit, Freudlosigkeit und Dunkelheit über das Land. Eines Tages begab sich Nala, inzwischen erwachsen geworden, auf die Suche nach Nahrung, und ihre weite Reise führte sie in den Wald, in dem Timon, Pumbaa und Simba gemütlich zusammenlebten. Wie es das Schicksal will, begegnete sie den dreien und konnte es nicht glauben, Simba lebend wiederzufinden. Scar hatte die Familie Simbas glauben gemacht, er sei ebenfalls in der Schlucht ums Leben gekommen. Nala bat Simba daraufhin, mit ihr zurückzukehren, um seinen rechtmäßigen Platz als König einzunehmen. Eingeholt von der Vergangenheit und seiner tief empfunden Schuld, weigerte dieser sich jedoch.

Just in dieser schwierigen Zeit tauchte Rafiki, ein Affe, weiser Medizinmann und guter Freund von Mufasa, ebenfalls bei Simba auf, denn die Zeichen hatten den erfahrenen Schamanen zum wahren König der Löwen geführt. Rafiki zeigte Simba, dass sein Vater in ihm weiterlebte und dass die Vergangenheit nicht ungeschehen gemacht werden kann, die Zukunft aber in der Hand desjenigen liegt, der sie formen möchte. Und da, als sein Vater zu ihm sprach, begriff Simba, dass er geboren wurde, um König zu sein und seinen rechtmäßigen Platz annehmen musste.

Der König kehrte zurück und war entsetzt darüber, in welche Verfassung sein einst so grünes, glückliches und erleuchtetes Königreich geraten war. Nala und seine Freunde Timon und Pumbaa waren Simba gefolgt, um ihn in seinem Kampf um den Thron tatkräftig zu unterstützen. Mithilfe der Löwinnen, die Nala gerufen hatte, stellte er seinen Onkel Scar, um die Herrschaft des Bösen zu beenden. Mit einer List zwang Scar Simba, die Verantwortung am Tod seines Vaters zuzugeben. Die Löwinnen waren entsetzt und erschraken. So sehr dies und der Tod seines Vaters ihn schmerzten, hatte Simba aber in der Zwischenzeit dazugelernt und wollte nicht mehr vor der Wirklichkeit davonlaufen. Die Hyänen mussten sich bald geschlagen geben, und Scar selbst wurde von Simba in die Enge getrieben, wo er, in einem Anflug von Überheblichkeit, den Mord an seinem Bruder endlich gestand. Angetrieben von der Macht der Gerechtigkeit und der Rache, gewann Simba schließlich den Vorteil im Kampf mit seinem Onkel. Da er aber nicht so niederträchtig wie Scar war, erlaubte er diesem, aus dem Land fortzugehen: »Lauf! Lauf weg, Scar. Und kehre nie wieder zurück!« Hinterhältig griff der Onkel ihn noch einmal an, aber Simba stürzte ihn vom Felsen. Unten erwarteten Scar bereits die Hyänen erwartet, und sie töteten ihn, da er sie verraten hatte.

Nachdem dieser Kampf gewonnen und das Böse der Macht beraubt wurde, richtete Simba das Königreich wieder auf, ließ Frieden, Licht und Liebe in das »Geweihte Land« zurückkehren und stellte sich nun der Herausforderung, es als König zu beherrschen. Seine Freundin Nala wurde seine Frau und schenkte ihm kurz darauf ein kleines Löwenbaby. So folgte Simba in seinem Königreich dem Kreis des Lebens, dem Gesetz von Stirb und Werde, dem ewigen Kreislauf der Natur. Und wenn sie nicht gestorben sind, dann regieren sie noch heute ein Land voller Glück und Harmonie…

Element Feuer I

Charakterisierungen der »Personen« in der Geschichte »Der König der Löwen«

– in Zusammenhang mit dem Thema: »Affinität zum Leitbahnensystem von Herz, Dünndarm, Kreislauf und Dreifach-Erwärmer im Element Feuer«

Die Löwenkönige Mufasa und Simba[2] = Herz

Simba ist der Sohn des Löwenkönigs Mufasa, der als weiser und gerechter Herrscher über das Geweihte Land und alle Bewohner der Savanne herrscht. Bereits als sehr kleiner Löwe darf Simba seinen Vater auf dessen Reisen durch das Königreich begleiten. Dabei lehrt Mufasa ihn, den Kreislauf des Lebens zu achten und für dessen Einhaltung Sorge zu tragen. »Wir Löwen fressen Antilopen. Doch wenn wir sterben, werden unsere Körper zu Gras und die Antilopen fressen das Gras. Somit sind wir alle eins im ewigen Kreis des Lebens.«

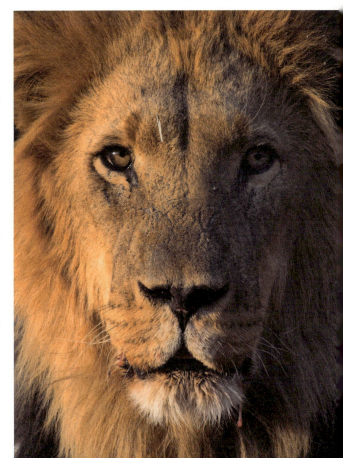

In unserem Körper ist unser Herz für den Kreislauf des Lebens verantwortlich, es pumpt das Blut durch unsere Blutgefäße und sorgt somit für die optimale Versorgung jeder einzelnen Zelle. Es ist unser Lebensgarant, denn wenn es

---

[2] Simba = Löwe (Swahili).

Kapitel IV

aufhört zu schlagen und aufhört Blut durch unsere Gefäße zu pumpen, sterben wir.

Simba ist begeistert und voller Anbetung für seinen Vater, obwohl es ihn enttäuscht, dass dieser nicht möchte, dass Simba ihn auf gefährlichen Missionen begleitet. Noch erkennt er nicht, dass sein Vater ihn mit dieser Handlung vor Gefahren zu schützen sucht. Doch in Gefahr begibt sich Simba von ganz alleine. Und es ist jedes Mal sein Vater, der ihn rettet. Voller Stolz und weiser Vorahnung erklärt Mufasa seinem Sohn das Königreich, seine Grenzen, Gefahren und wichtigen Gebiete. Simba ist überwältigt und fühlt kindliche Vorfreude hinsichtlich der Verantwortung, die als zukünftiger König auf seinen Schultern lasten wird. Diese lässt nicht lange auf sich warten. Simba wird von seinem Onkel Scar getäuscht, lässt sich locken von den Versprechungen und dem Abenteuer. Dieses Abenteuer jedoch wird das letzte, das er an der Seite seines geliebten Vaters verbringen darf. Nachdem dieser ihn vor einer wildgewordenen Gnuherde gerettet hat, wird er von selbiger überrannt und stirbt an seinen Verletzungen. Von Scar in aller Falschheit überlistet, flüchtet Simba vor der Verantwortung, die er nun zu tragen hätte, er flüchtet vor der Wahrheit, der Gerechtigkeit und letztendlich vor sich selbst.

Weit entfernt, in einem Wald ohne Sorgen, ohne Verantwortung, ohne Vergangenheit, lebt Simba von da an mit Timon und Pumbaa, die ihn »Hakuna Matata«, das Leben ohne Sorgen, lehren. Ein Leben ohne Sorgen bedeutet aber auch, blind zu sein, erfüllt von Hochmut, Stolz, Depression und Resignation. Es bedeutet, das Leben nicht zu akzeptieren, wie es ist, sondern wie man es gerne hätte. Erst Nala[3], seine langjährige Freundin, der Affe Rafiki, der ihm den rechten Weg sowie seine Verantwortung zeigt und zuletzt sein Vater, der zu ihm aus den Sternen spricht, können Simba zur Rückkehr und zur Annahme seines Auftrages bewegen. Simba lernt, sich seinen Schuldgefühlen zu stellen,

---

[3] Nala = Geschenk (Swahili).

Element Feuer I

seinen Eindruck, dass er geächtet worden ist, zu überwinden und sich der Verantwortung, dem für ihn bestimmten Weg zu folgen, würdig zu erweisen.

Unser Herz trägt eine ebensolche Verantwortung in sich, ist es doch als Zentrum und Oberhaupt unserer Organe und Zellen für die Versorgung des ganzen Körpers verantwortlich, – nicht nur in seiner organischen Funktionsweise, sondern auch auf emotionaler, spiritueller und seelischer Ebene. Wir müssen sehr gut auf es aufpassen, es vor Verletzungen und Überreizungen schützen, damit es nicht zu Schaden kommt. Gemäß Simbas Einsicht kann die Heilung unseres Herzens nur über Glauben und Vertrauen geschehen, die uns helfen, den Mut und die Kraft zu finden, um uns den Aufgaben und Verantwortungen unseres Lebens zu stellen.

Das Herz ist unser wertvollstes Organ, denn es arbeitet über den »göttlichen Funken« im Reiz-Leitungssystem aus sich selbst heraus. Es wird weder von Nerven noch von Muskeln, noch von etwas anderem erregt, sondern agiert nur aus sich selbst heraus. Dies ist eines der größten Wunder unseres Lebens und ein Sinnbild für die Liebe, welche nur um ihrer selbst Willen besteht und keinerlei Reiz oder Ziel zu verfolgen

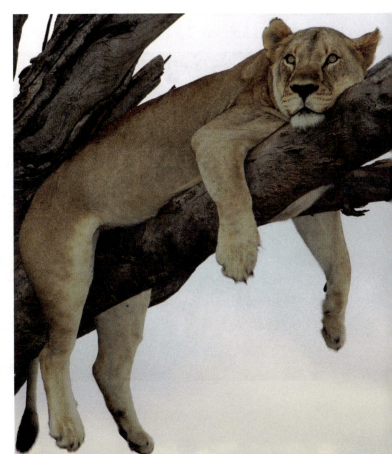

Kapitel IV

hat. Wenn wir uns erlauben, Liebe bedingungslos anzunehmen, ganz gleich, ob sie von Gott oder von unseren Mitmenschen kommt, können wir unendliches Glück empfinden und den tiefen Fluss von Liebe in unserem Herzen als Geschenk annehmen. Den Sinusknoten, der für die Erregung des Herzmuskels zuständig ist, können wir uns als ewiges Licht vorstellen, welches dem Herzen unser Leben lang den Weg leuchtet. Für unser Herz ist es wichtig, dass wir uns den Aufgaben und Verantwortungen stellen, die für uns bestimmt wurden, dass wir nicht kneifen oder uns außerhalb unseres Zuständigkeitsbereichs bewegen. Daraus ergibt sich, dass wir unser Herz vor Verletzungen, vor schädigenden Einflüssen und anhaltenden Belastungen zu schützen versuchen sollten, damit es fähig und stark genug ist, in optimaler Weise seine Aufgabe zu erfüllen.

Dank seiner großartigen Freunde und seines festen inneren Glaubens, den er wiedergewonnen hat und den ihm sein Vater einst als kleines Löwenkind mit auf den Weg gab, kann Simba zu dem für ihn bestimmten Platz zurückkehren. Er begreift, dass er die Vergangenheit nicht unge-

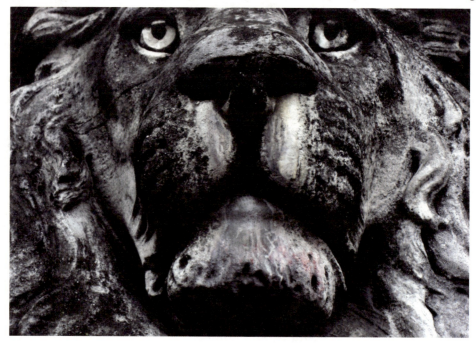

Element Feuer I

schehen machen kann, dass Fehler passieren können und es wichtig ist, sich selbst zu verzeihen und um Verzeihung zu bitten. Wir können versuchen, die Bedingungen, die uns das Leben gibt, anzunehmen, wie sie sind und können versuchen, im Vertrauen, in der Liebe und in der Annahme unseren Teil zu einer Veränderung beizutragen. Es ist eines der größten Geschenke, wenn wir begreifen, dass wir Fehler machen, diese zugeben können und damit uns selbst verzeihen lernen dürfen. Wenn wir aus diesem Dilemma der Selbstbestrafung herausfinden, können wir Freiheit erreichen. Freiheit bedeutet für uns, ganz wir selbst zu sein und uns mit unseren Fehlern, unserer Vergangenheit, unserer Gegenwart und unserer Zukunft mit allen ihren Verantwortungen, Zweifeln und Ängsten zu nehmen wie wir sind. Wir können lernen in der Gewissheit zu leben unseren Aufgaben gewachsen zu sein und unsere Bestimmung mit offenen Armen zu empfangen, um sie in uns aufzunehmen. Der Energie-Fluss, der dadurch für uns und unsere Umwelt freigesetzt werden kann, heilt unser Herz. Die Heilung kann verstärkt werden durch unseren Glauben und unser Vertrauen in eine uns führende Kraft. Wir können die Vergangenheit nicht ungeschehen machen, aber uns mit ihr aussöhnen und Vergebung erfahren.

Simba ist stark genug, sich von Scar die Schuld am Tod seines Vaters aufbürden zu lassen, ist mutig genug, später gegen seinen Onkel zu kämpfen und hat das Vertrauen in seine Familie wiedergewonnen. Diese liebt ihn, auch wenn er Unverzeihliches getan hat. Nachdem er mit gestärktem Rücken seinen Onkel besiegt hat, um seinen rechtmäßigen Platz als König einzunehmen, bekommt er die Gewissheit und findet Gerechtigkeit, da nicht er, sondern Scar die alleinige Schuld am Tode Mufasas trägt. Simba hat die Werte seines Vaters verstanden und nimmt nun voller Stolz seine neue Stellung als Löwenkönig ein, der im Reich für Gerechtigkeit, Ordnung, Vertrauen, Glaube und Hoffnung sorgt. Simba hält die sinnvolle Ordnung des Reiches aufrecht und kämpft nur, wenn es nötig ist, ganz, wie es ihn sein Vorbild, Mufasa, gelehrt hat.

Kapitel IV

Unser Herz braucht auch ein solches Vorbild wie den Löwenkönig, der in Weisheit und Liebe, mit Anmut und Bestimmtheit, seinen Sohn die Geheimnisse des Lebens und des Todes lehrt. »Die Sterne am Himmel sind gestorbene Löwenkönige, die von dort oben auf uns herabblicken und uns beschützen. Immer, wenn du dich einsam fühlst, sieh nach oben und sie werden dich führen.« Mit seiner großen Liebe Nala und seinen guten Freunden, seinen treuen Beratern und Rettern in der Not fühlt sich Simba stark, erwachsen und bereit, sein Schicksal anzunehmen, um den ewigen Kreis des Lebens weiterzuführen.

Unser Herz möchte, damit es stark und gesund sein kann, gute Freunde, die ihm helfen, kompetente Berater, die den Weg anzeigen, und treue Helfer, die nicht zurückschrecken. Simba hat die Balance zwischen Zärtlichkeit mit Freunden sowie mutiger Kraft und Stärke mit Feinden verinnerlicht, er hat gelernt, Freund und Feind auseinanderzuhalten. Seine Geschichte zeigt uns, dass es manchmal komplizierter ist, als wir uns zugestehen wollen, Freund und Feind zu definieren, für unsere Entwicklung aber von enormer Wichtigkeit ist, dass wir es lernen. Um unsere gerechten Aufgaben anzunehmen, brauchen wir eine Führung, jemanden wie den Affen, der uns in einer klaren Sternennacht zur Selbsterkenntnis führt.

Das Herz ist ein Symbol für das Göttliche in uns. Es zeigt uns die Verbindung von Seelisch-Spirituellem mit dem Körper, den es am Leben hält. Es möchte, dass wir unsere Körperlichkeit annehmen, den Körper als göttliches Geschenk wahrnehmen und in tiefer Dankbarkeit zu akzeptieren vermögen.

Wenn wir unserem Herzen zu viel zumuten, wenn es von Verletzungen, Kummer, Trauer und Selbstvorwürfen zerfressen ist, brauchen wir Hilfe, auf die wir uns verlassen können. In unserem Leben sowie in unserem Körper und in unserer Körper-Seele-Geist-Einheit finden wir immer wieder Teile, die ihren Vater und ihren Glauben verloren haben – die-

Element Feuer I

sen sollten wir mit Liebe die Gewissheit eines Auswegs aufzeigen, damit auch sie von dem Sternenhimmel und den Zeichen lernen können.

Die Hyänen und Onkel Scar[4] = Das nicht Gott unterstellte Böse

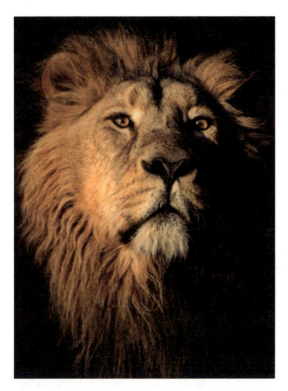

Scar möchte anstelle seines Bruders König werden – und zur Umsetzung seines Zieles ist ihm jedes Mittel recht. Aus dem Gefühl heraus, benachteiligt worden zu sein, sinnt Scar Zeit seines Lebens auf Rache. Ohne Skrupel nutzt er den jungen Simba für seine Zwecke aus und lässt ihn sich absichtlich in Gefahr begeben, um Mufasa zu schwierigen Rettungsaktionen zu verleiten. Bei einer von ihnen findet der Löwenkönig den Tod, auf den Scar so lange hingearbeitet hat. Hinterhältig redet er dem naiven Simba ein, er sei für den Tod seines Vaters verantwortlich, woraufhin dieser das Reich verlässt, um vor seiner »Strafe« zu fliehen. Der Weg ist frei für Scar, die Macht zu ergreifen, mit seinen Helfern das Land zu tyrannisieren und nach seinem Belieben auszubeuten. Scar symbolisiert Verderben, Hochmut, Überheblichkeit und Stolz – dies ist die verdrehte Ordnung, die in ihrer energetischen Zusammenstellung den Tod bedeutet, weil sie den falschen Zielen unterstellt ist. Für seine dunklen Machenschaften

---
[4] Scar = Narbe (englisch).

Kapitel IV

gebraucht er die Hyänen als Helfer, die nicht klug genug sind, eigene Ziele zu verfolgen.

Diese Teile gibt es auch in uns, sie haben sich den falschen Kräften, den falschen Gewohnheiten und den falschen Genüssen unterstellt, sind nur auf ihren eigenen Vorteil bedacht und entziehen sich der Verantwortung eines selbst regulierten Lebens. Es ist wichtig für uns, von der vorgeführten, verdrehten Ordnung, die Scar symbolisiert, zu lernen und in unserem Leben die Kräfte zu erkennen, die sich verbündet haben, um gegen die bestehende und natürliche Ordnung zu agieren. Wir tragen alle Teile in uns, die diese Aspekte des trickreichen und betrügerischen Onkels besitzen. Glücklicherweise haben wir, wenn wir sie erkannt haben, die Möglichkeit, uns von ihnen zu lösen.

Eifersucht ist die größte Kraft, die Scar antreibt, seine Boshaftigkeit wurzelt in der Eifersucht auf das Leben seines Bruders, dessen Erfolg und Familie. Eifersucht ist eine Macht, die wir auch in uns finden können und wir müssen zugeben, dass uns Eifersucht oft unausgeglichen, ungerecht und ungerechtfertigt handeln lässt. Wir können versuchen, dieser Eifersucht in uns die Liebe und Freiheit Simbas zukommen zu lassen, dieses Löwenkönigs, der für Gerechtigkeit und Akzeptanz kämpft.

Scar hat viel Erfolg damit, Simba ein schlechtes Gewissen einzureden, er lässt ihn sich selbst bestrafen und sich jahrelang eines Verbrechens für schuldig halten, das er nicht begangen haben konnte. Es ist für Simba einfacher, sich selbst mit dem Aufbürden der Schuld zu bestrafen als sich der großen Leere, die der Tod seines Vaters in seinem Leben, in seinem Handeln und in dem Reich hinterlassen hat, zu stellen – eine Leere, die Simba mit seinem jungen Leben füllen sollte, dazu aber weder Mut noch Kraft findet. Diese Selbstbestrafungs-Mechanismen trägt jeder Mensch in sich, wir können sie uns selbst aufbürden oder von außen aufgezwungen bekommen. Mithilfe unserer Erkenntnis und der bewussten Annahme ist es uns möglich, diese aufzulösen, um selbst

Element Feuer I

wieder zum freien Fluss von Licht und Liebe in unseren Gedanken zu kommen.

Das Böse, das wir in Onkel Scar und den Hyänen symbolisiert finden, kennen wir von uns selbst, und es liegt in unserer Verantwortung, ob wir ihm in unserem Leben und unserem Körper einen Platz schaffen wollen oder es in Gott unterstellte Verteidigungskraft transformieren.

Das Warzenschwein Pumbaa[5] = Dünndarm

Pumbaa entspricht dem **Abwehrsystem der Paneth'schen Körnerzellen** auf dem Boden der Lieberkühn'schen Dünndarm-Krypten. Sie stellen Lysozyme her. Lysozym-Akute-Phase-Proteine verhindern die Vervielfa-

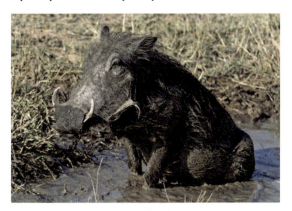

chung von Viren und greifen sich stark vermehrende Bakterien an. Jene werden durch die Herrschaft des Onkels Scar symbolisiert, die durch die Interaktion des Warzenschweins Pumbaa ein Ende hat, indem es den wahren König völlig unbewusst rettet.

So, wie auch das Warzenschwein intuitiv den hilflosen Simba mit sich nimmt und ihn rettet, weiß auch unser Dünndarm sehr oft, wie er handeln muss, um unsere Körperfunktionen zu retten. Nicht umsonst sagt man: »Wenn der Darm nicht mehr funktioniert, stirbt der Organismus.« Meist jedoch versperren wir unsere Ohren für seine Hinweise. Der Dünndarm steht in der psychischen Übertragung unseres Körperkreislaufes für die Mutterstruktur, die wir meistens falsch ausleben: entweder wir sind zu besitzergreifend oder wir gönnen uns nicht die

---

[5] Pumbaa = dumm, unvorsichtig (Swahili).

Gemeinschaft mit anderen Menschen. Pumbaa hat dieses Gefühl in seinem Leben oft erlebt – die anderen Tiere mieden ihn und wollten nicht in seiner Gegenwart sein. Dank Timon kann Pumbaa sein Selbstwertgefühl wieder aufbauen, und er gönnt sich sogar die Freundschaft mit dem Löwen Simba. Pumbaa steht für das dem Göttlichen unterstellte Böse, welches unbewusst richtig handelt, sich in die gegebene Ordnung eingliedert und als Ausgleich für die innere Harmonie von großer Wichtigkeit ist. Somit ist es auch Pumbaa, der den Mut aufbringt, sich den Hyänen entgegenzustellen und ihnen die Zähne zu zeigen.

Auch bei uns kann das den göttlichen Energien unterstellte Böse dem Dunklen in uns die Zähne zeigen und es in Schranken weisen bzw. in die bestehende Ordnung eingliedern. Es kann uns gelingen, die Energie des Bösen in uns der richtigen Ordnung zu unterstellen; dadurch wird es uns möglich, im Speziellen die Energie der Hyänen, die als Helfer das Böse unterstützen, in positive Kampfenergie umzuwandeln. Die Hyänen-Energie in ihrer positiven und nicht selbstsüchtigen oder überheblichen Art kann uns lehren, **grausam zu sein.** Unser Körper sollte lernen, grausam zu sein, um das **Fressen von Viren und Bakterien** zu begünstigen. Dies ist die Aufgabe unseres Abwehrsystems. Im übertragenen Sinne können wir von den Hyänen lernen, uns **abzugrenzen,** und sie stärken in uns die Fähigkeit, das eigene **Überleben gegen Angreifer zu sichern** (sowohl innere als auch äußerliche). Durch die Raffinesse der Hyänen können wir lernen, die Raffinesse von Erregern zu durchschauen. Bakterien, Viren und Protozoen (tierische Einzeller) besitzen die Fähigkeit, ihre Oberflächen zu verändern, und dadurch halten sie unser Abwehrsystem auf Trab. Unser Körper sollte sich darauf vorbereiten, wandelbar und flexibel zu sein, um sich auf Veränderungen optimal einstellen zu können.

Pumbaa trägt die Kraft des Abwehrsystems des Dünndarms in sich. Durch die Herstellung von Lysozyme-Akute-Phase-Proteinen und Killerzellen, die zur Bekämpfung von schlechten Viren und Bakterien in unserem Körper wichtig sind, sind die Paneth'schen Körnerzellen als Funktionsteile des Dünndarms von der kräftigen und mutigen Energie des Warzenschweines durchdrungen. Die Virus- und Bakterien-Energien unseres Körpers tragen die zerstörerische Kraft von Scar in sich und können mit der guten Energie des Pumbaa in ihrem Schmarotzertum gestoppt werden. Pumbaa zögert nicht, Simba in allen Unternehmungen zu unterstützen, auch wenn dies viel von ihm selbst abverlangt. Die Kraft, die Pumbaa unbewusst zum richtigen Handeln verführt, tragen auch wir in uns, wir müssen sie nur lokalisieren und in unser Bewusstsein bringen, damit wir sie nutzen können. Wenn es uns möglich ist, sollten wir ihr zuhören und sie willkommen heißen, denn sie kann unsere »Lebensversicherung« sein.

Unser Abwehrsystem kennt verschiedene Helfer:

- Die Granulozyten (auch Neutrophile): Diese machen in unserem Körper die »Drecksarbeit«. Sie sind unter anderem für Eiterbildung und die dadurch bedingte Ausscheidung von schädigenden Einflüssen in uns zuständig. Mithilfe der Basophilen und der Eosinophilen bilden sie die »Müllabfuhr« unseres Körpers. Wenn wir uns für diese Aufräum-Arbeit der Helfer öffnen, geben wir ihnen dadurch den notwendigen Raum, in uns die Antigen-Antikörperkomplexe zu säubern. Dies geschieht vor allem in den Nieren, im Herzen und in den Gelenken.
- Die Monozyten (auch Große Fresszellen oder Makrophagen): Diese sitzen in unserem Gewebe und sind mit Fangarmen ausgestattet, um Schädlinge aufzufangen, damit die optimale Reinigung für unseren Körper stattfinden kann. Wenn wir »Ja« dazu sagen, können diese sich weiter fortbewegen und in die Blutgefäße eintreten.

- Die Bereitschaft, »Müll aufzuräumen« sollte sowohl innerlich (im Körper) als auch äußerlich (in der Wohnung, in der Psyche) geschaffen werden.

Lymphe und Lymphozyten:

- Die Lymphknoten und Lymphklappen stellen die Schaltstation unserer Abwehr dar, sie sind von Makrophagen besetzt, die dort die »Spezialeinheit« der Abwehr bilden.
- 500 Millionen Zellen sterben pro Minute in unserem Körper: Von ihnen können wir die Bereitschaft für Sterben und Werden, für Loslassen und Neubeginn erfahren.

Das Erdmännchen Timon[6] = Dreifach-Erwärmer

Timon versinnbildlicht unser gewitztes, schnelles sowie einfallsreiches inneres Kind. Als Nala, die frühere Kameradin von Simba, im entfernten Wald und damit wieder im Gesichtsfeld ihres verlorenen Freundes auftaucht, erkennt Timon sofort die Funktion von Simba als Geliebter der Löwin und Herrscher des Volkes. Er stellt sich augenblicklich der Realität, indem er die aus seiner Sicht erkannte Wahrheit ausspricht und auch sofort in die damit verbundene Trauer geht beziehungsweise die auf ihn und Pumbaa zukommenden Unannehmlichkeiten, anspricht. Sein Realitätssinn und seine Ehrlichkeit verhindern, Simba halten zu wollen. Timon spürt instinktiv, dass dies die Wahrheit und eine Aussöhnung mit selbiger wichtig für ihn und Pumbaa ist. Somit sichert er seinem Freund Simba sogleich seine volle Unterstützung zu, auch wenn dies für ihn unvorhergesehene Folgen bereithält.

Eine innere Stimme, einen Timon, haben wir alle in uns, der instinktiv Wahrheiten, Gegebenheiten, veränderte Situationen wahrnimmt und

---

[6] Timon = sorgenlos (Swahili).

Element Feuer I

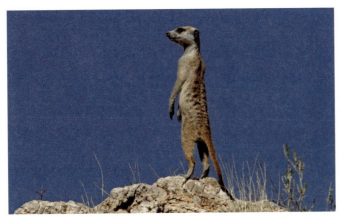

uns darauf aufmerksam macht – einen Freund, der uns hilft, die Folgen, die Veränderungen, die Trauer darüber, aber auch die Freude auf einen Neuanfang akzeptieren zu können. Es ist ein Geschenk, dass in uns ein Fühler besteht, der uns wandlungsfähig, annahmebereit und flexibel sein lässt. Wir müssen trainieren, wenn wir es verlernt haben, besondere Aufmerksamkeit für dieses kleine, schlaue Kind in uns frei zu halten. Timon fällt im richtigen Moment ein geniales Ablenkungsmanöver für die Hyänen ein, als diese in der Verfolgerrolle sind. Gewitzt, schlau, einfallsreich und kess kann auch unser inneres Kind und, mit diesem verbunden, unser System des Dreifach-Erwärmers handeln. Wir können, wenn wir aufmerksam sind, zu jedem Augenblick unseres Lebens auf diesen Timon in uns zurückgreifen, der uns seine wunderbaren sowie kreativen Ideen und Einfälle liefert.

Von Timon können wir viel Gelassenheit, Einfallsreichtum und Leichtigkeit lernen, wir können den Esprit, den Witz, den Abenteuersinn und das Lachen eines Kindes in uns wieder entdecken.

Der Affe Rafiki[7] = Kreislauf

Dem weisen Schamanen des Landes und guten Freund von Mufasa ist bewusst, dass alle Bewohner und er selbst vom Herzen bzw. dem Löwenkönig abhängig sind. Diese positive Abhängigkeit kann nur der wahre König Simba verkörpern. Deswegen bricht Rafiki auf und macht

---

[7] Rafiki = Freund (Swahili).

Kapitel IV

sich auf die weite Reise, um den König wieder zu finden und ihn daran zu erinnern, wer er wirklich ist und was sein Auftrag ist.

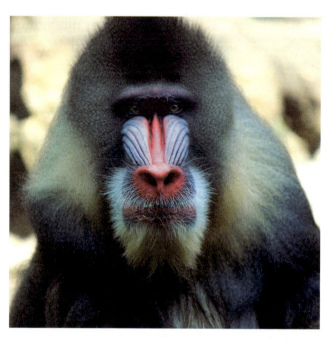

Wir alle sind von etwas in unserem Leben abhängig. Wenn wir uns davon befreien und diese Abhängigkeit in Rückgebundenheit (an eine höhere Macht) umwandeln lernen, können wir daraus einen unendlichen Vorteil für unser Leben ziehen. Im Vertrauen an diese Rückgebundenheit leben wir leichter und freier, in tiefem Vertrauen und Glauben. Der Kreislauf ist eng mit unserem Herzen verbunden – dieses regt ihn an und hält ihn und somit uns am Leben. Machen wir uns bewusst, dass diese Verbindung unsere »Lebensversicherung« bedeutet und niemals, auch nicht auf energetischer Ebene, zerstört werden sollte. Rafiki taucht beim Löwen Simba auf, der verwirrt ist und in den Tag hinein lebt, ohne sich seiner Verantwortung auch nur im Geringsten bewusst zu sein. Der Affe bringt Simba dazu, sich bewusst zu machen, mit welchem Auftrag er geboren wurde. Simba lebt in der Naivität und läuft vor sich selbst davon, doch als Rafiki ihm keinen Ausweg mehr lässt, lernt er, sich dem Vergangenen zu stellen und seinen Auftrag, seine Herkunft und somit sein Leben voll anzunehmen. Rafiki zeigt Simba, dass sein Vater weiterlebt, denn er lebt in seinem Sohn, und dieser kann das Erbe, die Kraft und den positiven Geist seines Vaters an das gesamte Land weitergeben. Rafiki erinnert Simba an seinen Auftrag, und auch wir begegnen zuweilen in unserem Leben Menschen, Gegebenheiten oder Ideen, die uns an unseren Auftrag, an unser Lebensziel erinnern helfen.

Als kleines Löwenbaby bekommt Simba vom weisen Medizinmann, der ihn hoch in die Luft hält, gezeigt, welches seine Bestimmung ist, wo sein Platz unter den Bewohnern des Königreiches ist und was für eine Aufgabe er als zukünftiger König zu erfüllen hat. Der kleine Löwenjunge hat zu Beginn seines Lebens seinen Weg, seinen Auftrag und den Überblick über seine Bestimmung erhalten. Hätten auch wir einen weisen Affen gehabt, der uns in die Geheimnisse des Lebens einführt, wäre manches für uns einfacher. Wir können versuchen, diesen Affen der Weisheit zum heutigen Zeitpunkt unserer Entwicklung einzuladen, damit er uns jetzt zeigt, was wir noch nicht wissen. Sind wir offen dafür, dass der Affe uns aus unseren Träumen herausführen kann, um uns das Wunder in uns selbst zu offenbaren, finden wir Klarheit und Bewusstheit. Haben wir unsere Blockaden in Bezug auf falsch gelebte Wünsche und Visionen aufgelöst, kann Heilung fließen, welche von unserem Kreislauf aufgenommen wird und von diesem aus in unseren gesamten Körper strömt. Diese Kraft, die den Affen in unserem Leben symbolisiert, können wir bewusst suchen, um uns von ihr aus dem Unbewusstsein herausführen zu lassen, damit wir unsere Aufgabe annehmen können. Jeder von uns hat ein Königreich zu regieren, wir sind alle Könige und sollten uns dieser Verantwortung bewusst stellen und unsere Stellung sowie unseren Auftrag in unserem Körper, unserer Umwelt und der Gesellschaft annehmen lernen. Die Gesellschaft funktioniert wie ein Kreislauf, wir sind Teil dieses großen, aufeinander abgestimmten Systems und können in verantwortungsvoller Weise mit dieser Stellung, die wir in der Gesellschaft einnehmen, arbeiten, um unseren optimalen Beitrag zum Ganzen zu leisten.

Unser Herz reagiert aus sich selbst heraus, es arbeitet für sein eigenes Überleben und wird dabei von einer Kraft unterstützt, die aus ihm selbst entstanden ist. Fühlen wir einmal tief in unseren Kreislauf, in die-

Kapitel IV

ses komplexe System von Blutgefäßen, Druckgefällen und Nährstoff-Transport, können wir erkennen, welch herausragende Rolle das Herz beim Regulieren des Kreislaufes innehat. Es hält alles zusammen, es ist der König, der den Kreislauf ehrt und im Gedenken an ihn sein Reich in harmonischem Gleichgewicht regieren sollte. Wir können dieses Wunder des Herzens in aller Ruhe auf uns wirken lassen und uns die tiefe Dankbarkeit eingestehen, die wir gegenüber diesem immer schlagenden Organ empfinden können, das uns durch das Leben pumpt und damit unseren Kreislauf in Gang hält.

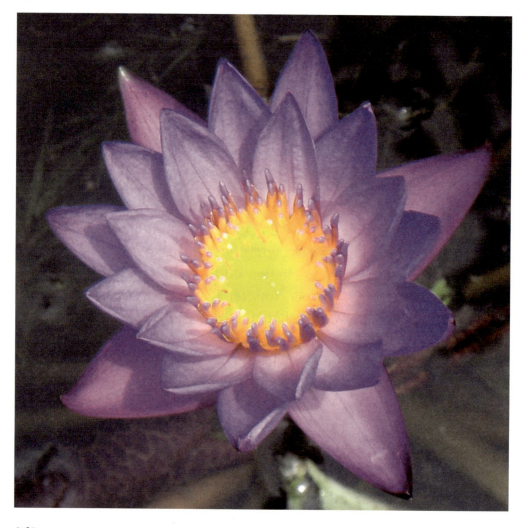

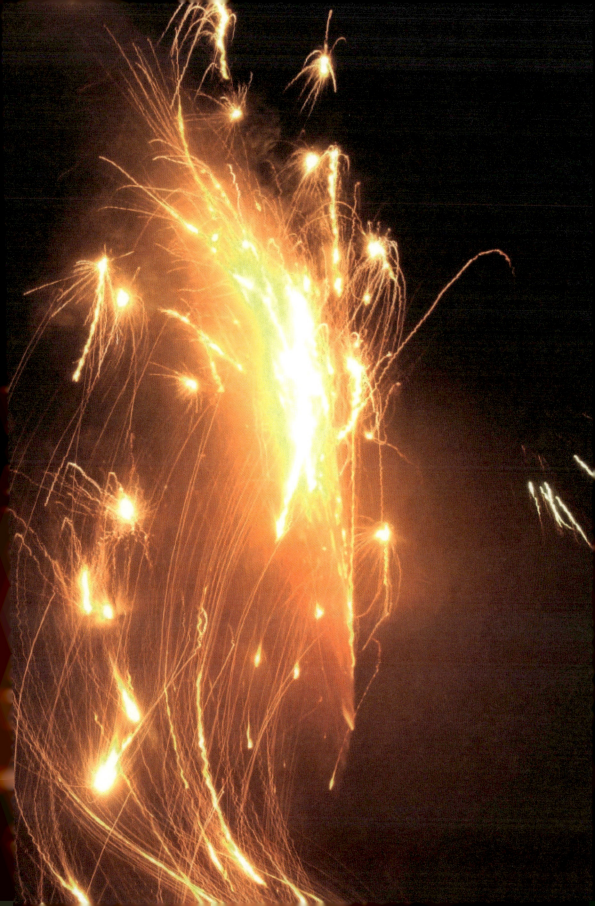

Kapitel V

Element Feuer

Dem Element Feuer wird das zusätzliche Organsystem-Paar Kreislauf/Dreifach-Erwämer zugeordnet. Dieses ist eng mit dem Thema **Partnerschaft** verbunden. Es geht hierbei um die **körperlichen Auswirkungen von Gedanken und Gefühlen,** die das Energiesystem belasten. Lang anhaltende seelische Belastungssituationen wirken sich bei den meisten Menschen negativ auf Herz und Kreislauf aus, was zu Erkrankungen dieses Systems führen kann. Die Schulung des Gefühls für Gesundheit von Herz und Kreislauf wirken dieser bedrohlichen Gesamtsituation entgegen.

Der Dreifach-Erwärmer bildet das Yang-Potenzial, und der Kreislauf ist von der Kraft des Yin beherrscht. Der Herzbeutel, welcher dem Kreislaufsystem zugeordnet wird, ist kein Organ im klassischen Sinne, wird aber in seiner Eigenschaft als Beschützer des Herzens dem Herzen und damit ebenfalls dem Element Feuer zugeordnet. Auch er birgt die Yin-Kraft in sich.

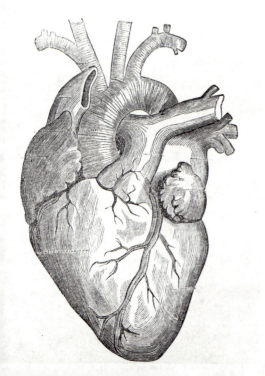

Der Herzbeutel (Perikard) oder Beschützer des Herzens

Der Herzbeutel bildet die äußere, schützende Hülle des Herzens. Dieses Schutzschild besitzt Eigenschaften, jedoch keine Funktionen und ist daher kein Organ. Er ist auch nicht einfach nur eine Organhülle, sondern ihm kommen wichtige energetische Funktionen zu. Seine Hauptaufgabe besteht darin, das Herz gegenüber negativen Einflüssen zu beschützen.

Das Herz und der Herzbeutel stehen in enger Beziehung zu- und Abhängigkeit voneinander, wobei sie sich in ihren Eigenschaften voneinander unterscheiden.

Das Herz steht in Bezug zu den »inneren« Angelegenheiten, wie die Klarheit des Bewusstseins, die Sprache, der Schlaf sowie die Traumtätigkeit. Zusammengefasst beherrscht es unsere emotionalen, psychischen und mentalen Aspekte.

In der Verantwortung des Herzbeutels dagegen liegen die Aufgaben der organischen und funktionellen Eigenschaften in Bezug auf das Herz, so zum Beispiel »äußere« Angelegenheiten wie Herzschlag, Herzfrequenz, Kreislauf, Blutzirkulation sowie die Überwachung der Produktion von Sexualhormonen. Er regiert damit den **Puls des Lebens.**

Auf der körperlichen Ebene ist der Herzbeutel für den Blutkreislauf und die Sexualität verantwortlich, im Besonderen überwacht er die Hormone sowie die sexuellen Säfte. Dies erklärt seine Verbindung mit der **Kreislauf-Leitbahn**. Als Beschützer des Herzens sorgt er dafür, dass es ungestört arbeiten kann und dabei die Integrität der Körper-Seele-Geist-Einheit bewahrt wird. Er ist sozusagen der Puffer, der die Schläge und Verletzungen einsteckt, die ansonsten das Herz tragen müsste. Bei Nichtaufarbeitung dieser Verletzungen kann es zu bedingten Folgen von Herz-Kreislauf-Beschwerden sowie zu sexuellen Problemen verschiedenster Art kommen. Selbst der Umgang mit Liebeskummer fällt unter die Aufgaben des Beschützers – welchen er nur in gesundem und gestärktem Zustand optimal nachkommen kann.

Die Symptome bei Herzbeutel-Erkrankungen bestehen gemäß der Chinesischen Lehre beispielsweise aus kalten Händen und Füßen, einem allgemeinen Kältegefühl oder einem schwachen Kreislauf. Dieser Energiemangel des Perikards kann zu Herzrhythmusstörungen, Herzklopfen, Herzrasen, Anomalien des Pulses sowie zu einem mangelnden Lustgefühl (nicht nur sexuell gesehen, sondern auch als Verlust an Lebenslust und Lebensfreude) führen. Es ist auch möglich, dass deshalb Freundschaften und Beziehungen aus »unerklärlichen« Gründen abkühlen.

Der Dreifach-Erwärmer

Der Dreifach-Erwärmer besitzt der Traditionellen Lehre nach einen »Namen, aber keine Form.« In der westlichen Medizin findet er keine Erwähnung. Für die Chinesen ist es wichtig, dass ein Funktionsbezug besteht, doch es muss kein körperlicher Träger dieser Funktion vorhanden sein. Der Dreifach-Erwärmer (im Nachfolgenden 3E genannt) bezeichnet in der Chinesischen Medizin das Hormonsystem von Hypophyse, Schilddrüse, Nieren, Nebennieren sowie Geschlechtsorganen und zwar auf einer energetischen, nicht körperfunktionalen, Ebene. Er ist verantwortlich für die funktionelle Reaktion zwischen den Organen, die für die Wasserregulierung zuständig sind (Lunge, Milz, Niere, Dünndarm und Blase). Der 3E verbindet die Wasserstraßen im Gesamtorganismus und führt den Kreislauf sowie die Verteilung der Chi-Energie des Körpers an.

Das Element Feuer, das den 3E beherrscht, hält das Wasser unter Kontrolle. Dadurch wird deutlich, dass er mit seinem spezifischen Chi das Wasser lenkt.

Der 3E verbindet alle körperlichen Funktionen und messbaren Werte in seiner umfassenden Verantwortlichkeit: Er stellt die Verbindung von innen und außen, von oben und unten, von rechts und links her.

Der 3E besteht aus drei Wärmebereichen

- Der **obere Erwärmer** befindet sich im Bereich Kopf – Brust – Herz – Lunge. Er wird als »Dunst« charakterisiert. Das **Wasser**

Element Feuer II

durchdringt als Dunst den ganzen Körper, seinen Ursprung hat es in der Lunge, von wo aus es im Körper zirkuliert.
- Der **mittlere Erwärmer** kennzeichnet den Bereich unterhalb der Brust – oberhalb des Nabels – Magen – Darm. Sein Merkmal ist der »Schaum«. Diese Bezeichnung bezieht sich auf die verdauende Aufwallung der Magen- und Milzfunktionalität, demnach dieser Erwärmer verantwortlich für die **Verdauung**.
- Der **untere Erwärmer** beschreibt den Bereich Bauchraum unterhalb des Nabels – Leber – Niere – Geschlechtsorgane. Dies ist der »Sumpf« unseres Wasserhaushaltes. Dort findet die Ausscheidung der trüben Bestandteile statt, die in den Nieren, der Blase, dem Dünn- und Dickdarm geschieht, somit reguliert er die **Ausscheidung**.

Daraus ersichtlich wird **die Verbindung des 3E mit dem Hormonhaushalt** des Körpers: Der obere Erwärmer befindet sich im Bereich der Schilddrüse, der mittlere beschreibt den Bereich der Bauchspeicheldrüse und der untere Erwärmer umfasst die Geschlechtsorgane.

Die Aktivität des 3E zeigt sich in den zentralen Regulations-Systemen unseres Körpers. Er stellt einen Mittler zwischen vegetativem Nervensystem und Hormonsystem dar. Da unser Körper ständig gesteuert und in seinen Körperfunktionen analysiert werden muss, tragen wir alle in uns einen »Computer«, der den Zustand des Körpers bewertet und das ganze System mit Impulsen im Gleichgewicht zu halten versucht. Der 3E übernimmt im Körper diese Aufgabe, ist somit der »Kopf« des funktionalen Gleichgewichts und hauptverantwortlich für die Fähigkeit des Körpers zu Reaktion, Regulation und Kompensation von allerlei Dysregulation sowie störenden Einflüssen.

Kapitel V

Liebe – Sexualität – Herz – Kreislauf

Auch die Liebe und die Sexualität sind »feurige« Angelegenheiten. Das Herz und der Beschützer des Herzens bringen die Freude ins Leben und geben damit der **Liebe** eine Grundlage. Mit Liebe ist nicht nur jene in der Partnerschaft gemeint, sondern auch die Liebe zu sich selbst sowie anderen gegenüber liebe- und verständnisvoll zu sein, das gegenseitige Geben und Empfangen. Der Herzbeutel sorgt für das Fließen der Gefühle und der sexuellen Säfte, während er gleichzeitig das Herz vor Schäden beschützt. Der Herzbeutel ist verantwortlich dafür, ob wir warmherzig oder kaltherzig sind.

Dies kann, wie alles nach der chinesischen Lehre des Gleichgewichts, von ihm auch »übertrieben« werden. Dann kann sich ein hartes Schutzschild, ein Eispanzer um das Herz herum bilden und das Feuer zum Erlöschen bringen.

Ist die Energie des Herzbeutels und/oder der Kreislauf-Leitbahn schwach, dann kann dies nach Ansicht der TCM zu verminderter bis keiner Leidenschaft, wenig Gefühl sowie zu vermindert kraftvollem Fließen sexueller Energie führen. Mit **Vernunft** wird versucht, dem fehlenden Feuer und der unterdrückten Liebe entgegenzuwirken und diese dadurch zu ersetzen.

In einer Partnerschaft ist es sehr wichtig, Gefühle, Probleme, Wünsche sowie Sehnsüchte auszudrücken. Das **sprachliche Ausdrucksvermögen** wird dem Herzen zugeordnet. Nach der Lehre des Zusammenhangs führt eine geschwächte Herz-Energie zu einem sprachlichen Nicht-Ausdrücken-Können, was wiederum zu weiteren Problemen in der Partnerschaft führen kann. Der sprachliche Austausch wird für den geschwächten Feuer-Menschen zu einem Albtraum und auch liebevolle Gesten stellen dann für ihn eine Art von Kommunikation dar, die ihm zuwider ist. Die Yang-Energie des Feuers scheint dann letztlich erheblich geschwächt zu sein.

Bei einer zu starken Yang-Energie kommt es **nicht** zu einem Mehr an Liebe und Freude, sondern das lodernde Feuer wird zu einem inneren, verzehrenden Feuer der Leidenschaft, zu übertriebenem Ehrgeiz und zu einer Art Fanatismus. Dem überschießenden Feuer fehlen das Mitgefühl und die Güte, durch die es im harmonischen Gleichgewicht normalerweise gemildert wird.

Ein Gleichgewicht im Feuer kommt vor allem den wichtigen Themen **Liebe – Sexualität – Partnerschaft** hilfreich zugute und unterstützt die Einheit der Geschlechter sowie die zwischenmenschlichen Kommunikationen, die auch durch Emotionen bestimmt werden können.

Wärme und Hitze

Die aufsteigende Yang-Energie des Feuers, im Sommer in seiner Hochphase, ist wichtig für unseren Körper, der sich in **Wärme** ausdehnen und strecken kann, wobei die Wärme in alle Bereiche verteilt wird. So wie die milde Wärme eines Sommertages angenehm ist und das Lebensgefühl steigert, ist auch auf seelischer Ebene die Wärme von ungemeiner Bedeutung. Wärme, die ich mir und anderen gegenüber fühle und im Austausch erfahren darf, steigert mein Wohlbefinden.

Wird jedoch aus der Wärme **Hitze**, was durch Übertreibung, Überhitzung, zu starkem und einseitigem Yang-Energie-Haushalt ausgelöst und ausgedrückt werden kann, wandelt sich das Positive der Wärme in schädigenden Körper-Seele-Geist-Einfluss der Hitze. Kalte Füße und Hände sind auch hier ein Indiz für Überhitzung, da die Yang-Energie in den Kopf (rot und heiß) steigt und somit der untere Bereich unseres Körpers einen Entzug von Wärme erfährt.

Kapitel V

»*Nur ein Narr sitzt in der Sonne, wenn er im Schatten liegen kann.*«
(arabische Weisheit aus der Hitze der Wüste)

Nach chinesischer Ansicht stellt die Hitze den bioklimatischen Faktor dar, der dem Herzen, dem Herzbeutel sowie dem Kreislauf am meisten schadet. Es ist nicht gut, sich ungeschützt der Sonne auszusetzen, da dies nicht nur der Haut schadet, sondern auch dem Herzen.

Kreislauf

Das Herz und die Gefäße sorgen für den Kreislauf des Blutes, wobei Nährstoffe, Sauerstoff und anderen Teilchen wie Hormone und Antikörper im Organismus verteilt werden.

Das Herz pumpt Blut über die Arterien in die Organe des Körpers, und über die Venen fließt es wieder zurück ins Herz. Der Blutdruck ist in Venen und Arterien unterschiedlich stark. In den Arterien wird das Blut mit viel Druck hinaus in den Körper geschickt, und über die Venen wird es in das Herz mit weniger Druck, den es auf seinem Weg durch den Körper verliert, zurückgeleitet. Dieser unterschiedliche Druck gewährleistet eine optimale Organdurchblutung, und auch die kleinsten Körperzellen werden ununterbrochen mit Sauerstoff und Nährstoffen versorgt.

In den verschiedenen Kreislauf-Abschnitten des Körpers herrschen unterschiedliche Niederdruck- oder Hochdrucksysteme, die bei Körperruhe eine konstante Organdurchblutung pro Minute gewährleisten.

Element Feuer II

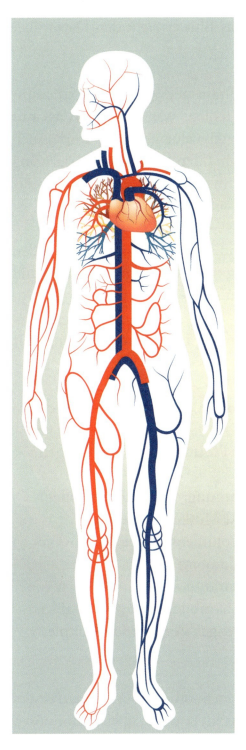

Blutkreisläufe

1. Lungenkreislauf: Im Herzen wird das sauerstoffarme Blut über eine Arterie zurück in die Lunge gepumpt. Sauerstoff wird in die Lunge eingeatmet, dem Blut zugefügt und gelangt von dort aus mit dem Blut über eine Vene ins Herz. Ausschließlich zwischen Herz und Lunge fließt sauerstoffarmes arterielles und sauerstoffreiches venöses Blut. Im gesamten übrigen Körper ist das venöse Blut sauerstoffarm und das arterielle sauerstoffreich.

2. Körperkreislauf: Über die Aorta (die große Herz-Arterie) fließt das sauerstoffreiche Blut in alle Bereiche des Körpers, über die Kapillarnetze gelangt es bis in jedes Organ und jede Zelle. Über Venen fließt das sauerstoffarme Blut wieder ins Herz zurück.

3. Pfortaderkreislauf: Dieser bildet einen Sonderkreislauf vom Darm zur Leber. Über die Pfortader, eine große Vene, wird das Blut vom Darm in die Leber geleitet, wo es mit Nährstoffen und Botenstoffen beladen wird, und fließt von dort aus zurück ins Herz. Das Blut erreicht den Darm über die Aorta-Verbindung.

4. Lymphkreislauf: Dieser bildet ein Drainage-System des Extrazellular-Raumes. Die zuführenden Gefäße fehlen, was bedeutet, dass nur abgeführt und damit der Körper über das Blut gereinigt wird. Auch vom Darm aus führen Lymphbahnen über den linken Milchbrustgang und von dort aus über den linken Venenwinkel in die obere Hohlvene, die ins Herz mündet.

Der Kreislauf verkörpert eine verbindende Mittelstellung zwischen den Einflüssen von außen (über die Atmung und Nahrungsaufnahme) und innen (Gewebestoffwechsel und Zellatmung).

Das Organsystem und seine Funktionen im Zusammenhang mit dem Kreislauf:

- Äußere Atmung (Respirationssystem): Aufnahme über die Lunge
- Ernährung (Digestionssystem): Pfortaderkreislauf (Magen, Darm, Leber, Milz)
- Lungenkreislauf (Respiration): Atmung, Gaswechsel (Lunge)
- Extremitätenkreislauf: Skelett und Muskeln, Bewegung
- Lymphkreislauf: Fetttransport, Volumenregulation, Abwehrvorgänge (Lymphe, Milz, Lymphknoten)
- Hautkreislauf: Haut- und Wärmetransport
- Nierenkreislauf: Uropoetisches (harnbildendes sowie -ableitendes) System – Exkretion – Antigen-Antikörper-Komplex-Ausscheidung

Durch Ausdauertraining lässt sich die Sauerstofftransport-Kapazität des Herz-Kreislauf-Systems verdoppeln. Das Herz wird dabei voluminöser, der Hubraum vergrößert sich und die Schläge des Herzens werden kräftiger. Dies bedeutet, dass die doppelte (und mehr) Blutmenge im Körper pro Minute zirkulieren kann. In Ruhe schlägt das Herz jedoch wieder langsamer, es wird nicht dauerhaft vollständig belastet. Diese Trainingswirkungen lassen sich bereits durch zehn Minuten pro Tag erreichen, wenn man eine Sportart wählt, die mehr als 50% der Leistungsfähigkeit des Herz-Kreislauf-Systems beansprucht (beispielsweise Fahrradfahren, Laufen, Schwimmen).

Alle Probleme des Kreislaufes, der Arterien sowie der Venen sind der Kreislauf-Leitbahn zugeordnet, welche dann aus dem Gleichgewicht zu geraten scheint. Dazu gehören zum Beispiel: Blutansammlungen im Kopf, Bluthochdruck, Unterregulierung des Blutdrucks mit Symptomen wie Schwindel, Ängstlichkeit, Unsicherheit und Leistungsschwäche.

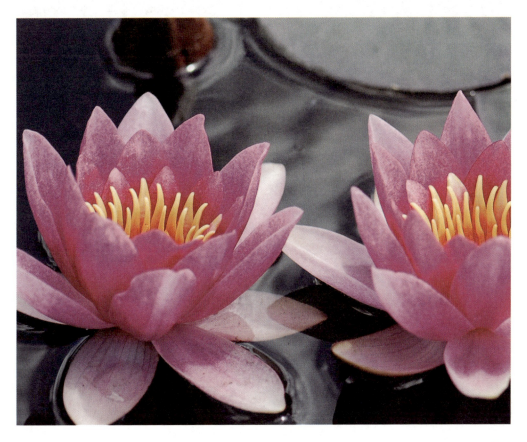

Kapitel V

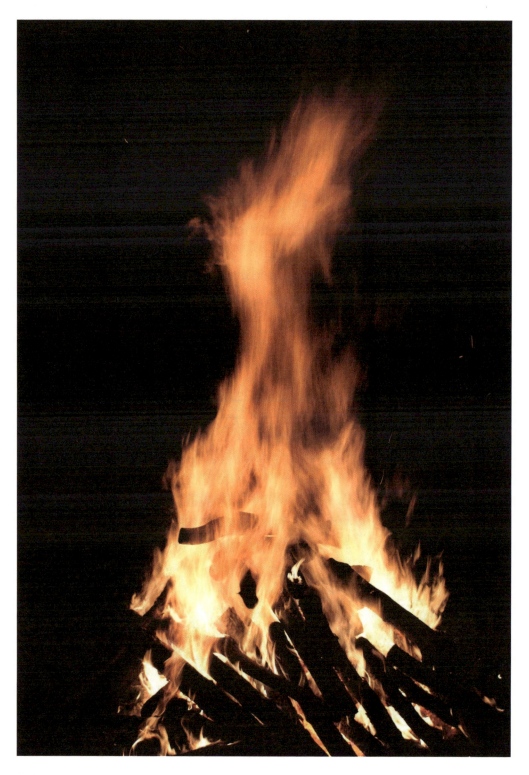

Element Feuer II

Die Organuhr im Zeichen Feuer (Teil 2)

Nach der morgendlichen Hochphase im Element Feuer mit den Organen Herz und Dünndarm kommt es am Abend zu einer zweiten »Feuer-Zeit«. Gegen **19 Uhr** wechselt der Körper zur Yin-Energie des Kreislaufes. Dies ist die Zeit der geistigen Inspiration. Nach der Ruhe des Nieren-Wassers können wir uns ganz auf das Gelernte, das Erfahrene, das Erlebte des Tages konzentrieren. Es ist die meditative Energie des Yin, die unseren Tag ausklingen lässt. Unser vegetatives Nervensystem, vor allem der geschäftige Sympathikus, der im Körper für die Anstrengung, den Stress und die Beweglichkeit verantwortlich ist, können nun zur Ruhe kommen und sich erholen. Zu dieser regenerierenden Zeit ist es nicht dienlich, fernzusehen, sehr viel entspannender sind wohltuende Gespräche, schöne Musik oder ein gutes Buch.

Auch Sport kann gerade zu dieser Zeit einen erholenden Ausgleich zum Alltagsstress darstellen.

Um **21 Uhr** löst die Yang-Energie des 3E die Yin-Entspannung ab. Durch diese Energie wird das Hormonsystem angesprochen. Der Körper erfährt eine Neuregulierung des Hormonsystems sowie der gesamten zentralen Regulation über Epiphyse, Hypophyse, Thalamus, Hypothalamus sowie das limbische System.

Der Sympathikus wird durch die Yang-Energie verstärkt angesprochen, und wir empfinden eine wohltuende Müdigkeit (um so mehr bei sexuellen Aktivitäten zwischen 21 und 23 Uhr), die einen erholsamen Schlaf in Harmonie mit unserem Hormonsystem und dem parasympathischen Nervensystem zu versprechen vermag.

Die Geschichte von »Mary Poppins«

»Wenn ein Löffelchen von Zucker bittere Medizin versüßt, schmeckt sie gleich nochmal so gut.«

Mary Poppins ist das außergewöhnlichste Kindermädchen, das das kleine Stadtviertel rund um den Kirschbaumweg in London seit Langem gesehen hat. Mit flinker Zunge, viel Fantasie, kindlicher Freude, großer Liebe und einer Prise Magie verzaubert sie all jene, die ihren Weg kreuzen. Der Wind ist dafür verantwortlich, dass sie eines Tages bei Familie Banks vor der Tür landet, und damit erfüllt sich der Wunsch der beiden Kinder Jane und Michael nach einem lieben, freundlichen und hübschen Kindermädchen.

Gleich bei ihrer Ankunft bringt Mary die gesamte Familienstruktur durcheinander. Trotz allem achtet sie die Regeln, nach denen in dieser Familie gespielt wird: Der griesgrämige Vater ist Bankangestellter und froh, wenn er zu Hause seine Ruhe hat und alle sich so verhalten, wie er es sich vorstellt. Die Mutter sieht Familie und Kinder als gesellschaftliche Notwendigkeit, ist außerhalb in der Frauenbewegung tätig, zu Hause jedoch die brave Ehefrau, die sich so verhält, wie es ihr Mann von ihr erwartet. Die Kinder sind frech, wollen geliebt, beachtet und respektiert werden. In der Bank benehmen sie sich nicht, wie es ihr Vater und auch die Bankgesellschaft von ihnen erwartet und verlangt hätten, sondern so, wie es ihr Herz ihnen erzählt und sie es von Mary Poppins gelernt haben. Sie lassen sich nicht von ihrer fixen Idee abbringen, das Geld, das sie mit in die Bank gebracht haben, in Vogelfutter zu investieren anstatt es in einem Bankkonto anzulegen. Dieses Verhalten ist dem Anlass nicht gebührend, aber in ihrer kindlichen Naivität bringen sie ihren Vater und nicht zuletzt dessen Vorgesetzte zum Nachdenken und überzeugen durch ihre Sturheit, sich nicht in ihrem Weg beirren zu lassen.

Mit ihrer einmaligen, zauberhaften Art und Weise verändert Mary nicht nur Verhalten und Lebensverständnis der Kinder, sondern auch das ihrer Eltern, der anderen Hausangestellten und zuletzt der gesamten Bankbelegschaft. Hilfe und Unterstützung erfährt sie dabei von ihrem langjährigen Freund Burt, der ihr mit Rat und Tat zur Seite steht. Jeden Tag tritt Burt als ein anderer auf, mal ist er Straßenmaler, mal Schornsteinfeger, aber immer ist er zur richtigen Zeit am rechten Ort, um zu helfen.

An Marys Seite erleben die Kinder Ereignisse, von denen sie bisher nur träumen konnten. Einen Nachmittag verbringen sie in der Fantasie-Landschaft einer Straßenmalerei, nehmen teil an einem Pferderennen auf Karussell-Pferdchen und tanzen mit Pinguinen im Straßencafé. Den nächsten Tag trinken sie Tee mit Onkel Albert an der Decke und amüsieren sich. Den Abschluss dieser wundersamen Erlebnisse stellt ein Kaminfeger-Fest auf den Dächern der Stadt dar, wo sie die Welt von einem anderen Standpunkt betrachten lernen.

Es scheint jedoch Marys Schicksal zu sein, nach lustigen, lehrreichen und Wunder-vollen Momenten das Haus, in das sie Freude sowie eine neue Ordnung gebracht hat, wieder zu verlassen. In dem Moment der Vollendung ihres Auftrages dreht der Wind, um Mary an einen anderen Ort, zu einer anderen Familie, zu einer neuen Herausforderung zu rufen. Und sie folgt ihm, wie sie es immer getan hat, und lässt die glücklich gewordene Familie Banks und ihren guten Freund Burt zurück.

Kapitel V

Charakterisierung von den Figuren in »Mary Poppins«

– in Affinität zur Wandlungsphase Feuer und den Organen Kreislauf, Dreifach-Erwärmer und Herzbeutel

Mary Poppins

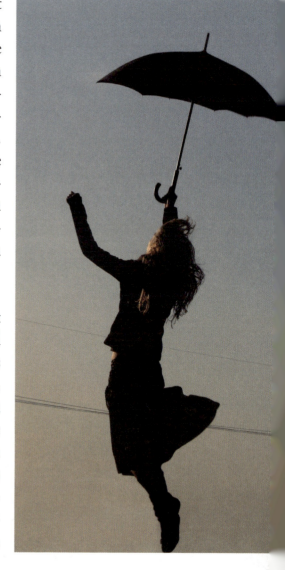

Die »Kindfrau« Mary Poppins kommt in das Haus am Kirschbaum-Weg, in dem die Familie Banks wohnt. Die Kinder Jane und Michael treiben von jeher ihr Unwesen mit den Kindermädchen, die immer nach nur wenigen Tagen das Haus wieder verlassen. Nur Mary Poppins, ihre fantasievolle Art und ihre etwas unkonventionellen Erziehungsmethoden sprechen die Kinder an. Sie und die ganze Familie lernen von ihr mehr, als sie sich erträumt hätten.

Mit viel Liebe und Fürsorge, mit Strenge und Härte, Fantasie und kindlichem Vergnügen schafft es Mary, den Kindern näherzukommen, ihr Vertrauen und ihre Loyalität zu erlangen. Zuerst geht es darum, die Kinder für sich zu gewinnen, doch später stehen die Fragen des Lernens im Vordergrund. Durch die Veränderung im Verhalten der Kinder wandelt sich die gesamte Familie. Zum

Element Feuer II

ersten Mal erleben sie so etwas wie Zusammenhalt, Fürsorge, Liebe und Freude mit und für einander.

Mary Poppins' Slogan lautet: »Wahre Vollkommenheit hat den Gefühlen noch nie erlaubt, die Verstandeskraft zu beeinflussen.«

Mary Poppins symbolisiert das Kollektiv der »starken Frauen«, welche uns als Engel begegnen und sehr vollkommen wirken. Mit ihren zauberhaften Kräften verwandelt Mary die Kinder, den ignoranten Vater und die gesamte geldhungrige Bank-Gesellschaft. Sie allerdings verschließt ihr Herz der Liebe. Dies ist auch der Grund, warum sie Burt wie eines der Kinder behandelt, sie lässt seine Liebe für sie nicht an sich herankommen und bevormundet ihn. Er macht das Beste daraus, bewundert sie und widerspricht ihr nicht. Ein Wutanfall oder ein Aufbegehren seinerseits hätte vielleicht etwas bei ihr bewirken und sie eventuell aufbrechen können.

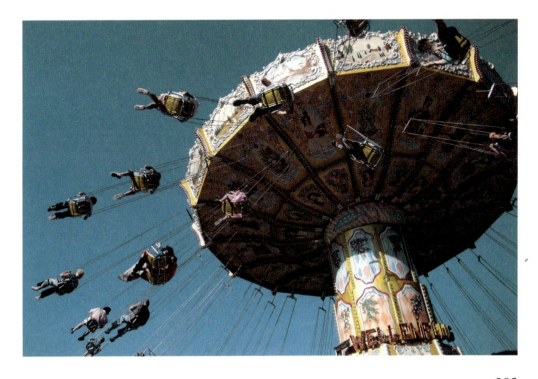

Kapitel V

Im Kreislauf des Lebens (in Erinnerung an die Weisheit des Affen in »Der König der Löwen«) nimmt sie vorbildlich ihren Platz ein und akzeptiert ihre spirituellen Aufgaben vollkommen, jedoch hört sie nicht auf ihr Herz und auf die Liebe.

Den »ungezogenen« Kindern und deren »griesgrämigen« Vater gegenüber vereint sie auf wunderbare Weise Strenge mit Liebe in Erziehung und Umgang. Nur Burt, dem Mann ihres Herzens, gegenüber scheint sie immun zu sein.

Sie stellt sich selbst immer hinter die Bedürfnisse der anderen, sie ist der Meinung, dass wichtiger ist, wie es den anderen besser gehen kann und es nicht von Bedeutung ist, wie sie sich dabei fühlt. Manchmal vergisst Mary völlig ihre eigenen Bedürfnisse und Gefühle.

Wir begegnen hier dem Weltkollektiv des falsch verstandenen Auftrages der Nächstenliebe und falsch verstandenen Christentums: das private Glück soll Mary Poppins nicht gestattet sein. Entgegen ihrer inneren Natur muss sie ihr Herz den Kindern und Burt gegenüber verschließen, um ihre Aufgabe im Weltkollektiv wahrnehmen zu können Dadurch schneidet sie sich jedoch selbst von der Liebe sowie von ihren Herzens-Sehnsüchten ab.

Mit der Erfüllung eines jeden Auftrages wird sie immer männlicher, militärischer und matronenhafter, auch emotionsloser und vernunftbewusster. Allein noch im Gesang verkörpert sie die Kindfrau, die sie äußerlich darstellt. Ihr Gesang hat die zauberhafte Gabe, den Kindern Wahrheiten zu verdeutlichen und diese aus ihrem eigenen Inneren lernen zu lassen. Sie werden durch das Singen in ihrem Kind-Sein angesprochen und angenommen.

Lösungsvorschlag: Mary Poppins hätte bei der Familie Banks bleiben und sich der Liebe dem Mann ihrer Träume, Burt, gegenüber öffnen

Element Feuer II

können. Dadurch hätte sie privates Glück erlangen und noch mehr Freude und Liebe in ihre Umwelt tragen können. Ihre große Weisheit hätte sie in Kursen an andere Kindermädchen weitergeben und dadurch Gutes schaffen können.

Dafür hätte sie allerdings **ihren Stolz und ihre Allmacht** dem Mann, genauer gesagt, Burt gegenüber, aufgeben müssen.

Der Slogan Mary Poppins' sollte neu definiert werden. Aus: »Wahre Vollkommenheit hat den Gefühlen noch nie erlaubt, die Verstandeskräfte zu beeinflussen.« ließe sich formen:

»Wahre Vollkommenheit verbindet Herz und Verstand in idealer Weise durch die LIEBE.«

Das Kollektiv der »starken Frauen«

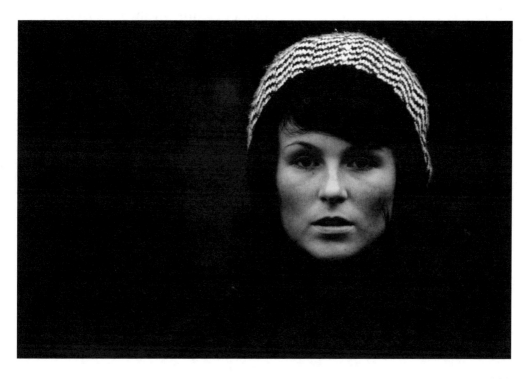

Das Kollektiv der »**starken Frauen**«, die als Engel wirken und sich selbst keine Liebe gönnen, diese meist sogar ignorieren, wird hier von Mary Poppins verkörpert.

Sie schafft es immer, wenn es ein bisschen gefühlvoll und privat wird, diese Gefühle den Kindern und Burt gegenüber nicht zuzulassen. Sie verschließt sich selbst vor der Liebe und auch vor dem Spaß, den sie mit den Kindern erleben könnte. Ihr ist es wichtig, diese zu bewussten und verantwortungsvollen Geschöpfen zu erziehen, die sich immer auf ihren Ernst und Verstand besinnen, auch in den Momenten, in denen sie Freude und Spaß haben. Burt möchte ihr schmeicheln, sie für sich gewinnen, aber sie erlaubt dies nicht und unterbindet jede Annäherung seinerseits. Seine Nähe ist ihr Hilfe und Mittel, die Kinder in die gewünschte Richtung zu erziehen. Er bewundert sie, doch sie ist zu stolz, um ihm ihre Freude darüber zu zeigen. Immer hat sie das Gefühl, gegen ihre Aufgabe und ihre Bestimmung zu verstoßen, wenn sie sich selbst Liebe und Glück gönnt. Somit ist sie sehr schnell wieder weg, immer gerade dann, wenn es um Nähe geht, sei es nun in ihrer Beziehung zu Burt oder zu den Kindern. Diese macht sie glücklich und zeigt ihnen die Freuden des Lebens – verschwindet aber im schönsten Augenblick, ohne sich von ihnen zu verabschieden.

Das Kollektiv der »unfreundlichen Ehemänner«

Dem gegenüber steht das Kollektiv der »**unfreundlichen Ehemänner**«, die, wenn sie von der Arbeit kommen, in Ruhe gelassen werden möchten. Der Film zeigt uns diese in der Rolle des Vaters Banks.

George Banks ist Angestellter in einer Bank, genauso wie auch schon seit Vater vor ihm. Seine Arbeit, die damit verbundene Routine, die Disziplin und der Gehorsam sind ihm wichtig. Diese Tugenden erwartet er sich auch von seiner Familie. Seine Frau ist für ihn ein rettender Hafen, er achtet ihre Loyalität, nicht jedoch ihre Meinung oder ihre Fürsorge. Liebe, Emotionen und Gefühle sind ihm fremd. Seine Kinder stellen für ihn ein Rätsel dar und mehr eine gesellschaftliche Pflicht als eine Freude. Sie sollten seiner Meinung nach diszipliniert und ernsthaft erzogen werden, unauffällig und vorbildlich still sein.

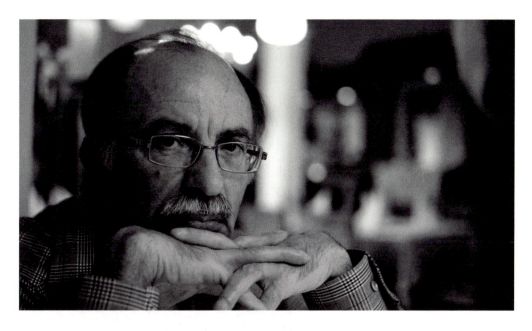

Solange ihm beigepflichtet wird, sei es auch nur vordergründig, lässt er allen große Freiheiten. Mary Poppins und seine Frau geben ihm Recht und bringen ihn mit viel Geschick jedes Mal zu der Erkenntnis, die ihnen wichtig ist. Solange Mr. Banks der Meinung ist, es sei seine Idee gewesen, stimmt er ihnen zu, ist zufrieden und lässt den beiden Frauen freie Hand. Seinen Kindern will er ein guter Vater sein, indem er sie ausreichend ernährt und ihnen ein Vorbild ist. Er will sie früh auf das Leben, das seiner Meinung nach hart, ungerecht und ernst ist, vorbereiten. Dabei vergisst er, dass sie noch Kinder sind, voller Unschuld, Freude und nicht erwiderter Liebe für ihre Eltern. Er lehnt jedoch jegliche Freude und Kindereien ab, bis er erkennen darf, dass Beruf und Erfolg nicht das Wichtigste im Leben sein können, bis er begreift, welche Leere

Kapitel V

seine Familie bis jetzt in ihm hinterlassen hat. Das Leben kann durchaus bunt, fröhlich und ausgelassen sein, ohne seine Ernsthaftigkeit und Wichtigkeit zu verlieren. Auch ruhige und gemütliche Minuten sind gewonnene Augenblicke. Seine Kinder zeigen ihm, wie wichtig es ist, auch entgegen der allgemeinen Meinung die eigenen Ansichten zu vertreten. Er lernt von ihnen, dass Geld nicht so wichtig ist, um dafür seine Familie zu vernachlässigen und unglücklich zu machen. Seine Arbeit in der Bank hat ihm tagtäglich sein Verhalten diktiert, und erst als er sich dagegen wehrt und entlassen wird, kann er sein Leben genießen lernen. Seine Kinder bekommen schlussendlich, worauf sie die ganze Zeit gewartet haben: einen Vater, der für sie da ist und mit ihnen gemeinsam Stunden voller Freude und Spaß erlebt. Mary Poppins hat es auch bei ihm wieder einmal mit ihrer zauberhaften Art geschafft, ihn zu mehr Aufmerksamkeit, Interesse und Liebe für die Kinder zu bewegen.

Winifred Banks = Ehefrau

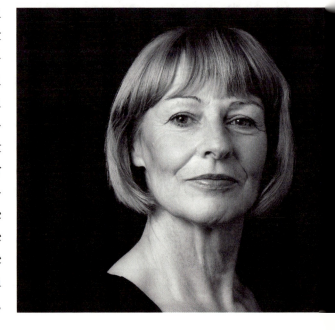

Winifred Banks ist Hausfrau und Mutter, beides nicht aus Leidenschaft. Ihre Aufmerksamkeit richtet sich in erster Linie auf ihre Rolle in der aktiven und organisierten **Frauenbewegung**. Dort tritt sie für Wahlrecht, mehr Freiheiten, gegen die Unterdrückung der Frau sowie gegen das veraltete Klischee der Hausfrau ein. Zu Hause jedoch ist sie für ihren Mann da, stimmt ihm in allem zu, begehrt nicht auf und lässt ihn die wichtigen Entscheidungen alleine treffen. Sie stellt sich freiwillig unter ihn und überlässt ihm die Verantwortung sowie die Führungsrolle im Haus und in der Erziehung der Kinder. Nur durch ihre passive, zurückhaltende und gleichzeitig aufopfernde Verhaltensweise kann sie es sich erlauben, öffentlich zu demonstrieren, Reden zu halten und Rechte für Frauen einzufordern. Ihre gesellschaftliche Stellung räumt ihr Freiheiten ein, und ihre weibliche Stellung zu Hause, die sie ohne Widerspruch in Kauf nimmt, räumt ihr die Möglichkeit ein, ohne Einschränkungen zu handeln und zu agieren. Für ihre Kinder möchte sie das Beste, jedoch fühlt sie sich nicht persönlich dafür verantwortlich. Ihrer Mutterrolle wird sie nicht gerecht, fühlt sich darin nicht einmal angesprochen. Erst Mary Poppins bringt sie ihrem Mann und ihren Kindern näher, weckt in ihr die Ehefrau, Mutter und damit die Weiblichkeit, sowie letztendlich die Liebe, welche sie zu lange versteckt gehalten hatte.

Das frustrierte Männerkollektiv

Das frustrierte Männerkollektiv wird hier von Burt symbolisiert.

Er ist ein langjähriger und guter Freund von Mary Poppins. Er weiß über ihre Fähigkeiten und zauberhaften Eigenschaften Bescheid und bewundert sie dafür. Von jeher empfindet er eine große Liebe zu ihr, die beide verbindet. Er ist sich seiner Bewunderung und Anerkennung für Mary bewusst und drückt ihre seine Liebe aus, doch sie reagiert darauf distanziert. Er würde ihr die Sterne vom Himmel holen, ihr jeden Wunsch von den Augen ablesen, die Erfüllung all ihrer Wünsche sein wollen, wenn sie ihn nur ließe.

Doch Mary hat sich selbst verboten, derlei Gefühle für irgendjemanden zuzulassen, niemals möchte sie ihre Aufträge von Emotionen durcheinandergebracht sehen. Dies hat Burt bemerkt; er weiß um die

Kapitel V

Ansprüche, die sie an sich stellt, er hat verstanden, dass sie von Familie zu Familie zieht, um Liebe, Harmonie, Respekt und Lebensfreude zu bringen. Ihm ist in dieser Planung kein Platz zugeteilt worden. Mary lässt sich von Burt bewundern und helfen, aber jede weitere Gefühlsregung erstickt sie im Keim und hält sie von sich fern. Selten genug bekommt er die Möglichkeit, ihr seine Achtung zum Ausdruck zu bringen; meist bleibt ihm nur die Rolle, zur rechten Zeit am richtigen Ort zu sein, ihr zu helfen, sie zu ermuntern, zu ermutigen und soweit sie es zulässt, glücklich zu machen. Es ist Burt vergönnt, seine Erfüllung in der Liebe zu ihr zu finden, und er findet sich damit ab, ihre Nähe zu erfahren sowie Hilfe für sie zu sein. Er weiß, dass es niemals mehr werden wird.

Würde Burt einmal seine innere Wut und Enttäuschung zum Ausdruck bringen, dann könnte er vielleicht bei Mary etwas erreichen und sie aufbrechen. Er hätte dann die Chance, an sie heranzukommen, Gefühle in ihr zu wecken und ihr seine Liebe zu gestehen. Aber er tut es nicht.

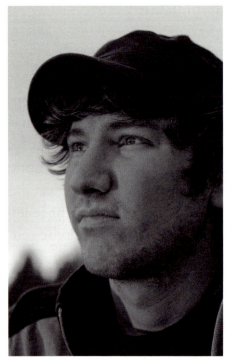

Dadurch, dass sie seine Liebe nicht erwidern kann, erfährt er von ihr oftmals eine überhebliche und kränkende Behandlung – ihm bleibt nur, diese Wunden nicht aufreißen zu lassen, seine Bewunderung weiter zu pflegen, sie still zu verehren, aber auch ihre Aufgabe und ihr Weggehen zu akzeptieren und sie aus der Ferne, auf einsame Weise, zu lieben.

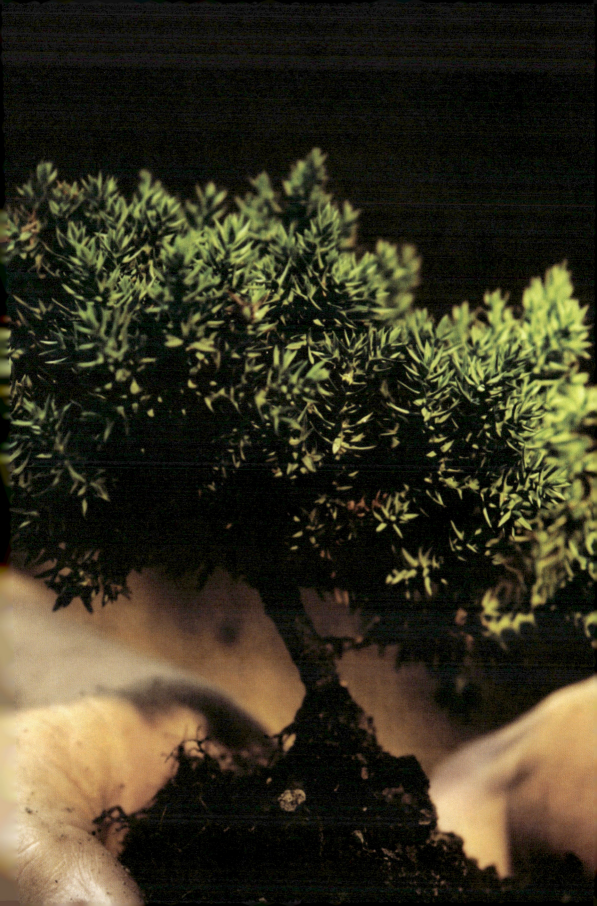

Das Element Erde, seine körperlichen Entsprechungen und spezifischen Eigenschaften

Zugehörige Yin-Organe	Milz/Pankreas / Organ-De-/Regeneration
Zugehörige Yang-Organe	Magen/Nerven-De-/Regeneration
Das Element Erde öffnet zum	Mund und zeigt sich in den Lippen
Zugehöriges Gewebe	Fett/Muskeln und Extremitäten
Kontrolliert	Die Verdauung
Der Zugeordnete Sinn	Schmecken/Geschmack
Unerlöste/Erlöste Emotion	Verlangen (unerlöst) Sympathie (erlöst)
Klimatische Herausforderung	Feuchtigkeit
Jahreszeitliche Energiespeicherung	Spätsommer
Unerlöste/Erlöste Farbe	Gelb (unerlöst) Tiefdunkelrot (erlöst)
Zugehöriger Geschmack	Süß
Energierichtung	Zur Mitte/sammelnd/ruhend
Zugehörige Körperflüssigkeit	Speichel
Unerlöste/Erlöste Stimme	Gebrochenes Singen, ohne Obertöne/Volles Singen, mit Obertönen
Krankheitsursache auf geistiger Ebene – gegen den heilenden Teamgeist gerichtet	Das nicht Gott unterstellte Böse, welches unsere Nerven angreift – die Erde lebt in Umwandlung und Transformation

Element Erde

Unerlöste Gefühle und Eigenschaften werden gespeichert und können durch energetische Arbeit transformiert[1], aufgelöst, werden. Dadurch wandeln sie sich zu neuen, erlösenden Gefühlen, die wir dann speichern können, um unserem Körper und unserem Bewusstsein eine größere Einheit sowie ein stärkeres Gleichgewicht zu ermöglichen.

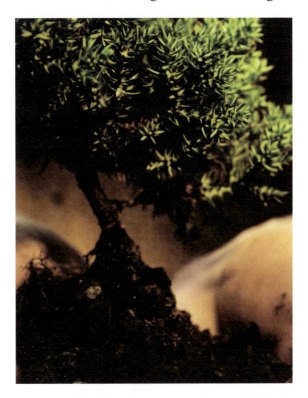

---

[1] **Transformation** bedeutet einen Prozess oder Zustand aus der Dunkelheit ins Licht, aus der Enge in die Weite und aus dem Zwang in die Freiheit zu führen, umzuwandeln. Über Visualisierung lässt sich Transformation (Umwandlung) herbeiführen, indem man Licht und Liebe schickt (zum Beispiel in ein Organ, einen Meridian oder einen Gedanken...). Transformation findet spontan statt, in dem man zuvor Licht und Liebe geschickt oder sich intensiv mit der Materie beschäftigt hat, dies kann auch im Traum, im Schlaf oder jedem wachen Zeitpunkt geschehen, wann immer sich die Seele Zeit dafür nimmt. Die Transformation kann ohne Zeichen geschehen, in Form eines Quantensprungs (dies geschieht auf höherer Ebene, die kaum wahrnehmbar ist) oder mit Zeichen einhergehen. Diese können sich äußern in: Weinen, Schreien, Schütteln, Gähnen, Schwitzen und in der Wahrnehmung von Helligkeit, Licht oder Wärme.

Kapitel VI

Element Erde

Die Milz

Milz und Magen werden in Zusammenhang gesehen mit weit reichenden Belastungen, die alle anderen Organe des Körpers betreffen. Sie nehmen, wie auch ihr Element Erde, eine Vermittlerrolle zwischen diesen und den Wandlungsphasen ein. Bei jenen Organen spielen Gedanken zu einer ausgewogenen Ernährung, gesundem Trinken und erholsamem Schlaf eine besonders große Rolle. Die chinesischen Erkenntnisse sollten auf europäische Verhältnisse übertragen und in Zusammenhang zu unserem Lebenswandel gestellt werden, welcher für eine gesunde Funktion von Milz und Magen wichtig ist. Diese bilden das Zentrum des Körpers im Bereich der Säfte (im Gegensatz zu Herz/Kreislauf, die im Bereich der arteriellen und venösen Gefäße das Zentrum bilden).

Das Verdauungssystem – für welches die »Team-Ebene« von besonders großer Bedeutung ist:

- Bereits der Speichel leitet den Verdauungsprozess ein. Durch die Kaubewegungen werden die Drüsen der Magenschleimhaut aktiviert und produzieren Magensaft.
- In der Leber wird Galle hergestellt, welche für die Verdauung der Fette zuständig ist. Die Gallenblase speichert die Galle, um sie bei Bedarf in der richtigen Menge auszuschütten.
- Bei der Verdauung sämtlicher organischer Nährstoffe helfen die Säfte, welche von der Bauchspeicheldrüse entwickelt werden, mit. Im Zwölffingerdarm wird der Speisebrei mithilfe von Pankreas-Saft und Galle zersetzt, die Nährstoffe werden von Blut- und Lymphgefäßen in der Dünndarm-Schleimhaut aufgenommen. Dort werden die Nahrungsbestände verdaut, die Nährstoffe werden vom Blut aufgenommen, und die Rei-

se des Speisebreis endet im Dickdarm, wo der Stuhl gebildet wird. Über Rektum und After wird dieser als Abfallprodukte des Verdauungsprozesses ausgeschieden.

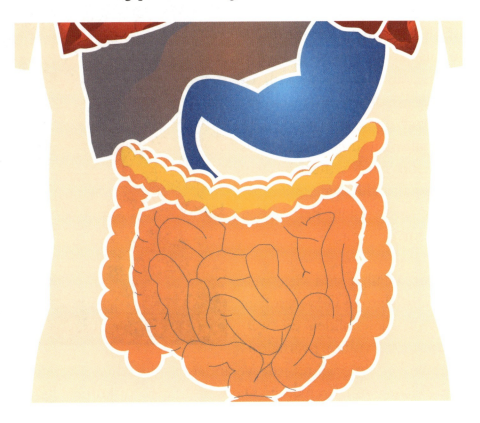

Anatomie der Milz

Die Milz ist das größte Organ im Lymphsystem und liegt auf der linken Körperseite des Oberbauches, direkt unterhalb des Zwerchfells. Sie ist ca. 7 cm breit und ca. 12 cm lang, ihr Gewicht beträgt 150 g, und von der Milzkapsel aus führt ein Halteband zum Magen, das die Milz in ihrer Position festhält. Im Gegensatz zu den anderen Organen des Lymphsystems empfängt die Milz keine Lymphe, sondern filtert Blut. Dabei werden Krankheitserreger und überalterte Blutkörperchen aus dem Blut entfernt. Die dunkelrote Färbung der Milz kommt daher, dass die Milz auch als Blutreservoir dient.

Kapitel VI

Aufbau der Milz

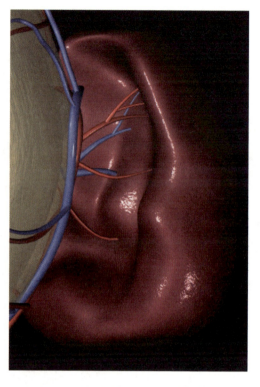

Über die Milzarterie, die sich am Milzhilus befindet, dringt Blut in die Milz ein, und über die Milzvene als abführendes Blutgefäß verlässt es sie wieder. Die Milz ist von einer Bindegewebskapsel umgeben, von der Gewebsbalken in das Organinnere hineinragen. Das Milzgewebe wird seinerseits von der Pulpa umschlossen. Diese besteht aus zwei Teilen: der weißen und der roten Pulpa.

In der roten Pulpa sind viele weiße, stecknadelgroße Gewebsstücke eingestreut, diese bilden die weiße Pulpa. Das Volumenverhältnis der beiden beträgt 3:1 und jede Veränderung des Mengenverhältnisses ist ein Zeichen von Krankheit. Die weiße Pulpa verkörpert lymphatisches Gewebe, welches sich entlang der arteriellen Gefäße ausbreitet. In der roten Pulpa befinden sich außerdem große Bluträume, die »Sinus« genannt werden, sowie feine, bindegewebige Maschen, die mit vielen roten und weißen Blutkörperchen gespickt sind. Die weißen Blutkörperchen (Makrophagen) bekämpfen eingedrungene Bakterien, die mit dem Blut in die rote Pulpa eindringen, und entfernen auch überalterte rote Blutkörperchen. Die rote Pulpa ist somit für die Reinigung des Blutes verantwortlich.

Element Erde

Funktionen der Milz

Vor unserer Geburt ist die Milz der Sitz der Blutbildung (Hämatopoese).

- Sie sorgt für die Identifizierung und den anschließenden Abbau von überalteten Blutzellen.
- Gerinnungsprodukte (sogenannte kleine Thromben) werden in der Milz abgefangen und abgebaut.
- Die vom Körper bei Blutverbrauch benötigten Thrombozyten werden in der Milz gespeichert, damit sie bei Bedarf ausgeschüttet werden können.
- In der westlichen Medizin gilt die Milz nicht als lebenswichtiges Organ, jedoch treten Nebenwirkungen auf, wenn sie entfernt wurde, wie beispielsweise: erhöhte Gerinnungsneigung, allgemeine Abgeschlagenheit, erhöhte Neigung zu bakteriellen Infektionen, etc.

Bestandteile des Blutes

Das Blut ist eine Mischung aus vielen verschiedenen festen Teilchen, die in einer Flüssigkeit schwimmen. Die Blutkörperchen bilden den festen Bestandteil des Blutes, sie machen ca. 45% des gesamten Blutvolumens aus. Den Großteil davon stellen die roten Blutkörperchen (Erythrozyten), die dem Blut seine Farbe verleihen, der Rest besteht aus weißen Blutkörperchen (Leukozyten) und Blutplättchen (Thrombozyten). Den flüssigen Anteil nennt man Blutplasma, er besteht vor allem aus Wasser und darin gelösten Stoffen wie Eiweiße und Salze sowie aus Gasen.

Blutkörperchen entstehen im roten Knochenmark der größeren Knochen unseres Körpers. Das Knochenmark besteht aus Fettgewebe mit unreifen Blutkörperchen. Erwachsene haben nur noch sehr wenig Blutkörperchen produzierendes rotes Knochenmark, im Vergleich dazu verfügen Kinder diesbezüglich über sehr viel mehr Kapazität. Nur die Kno-

Kapitel VI

chen mit rotem Mark produzieren die Blutkörperchen und Plättchen, so z.B. das Brustbein, der Schädel, die Rippen, das Becken, das Rückenmark und die Enden des Oberarm- sowie des Unterarmknochens.

Die Weißen Blutkörperchen

Die Hauptaufgabe der Weißen Blutkörperchen besteht aus dem Schutz vor Infektionen, sie bekämpfen jene Krankheitserreger, die in den Körper eingedrungen sind. Die Leukozyten (Weiße Blutkörperchen) sind viel größer und auch viel seltener als die roten Blutkörperchen, auf 600 rote kommt ein weißes.

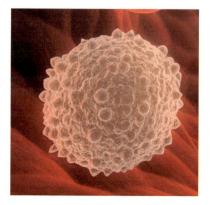

Es gibt verschiedene Arten von Leukozyten:

- Die Lymphozyten stellen Antikörper gegen eingedrungen Krankheiten her. Sie vernichten neben Krankheitserregern auch Krebszellen. Die T-Lymphozyten greifen die Erreger direkt an und die B-Lymphozyten produzieren jene Antikörper, die sich auf den Erregern festsetzen und sie markieren.
- Die Neutrophilen vernichten Keime in Entzündungsherden.
- Die Monozyten verwandeln sich in Makrophagen, welche die Krankheitserreger verschlingen, die von den Antikörpern markiert wurden. Die Monozyten sind die größten der weißen Blutkörperchen. Mit ihren langen fingerförmigen Fortsätzen bewegen sie sich auch außerhalb der Blutbahnen und gelangen in jene Körperteile, die bereits von Krankheitserregern infiziert sind. Dort verwandeln sie sich dann in Makrophagen, um die Erreger zu vernichten.

Element Erde

Die Gerinnung von Blut

Wenn eine Wunde entsteht, dann bildet sich ein Blutkuchen. Er besteht hauptsächlich aus roten Blutkörperchen, trocknet aus und hinterlässt einen Schorf. Dieser schützt das Gewebe vor Bakterien von außen und lässt die Haut darunter sich selbst regenerieren. Die weißen Blutkörperchen vernichten jene Bakterien, die bereits in das Gewebe eingedrungen sind. Nach der Heilung fällt der Wundschorf ab und gibt neu gebildete Haut frei. Wurde jedoch ein großes Blutgefäß, wie beispielsweise eine Arterie, verletzt, dann verhindert der hohe Blutdruck die Gerinnung und das Gefäß muss abgebunden werden.

Anatomie des Magens

Der Magen befindet sich am Ende der Speiseröhre, er bildet die sackartige Erweiterung des Verdauungskanals, welcher im Mund seinen Anfang findet. Die bereits dort begonnene Verdauung wird im Magen fortgeführt. Über Bänder ist er mit der Milz und der Leber verbunden, die ihn in seiner Position in der Bauchhöhle halten. Trotzdem variiert die Form des Magens je nach Füllzustand und Körperlage. Sein Fassungsvermögen beträgt circa 1,5 Liter.

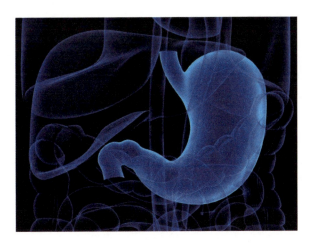

Kapitel VI

Aufbau des Magens

Vom Magenmund (Kardia), der den Übergang von der Speiseröhre zum Magen bezeichnet, geht es in die kuppelförmige Erweiterung des Magens, den Magengrund (Fundus). Daran schließt sich der größte Teil des Magens an, der Magenkörper (Korpus), der in den Vorraum des Pförtners und abschließend in den Pförtner (Pylorus) übergeht.

Der Aufbau der Magenwand

Die Muskelschicht der Magenwand unterscheidet sich vom vorhergehenden Verdauungskanal. Sie besteht aus drei Schichten: den äußeren Längsmuskelfasern, den ringförmig verlaufenden Muskelfasern, welche zum Ende des Magens dicker werden sowie den inneren, schräg verlaufenden Muskelfasern.

Durch diese Anordnung kann der Magen flexibel bleiben, sich beliebig ausdehnen oder zusammenziehen und dadurch seine Form der Füllmenge entsprechend verändern. Durch Muskelkontraktion wird der Speisebrei durchgeknetet und aus dem Magen herausgedrückt.

Die Magenschleimhaut

Die Magenschleimhaut trägt in gesundem Zustand eine rötlich-graue Färbung, ausgedehnte Längsstreifen charakterisieren ihr Äußeres bei entleertem Magen.

Die schlauchförmigen Drüsen, die den Magensaft produzieren, befinden sich im gesamten Magen, doch nur im Fundus sowie im Korpus wird der säurehaltige Saft produziert.

Element Erde

Drei Zelltypen sind dafür verantwortlich: Die **Belegzellen,** die Salzsäure herstellen, die **Hauptzellen,** welche für die Bildung der eiweißspaltenden Enzyme (Pepsine) zuständig sind, die erst durch das Auftreten der Salzsäure aktiviert werden (vorher: passive Pepsinogene), und die **Nebenzellen,** die spezialisiert sind auf die Produktion des munzinhaltigen Magenschleims, welchem die Aufgabe zukommt, das Innere des Magens vor der aggressiven Salzsäure zu schützen.

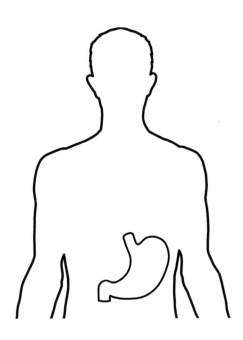

Pro Tag werden im Magen durchschnittlich 2 l Magensaft hergestellt, in Abhängigkeit von der Nahrungsaufnahme.

Die Funktionsweise des Magens lebt von einer Balance zwischen aggressiven und protektiven Phasen, die den Inhalt des Magens einerseits angreifen, damit die Nahrung zersetzt und ausgeschieden werden kann. Andererseits wird der Magen geschützt und vor der eigenen Salzsäure bewahrt, er würde sich ansonsten selbst verdauen.

Magensaft wird nur gebildet, wenn sich Nahrung im Magen befindet oder wenn sich Nahrung auf dem Weg in den Magen befindet. Es gibt eine Unterscheidung in drei Phasen:

- Die **nervale** Phase dient zur Vorbereitung des Magens und wird vom Gehirn aus gesteuert. Magensaft wird produziert, bevor sich Nahrung im Magen befindet – Geruchs- und Geschmacksrezeptoren sorgen dafür. Auch ständiger Stress und seelische Belastung können zu Magensaftbildung führen.

Kapitel VI

- In der **Magenphase** reagiert der Magen auf die ankommende Nahrung und produziert Magensaft, welcher die Nahrung aufspaltet und verdaut.
- Die letzte Phase bildet die **interstinale** Phase. Durch Hormone, die im Dünndarm hergestellt werden, wird die Magensaft-Ausscheidung gebremst und reguliert.

Der Mageninhalt wird nicht als Ganzes, sondern in kleinen Portionen verdaut und an den Zwölffingerdarm weitergegeben. Die Kontraktionswellen schieben die Nahrung kontinuierlich in den Dickdarm. Wie lange der Magen zur vollständigen Entleerung braucht, hängt von der Zusammensetzung der Nahrung ab. Die Verweilzeit im Magen variiert von zwei bis sieben Stunden. Kohlenhydratreiche Speisen verweilen am kürzesten im Magen, wohingegen fettreiche Speisen am längsten mit Magensaft zersetzt werden müssen.

Das Gehirn

Das Gehirn ist das Steuerzentrum unseres Körpers, es wird von den Schädelknochen geschützt und an ihrem Platz gehalten. Man unterscheidet drei Hirnteile: das Großhirn, das für unsere Gedanken und Gefühle zuständig ist, das Kleinhirn, das die Bewegung koordiniert und der Hirnstamm, der die lebenswichtigen Funktionen (Herzfrequenz, Atmung) steuert.

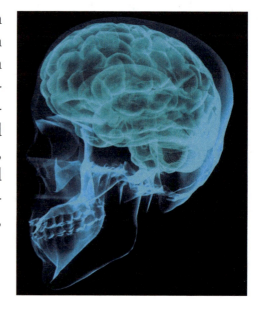

Element Erde

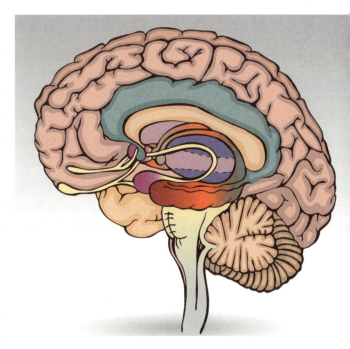

Rund 100 Milliarden Nervenzellen befinden sich im Gehirn, und jede dieser Zellen ist mit weiteren 1 000 bis 10 000 Nervenzellen im Körper verbunden. Nur so ist es unserem Gehirn möglich, die Millionen von Botschaften, die jede Sekunde durch selbiges ziehen, zu steuern und uns das Denken, Fühlen, Bewegen, Sprechen und all die vielen weiteren körperlichen Vorgänge automatisch zu steuern. Das Rückenmark hat seinen Ursprung in der Gehirnbasis, verläuft im Inneren der Wirbelsäule und erlaubt es dem Gehirn, in Verbindung mit dem ganzen Körper zu stehen. Die zwölf Hirnnerven, die vor allem den Kopf und den Hals versorgen, entspringen ebenfalls der Gehirnbasis und verbinden die Nerven (Sehnerv, Riechnerv, etc.) mit dem Gehirn.

Das Gehirn ist der komplizierteste Teil des Nervensystems, da es alles steuert, was wir tun, fühlen und denken. Es empfängt Informationen von allen Körperteilen, verarbeitet sie, wertet sie aus und entsendet die entsprechenden Befehle an die Muskeln sowie an die übrigen Organe. Alle Zentren des Hirns stehen untereinander in Kontakt, es sind jedoch manche Gebiete des Gehirns nur bestimmten Aufgaben zugeordnet. So gibt es zum Beispiel ein Verhaltens- und Gefühlszentrum, ein akustisches Sprachzentrum, ein Hörzentrum, ein Zentrum der Infomationsbearbeitung, etc.

Kapitel VI

Die Milz nach der TCM

»Sind die Gedanken geordnet, so ist es auch die Milz.«

»Die Milz regiert Transport und Umwandlung«

Die Milz wird in der Chinesischen Medizin als Hauptorgan der Verdauung angesehen. Sie ist ein Yin-Organ. Sie ist eng mit der Pankreas-Leitbahn verbunden und steht im Einklang mit dem Magen-Yang.

Die Milz unterhält den Prozess der Umwandlung von Nahrung in Chi und Blut. Sie entzieht die reinen Nähressenzen aus den aufgenommenen Nahrungsmitteln, welche der Magen für die Milz vorverdaut. Daraus entwickelt sie Chi sowie Blut und verteilt diese im Körper. Da die Milz dieser wichtigen Aufgabe nachkommt, wird sie in der Chinesischen Lehre oftmals als »Grundlage der nachgeburtlichen Existenz« bezeichnet.

In der Chinesischen Ernährungslehre werden die Nahrungsmittel daran gemessen, wie viel Nahrungs-Chi sie in sich tragen. **Die Milz gewinnt dieses Chi aus der Nahrung und leitet damit die zentrale Verwaltung unseres Energiesystems.**

Das Milz-Chi sorgt dafür, dass die reinen Essenzen, die aus der Nahrung gewonnen werden, weiter zur Lunge transportiert werden, wo die Synthese von Blut und Chi stattfindet. Dies verdeutlicht, warum die Milz für die Aufwärtsbewegung im Körper verantwortlich ist – sie leitet die reinen Essenzen nach oben.

Nicht nur der Transport des Chi, sondern auch jener der Säfte sowie deren Umwandlung gehören zu den Aufgaben der Milz.

Element Erde

Somit führt eine Schwächung der Milz zu einem Säftestau; Körperflüssigkeit wird angesammelt und weder umgewandelt noch an ihre angestammten Plätze transportiert. Dieser Stau kann zu innerer Feuchte führen, was sich wiederum zu Fettleibigkeit, Wasseransammlungen oder einer Störung in der Schleimproduktion entwickeln kann.

Ist die Milz nicht in ihrem Gleichgewicht, so kann dies Müdigkeit, Verdauungsstörungen mit Blähungen oder Durchfall herbeiführen.

Eine gesunde Milz bedeutet eine gute Verdauung, einen gesunden Appetit, einen gleichmäßigfarbigen Muskeltonus sowie eine ganzheitliche Vitalität.

Arbeitet die Milz harmonisch, so sind Blut und Chi ausreichend vorhanden und die Verdauungssäfte befinden sich im Gleichgewicht. Kann die Milz aufgrund einer Disharmonie nicht ausreichend arbeiten, so stellt sich im gesamten Körper sehr bald ein Chi- und Blutmangel ein.

»Die Milz hält das Blut am Laufen«

Die Milz erzeugt nicht nur Blut, sie sorgt auch für einen reibungslosen Blutfluss in den Blutgefäßen. Es ist ihre Aufgabe, das Blut in den Bahnen zu halten. Man sagt auch: Das (Milz-)Chi befehligt das Blut. Durch ihre Funktion unterscheidet sie sich von der des Herzens, welches als »Pumpe« den Blutdruck unterhält.

Ist die Milz in ihrer Funktion gestört, verliert sie ihre Führungsposition, das Blut entkommt seinen Bahnen und bewegt sich unkontrolliert im Körper. Dies kann zu Blutverlust – im Urin oder im Stuhl – führen, welcher sich auch in Form von vermehrten Blutergüssen oder Krampfadern zeigt.

Viele chronische Blutungen können demnach, entsprechend der Chinesischen Lehre, über die Milz behandelt werden.

Für die Lebensenergie ist die Milz-Leitbahn von entscheidender Bedeutung. Sie ist dafür zuständig, dass die Milz ihre leitenden Fähigkeiten ganz entfalten kann und unsere Blut-Energie ausreichend beeinflusst.

Wird unser Blut nicht mehr genügend von der Milz mit ihrer bewahrenden Energie in den Bahnen gehalten, so wird der Blutfluss verringert und verlangsamt – wir beginnen zu frieren. Die Wetter-Entsprechung der Milz ist die Feuchtigkeit: Das nasskalte Wetter des Winters setzt der Milz besonders zu, und wenn sie nicht ausreichend gestärkt ist, dann kommt es immer wieder zu Kälte und Frieren. Daraus können sich schnell Infekte und chronische Erkältungen entwickeln.

»Die Milz beherrscht die Extremitäten und die Muskeln«

Durch ihre Transport-Funktion ist die Milz verantwortlich dafür, dass ausreichend reines Chi in den Körper gelangt, was zu einer gleichmäßigen Muskelelastizität und Straffheit sowie zu geschmeidigen Gliedern führt. Jedoch sollte beachtet werden, dass erst durch Bewegung die Milz ausreichend gefördert wird. Ohne genügend Bewegung ist die Milz in ihrer Funktion geschwächt und kann demnach auch den Muskeln nichts von ihrer Chi-Energie weiterleiten.

Die Bewegungen der Muskeln sowie der vier Extremitäten sind von der Kraft der Milz abhängig, lehrt die Chinesische Medizin.

Wenn die Milz nicht ausreichend versorgt wird, kann sich dies in Müdigkeit und schlaffen Muskeln manifestieren. Manche Muskelerkrankung kann also auch auf eine Schwächung des Milz-Chi hindeuten und mit einer spezifischen Stärkung derselben behandelt werden. Bei jedem

Auftreten von Schwäche und Müdigkeit sollte in erster Linie an eine Schwächung der Milz gedacht werden.

»Die Milz kontrolliert das aufsteigende Chi«

Die Milz und ihr Element Erde symbolisieren die Mitte, eine gute Milzfunktion hält die anderen inneren Organe an ihrem Platz und sorgt für eine aufsteigende Körperenergie, die ihren Ursprung in der stabilen Mitte findet. Wenn die Milz angegriffen ist, kann es zu inneren Organ-Funktionsstörungen kommen.

»Die Milz öffnet sich in den Mund und zeigt sich in den Lippen«

Bereits im Mund beginnt die Verdauung, dort werden die Nahrungsmittel aufgenommen und mehr oder minder gut vorverdaut. Somit ist der Mund in seiner Verdauungsfunktion eng mit dem Regelkreislauf der Milz verbunden. Diese befähigt ihrerseits die Unterscheidung der fünf Geschmacksrichtungen.

Der Geschmackssinn ist stark ausgeprägt, und die Lippen tragen eine rosig-feuchte Färbung, wenn sich die Milz im Gleichgewicht befindet.

»Die Milz beherbergt die Gedanken«

Die aufsteigende Energie der Milz schickt reine Chi-Körperenergie in den Kopf, somit in das **Gehirn**.

Die Zufuhr der Chi-Energie in das Gehirn führt zu klaren Gedanken, welche Leichtigkeit und Wohlbefinden auslösen. Von der Milz werden unsere Konzentrationsfähigkeit und unser klares Denken geleitet.

So wie die Erdorgane, allen voran die Milz, unsere Nahrung in Brauchbares und Unbrauchbares aufspalten, das Chi umwandelt und damit unseren Körper nährt, wird auch unser Geist von den Erdorganen genährt. Auch im geistigen Bereich werden die erdigen Aspekte aufgenommen, gesammelt, unterteilt, verarbeitet, umgewandelt und schließlich in unseren Verstand hineingeleitet.

Das »Denken« der Milz hat sehr viel mit Logik, Vernunft, Wissen und Erinnerungsvermögen zu tun. Es ist geprägt von Vorstellungen und Meinungen, von Ideen und Gedanken, und hält uns mit seinem zentrierenden Charakter auf der Erde.

Eine Disharmonie kann darin bestehen, dass die Milz nicht kräftig genug ist, genügend reine Energie in den Kopf zu entsenden. Dieser Mangel kann Zerstreuung, Gedankenverwirrung und die Schwierigkeit, Entscheidungen zu fällen hervorrufen.

Ein Übermaß an Konzentration, beispielsweise lang anhaltender Prüfungsstress, führt im Gegenzug zu einer Schwächung der Milzenergie und kann Müdigkeit sowie Lethargie auslösen.

Eine weitere Disharmonie der Milz kann sich darin äußern, dass Menschen sich immer wieder Sorgen machen und zu viel nachdenken. Sie haben Angst, malen sich alles Mögliche und Schreckliche aus, ihre Ideen werden zu fixen Vorstellungen und sie drehen sich in ihrem Denken auf der Stelle. Meistens sind diese überdrehten Sorgen unnötig und bringen mehr Stress, Missverständnisse und Zwistigkeit, als dass sie irgendjemandem von Nutzen wären.

Leider misst die abendländische Medizin der Milz nicht eine solch wichtige Funktion bei wie die TCM, sie sieht weder ihre Aufgabe bei der Blutverteilung noch ihre verdauende Funktion und nicht einmal ihre Verbindung zum Magen. Daher wird in der westlichen Medizin oftmals das Pankreas, die Bauchspeicheldrüse, mit den Aufgaben der

Milz assoziiert. Das Pankreas ist für die Herstellung wichtiger Enzyme wie Trypsin, Maltase und Lipase verantwortlich.

Der Magen – Palast der Mitte

Das Partnerorgan der Milz ist der Magen. Nach chinesischer Auffassung wird der Magen als das Organ gesehen, welches die Zersetzung und die Reifung flüssiger und fester Nahrung steuert.

Der Magen hat die Aufgabe, Nahrung zu empfangen und zu speichern. Aus der Nahrung extrahiert er die reinen Stoffe und schickt diese zur Milz, damit sie dort weiterverarbeitet werden. Die unreinen Stoffe der Nahrung entsendet der Magen an den Dünndarm, die dieser dort zur späteren Ausscheidung aufbereitet.

Die natürliche Richtung der Magen-Energie ist »nach unten« gerichtet, da auch die unreinen Essenzen aus der Nahrung zur weiteren Verarbeitung nach unten geschickt werden.

Die Funktionen von Milz und Magen sind eng miteinander verbunden, die Milz beherrscht das Aufsteigende, der Magen ist für das Absteigende verantwortlich. Sollte dieser Funktionskreislauf beeinträchtigt sein, so kann dies zu einer Umkehr der Fließrichtung führen und die unreinen Essenzen begeben sich auf den Weg nach oben, in Richtung Milz. Dieses Fehlverhalten des Magen-Chi, welches nach oben ausbricht, kann zu Übelkeit, Schluckauf, Aufstoßen und Erbrechen führen.

Der Magen reagiert seinerseits auf ein Fehlverhalten der Milz augenblicklich, indem er nicht mehr ausreichend und angemessen verdaut. Wenn nun der Magen die Nahrung nicht mehr zersetzt und zur Reifung bringt, kann die Milz nicht genügend Blut und Chi umwandeln. Aus diesen Zusammenhängen lässt sich die enorme Bedeutung der beiden

Organe im Zusammenspiel mit der Verdauung und der Verteilung von Nährstoffen erahnen. Der Magen bildet das Tor der Verdauung, er ist dafür zuständig, dass diese in Gang kommt und sorgt dafür, dass die aufgenommene Nahrung in richtigem Maße verdaut wird.

Magenerkrankungen

Es kann vorkommen, dass der Magen sich im **Yang-Ungleichgewicht** befindet, dies führt zum sogenannten **Magen-Feuer**. Dies ist die Vorstufe der Magenschleimhautentzündung. Jene Erkrankung, auch Gastritis genannt, kann sich, wenn sie falsch oder nicht behandelt wird, zu einer chronischen Erkrankung entwickeln und zum langsamen Schwund der Magenschleimhaut sowie zu Magenblutungen führen. Erkrankte klagen dabei oft über Schmerzen im Oberbauch, Blähungen und Völlegefühl. Der Erkrankte leidet unter Heißhunger, isst Unmengen, hat großen Durst und das Bedürfnis nach kalten Speisen. Durch den Hitzezustand kommt es zu einer Austrocknung sowie zu einem Säftemangel, Mundtrockenheit und zu einer Appetitlosigkeit trotz Hungergefühl. Häufig sind die Ursachen jener Erkrankung entweder falsche Ernährung oder seelische Überbelastung.

Bei einer **Yin-Erkrankung** des Magens kommt es zu **Magenkälte**. Der Erkrankte hat eine Abneigung gegen kalte Getränke und Speisen. Das Fett kann nicht verbrannt werden, da der Magen zu kalt und sein Feuer zu gering ist, somit entsteht eine Ansammlung von Säften und Fett in den Geweben. Es kommt zu Übergewicht, welches sich hält, da die Verdauung nicht entsprechend funktionstüchtig ist. Hierbei sollte darauf geachtet werden, dass das Erde-Element harmonisiert und der Magen mit entsprechender Magen-freundlicher Ernährung gestärkt wird.

Die singende Stimme, welche Ausdruck des Erde-Elements ist, kann unseren Magen und seine harmonische Produktivität unterstützen, da sie das Gleichgewicht der Erde in uns fördert.

Element Erde

Die Milz und der Magen in Bezug zur Organuhr

Um sieben Uhr übernimmt die Magen-Leitbahn die Energie und stellt damit die Zeit in das Element der Erde. Die Magensäfte kommen in Gang, und die Zeit des Frühstücks ist willkommen. Dies ist jedoch auch die Zeit, um, von der Milz gestärkt, geistige Leistungen zu vollbringen, effektiv zu lernen und logisch zu denken. Zu keiner Zeit des Tages sind wir geistig so leistungsfähig und körperlich so beweglich und kräftig.

Um neun Uhr folgt der Magen-Leitbahn die Milz-Leitbahn bis um elf Uhr. Jetzt ist die Zeit der Verdauung gekommen, die Enzyme und die Katalysatoren der Verdauungsdrüsen werden produziert.

Treten zu dieser Zeit Kopfschmerzen auf, so sollte auch hierbei an Milz, Bauchspeicheldrüse und Magen gedacht werden. Die Äste der Magen-Leitbahn verzweigen sich am Kopf und stehen für Kopf-, Ohren- und Gesichtsschmerzen. Sollten diese Schmerzen in der Maximalzeit zwischen 7 und 9 Uhr oder in der Minimalzeit zwischen 19 und 22 Uhr auftreten, so kann dies ein Zeichen von Erd-Disharmonie sein.

Die Bauern des Landes machen uns den richtigen morgendlichen Tagesablauf vor: Sie beginnen mit der Fütterung der Tiere, nehmen danach ihr frühes Frühstück zu sich und erledigen darauf ihre Arbeit auf dem Feld. Dieser Zyklus ist meist um elf Uhr bereits beendet.

Krank machende Faktoren, mit denen die Milz und der Magen zu kämpfen haben

Kälte gilt als krank machendes Yin, welches den Regelkreislauf von Magen und Milz in besonderem Maße angreift. Eindringende Kälte, besonders lang anhaltende Kälte im Winter, befällt Lunge, Magen und

Milz und kann dort ein Ungleichgewicht auslösen. Innere Kälte führt zu Yang-Mangel, kann aber auch durch diesen ausgelöst worden sein.

Kälte hindert den Körper an Bewegung, führt zu innerer Kälte und schränkt die Wärmeproduktion ein, lässt den Körper sich zusammenziehen und kann letztendlich zu Erstarrung führen. Auf der Gefühlsebene ist Kälte mit Angst verbunden, dies führt uns zum Organpaar Nieren/Blase und deren Element Wasser sowie ihrer Jahreszeit Winter. Hier mögen wir besonderes Augenmerk auf unsere Milz legen, da diese von der Kälte-Energie beeinträchtigt werden kann.

Verdauungsbeschwerden sollten in ihrer spezifischen Art mit der Milz und dem Magen in Zusammenhang gebracht werden. Als Unterscheidung wird angegeben: Appetitmangel könnte auf eine Milzerkrankung hindeuten, unstillbares Hungergefühl ist ein Zeichen für übermäßiges Magenfeuer.

Durst oder fehlender Durst sowie die Wahl des Getränkes oder die Art des Trinkens können als »Diagnose« für eine unausgeglichene Milzharmonie gelten. Fehlender Durst wird mit Milzmangel in Verbindung gebracht, kalte Getränke-Bevorzugung kann auf ein Yang-Übermaß hindeuten, warmen Getränke-Vorlieben kann ein übermäßiges Yin zugrunde liegen. Wer weder das eine noch das andere in besonderem Maße bevorzugt oder vernachlässigt, verfügt wohl höchstwahrscheinlich über ein ausgeglichenes Milzfeuer.

Bewegung und Ernährung im Zeichen der Milz

Sport bzw. Bewegung sind für den Körper von enormer Bedeutung, denn nur so kann sich der freie Fluss der Chi-Energie im Körper entfalten und verteilen. Jedoch gilt auch hier, wie meistens in der Chinesischen Medizin, das **Ausgeglichenheits-Prinzip.** Bewegung sollte weder

Element Erde

übertrieben noch vollständig vermieden werden. Dabei ist nicht von Bedeutung, um welche Art von Bewegung es sich handelt, es ist viel essenzieller, um welches **Maß an Bewegung** es geht. Das Seitenstechen bei körperlicher Anstrengung ist übrigens auf ein Zusammenziehen der Milzkapsel zurückzuführen.

Übermäßig trainierende Sportler sind meist anfälliger für Infekte und Verletzungen jeder Art. Viele chinesische Sportarten scheinen auf den ersten Blick nicht sonderlich anstrengend oder ausdauerfordernd, sind aber im Gesamtzusammenhang von körperlicher Fitness, die im Einklang mit Seele und Geist steht, sehr viel gesünder. Dies führt, ganz nach taoistischem Grundsatz, zu einem langen und gesunden Leben im Einklang mit sich selbst und der Natur.

Die Ernährung nimmt in der Chinesischen Lehre eine Schlüsselrolle für ein gesundes und harmonisches Leben ein. Es gibt viele Bücher, die sich umfassend mit diesem Thema befassen, hier werden nur ausgewählte Erkenntnisse besprochen und in ihren Zusammenhang mit den einzelnen Organpaaren gestellt (siehe Kapitel »Ernährung für Körper, Seele und Geist«).

Magen und Milz sind in ihrer Funktion, aus der Nahrung das Chi herauszufiltern, verantwortlich für die weitere Gesundheit des Körpers, die sich auf die Verteilung des Chi bezieht. Wenn der Magen und vor allem die Milz mit falscher oder verdorbener Nahrung zu kämpfen haben, leidet der Mensch an übermäßiger Feuchtigkeit, weil es jenen Organen nicht mehr möglich ist, die Säfte im Körper rechtzeitig an ihre bestimmten Plätze zu leiten. Die Milz ist dann abgelenkt von der Bekämpfung der »falschen« Nahrung und kann sich ihrer zweiten und wichtigen Aufgabe, der Säfte-Verteilung, nicht mehr widmen.

Die Chinesische Ernährungslehre ist, wie alle Prinzipien der TCM, von einem ausgesprochenen Gleichgewicht geprägt und führt völlig weg von

Extremen. Eine gesunde und ausgewogene Ernährung sollte möglichst alle Geschmacksrichtungen in sich tragen.

Durch die in der westlichen Welt sehr verbreitete übermäßige Aufnahme von Süßem sowie von Fast Food kann kaum ein Gleichgewicht entstehen.

Unsere Bauchspeicheldrüse ist in besonderem Maße für die Herbeiführung des Säure-Basen-Gleichgewichtes, insbesondere jenes des Blutes, verantwortlich. Der Magensaft bringt prinzipiell natürlich immer wieder auf ein Neues dieses Gleichgewicht in Unordnung. Der säurehaltige Magensaft ist gleichzeitig jedoch für die Produktion von ausreichenden Basenstoffen, die in das Pankreas geleitet werden, zuständig.

Da auch die Bauchspeicheldrüse im Element Erde steht, können wir in Bezug auf diese einen Zusammenhang zwischen der Ernährung und einer Pankreas-Disharmonie feststellen. Die Qualität der Nahrung ist von ungeheurer Wichtigkeit, genügend Zeit zum Zubereiten und zum Essen sollten ebenfalls gegeben sein. Es möge darauf geachtet werden, dass die Nahrungsmittel in Ruhe und mit genügend Zeit gewachsen sind, sodass sie ihr volles Energie-Spektrum entfalten können. Denn Lebensmittel bringen uns das Leben, allerdings nur, wenn sie die Möglichkeit bekommen haben, es in sich zu tragen.

Wenn das Pankreas erst einmal im Stress unserer momentanen Essens-Situation mitgerissen wurde, dann ist es nicht mehr weit, bis sich jene Bauchspeicheldrüse in ihrer Überforderung in ein Ungleichgewicht begibt. Sie ist neben dem Magen unser größtes Stress-Organ. Dieser zeigt sehr schnell bereits kleine Verstimmungen an, die Bauchspeicheldrüse jedoch ist ein stummes Organ, sie sammelt die vielen kleinen Verletzungen, bis sie explodiert. Da sie als Sitz aller Stoffwechsel-Arten deren Strukturen bestimmt, ist eine Verstimmung leicht zu erzielen. Eine Entzündung der Bauchspeicheldrüse ist häufig nicht ganz ausheilbar, denn es ist der Stress, welcher das Pankreas angreift. Nicht nur der Stress und die Hektik unserer Zeit und des schnellen Essens, sondern der seelische Stress – ein tief sitzender Schock, ein psychisches Trauma oder eine Lebenskrise beeinflussen die Entzündung in die falsche Richtung oder können auch der eigentliche Auslöser sein.

Aus dem Zusammenspiel von Milz/Pankreas und Magen kann ein Teufelskreis entstehen – der Stress der einen führt zum Stress des anderen, was wiederum in allen Organ-Teilen der Erde Stress und Disharmonie auslöst. Unser Immunsystem reagiert mit Überforderung sowie allergischen Reaktionen. Unsere Infektionsanfälligkeit erhöht sich, und wir befinden uns nicht mehr in der Mitte mit uns selbst, wodurch die anderen Organe und Wandlungsphasen in ihren Funktionen gestört und negativ beeinflusst werden können.

Da alles, was in einer Jahreszeit geschieht, sowohl Krankheit als auch Gesundheit, mit dieser Jahreszeit energetisch in Zusammenhang steht, ist es wichtig, sich die verschiedenen Wandlungsphasen der Jahreszeiten genauer zu verdeutlichen.

Ernährung für Körper, Seele und Geist

Der Ernährung kommt in der TCM eine bedeutende Rolle zu, weswegen wir an dieser Stelle erklären möchten, was richtige Ernährung im Sinne der TCM bedeutet.

Die westliche Medizin schließt im Allgemeinen die Lebensenergie, das Bewusstsein und den Geist des Menschen bei der Betrachtung von dessen Gesundheit aus, somit ist es kaum verwunderlich, dass auch der Energie der Nahrung zu wenig Beachtung geschenkt wird. Selbst bei der Beschäftigung des Westens mit der TCM wird oft ihre Ernährungslehre unterschlagen. Ihr Erfolg besteht aus dem Verständnis der energetischen Prozesse im Organismus und der Erkenntnis, dass falsche Ernährungsgewohnheiten eine ausschlaggebende Rolle bei der Entstehung von Krankheiten bilden. Das Ziel sollte die Steigerung von Gesundheit und Lebensfreude sein. Im Westen sind wichtige Vertreter für »Schätzen der Heilkräfte in der Nahrung« Hildegard von Bingen sowie Paracelsus.

Beispiele für energetisch schädliches Essen der westlichen Welt:

- Zur Herstellung von Fleischaroma, würziger Fertigsoße, Suppenwürfel etc. bedarf es massiver Ätzbäder. Ein Beispiel: Für eine Tonne Würze braucht man 360-520 kg 25-prozentige Salzsäure.
- Technisch hergestellte Enzyme sind die neuen Bioturbos des Novel-Foods, der genetisch veränderten Hightech-Lebensmittel.
- Light-Produkte sind oft massiv genetisch bearbeitet.
- Die westliche Medizin leidet an den Symptomen einer wissenschaftlichen Krankheit, die Form mit Inhalt verwechselt. Das Wesentliche in der Nahrung wurde übersehen, was zu einem einseitigen Blick nur auf Kalorien, Vitamine und Mineralien geführt hat.
- Unser Körper besteht aus einer Form, diese ist sichtbar in Organen, Knochen und Gefäßen. Er besteht aber auch aus Substanz sowie aus Inhalt – damit sind unsere Lebensenergie und Geist bzw. Bewusstsein gemeint. So wie wir Menschen aus Form und Inhalt bestehen, finden wir auch in Nahrungsmitteln diese Dualität wieder. Die Form von Nahrungsmitteln sind ihre Vitamine, Mineralien und Proteine, – ihr Inhalt ist jedoch genauso wichtig, – damit ist die **Energie** gemeint.

Element Erde

Gesundheit aus Sicht der TCM

Gesundheit bedeutet aus Sicht der TCM die harmonische Zusammenarbeit der Organe aufgrund eines ausgewogenen Angebots an Energie und Substanz. Sowohl aus der Atemluft als auch aus der Nahrung werden Chi (Energie) und Substanz gewonnen, welche über die Leitbahnen sowie über die Blutbahnen dem Körper zugeführt werden. Hinzu kommt, dass nach Ansicht der TCM die positive Geisteseinstellung des »Sich-und-anderen-Freude-Bereitens« diese Funktionen zu verbessern vermag.

Wichtig bei der Zusammenstellung der Nahrung ist, wie immer in der TCM, die Balance – jene Balance zwischen der Yin-Wurzel »Substanz« und der Yang-Wurzel »Energie«. Beachtet man die Balance nicht, können sich körperliche sowie psychisch-geistige Krankheiten entwickeln.

- **Yin** bezeichnet das **passive Prinzip.** Es steht für Dunkles, Kaltes, Festes, Flüssiges, für Nacht und Winter.
- Die **Yin-Wurzeln** zeigen sich im Blut, in den Säften, in der Substanz des Körpers und in allem Sichtbaren, aus dem der Körper entsteht und sich erneuert.
- Unter **Yang** versteht man das aktive Prinzip. Es bezeichnet Helles, Warmes, Energetisches, den Tag, die Sonne und alles nicht Sichtbare am Menschen, was das Leben ausmacht.
- Die **Yang-Wurzeln** unseres Körpers sind Chi, Wärme und das Potenzial, das alle Funktionen aufrechterhält.

Die starke Yin-Wurzel zeigt sich in kräftigen Knochen und Zähnen, in glänzenden Augen und Haaren sowie in rosigen Wangen und Lippen. Eine starke Yang-Wurzel äußert sich durch Elan und Mut, eine kräftige Stimme, eine starke Ausstrahlung, Lebensfreude und Willenskraft. Die Verbindung beider starker Wurzeln bringen Gesundheit, Glück und Erfolg mit sich. Vorgeburtliches (wie Konstitution und die Ernährung der

Mutter) sowie makrokosmische Einflüsse begünstigen uns mehr oder weniger. 30 Prozent des nachgeburtlichen Energiebedarfs beziehen wir aus der Atemluft, jedoch 70 Prozent aus der Nahrung.

Die natürliche Selbstheilungsfunktion des Organismus bemüht sich ständig darum, die Ausgewogenheit zwischen Yin (=Blut, Säfte und Substanz) und Yang (=Chi und Wärme) in jedem einzelnen Organ aufrechtzuerhalten. Dies begünstigt die Heilung sowie den Ausgleich kurzfristiger, krankmachender Einflüsse. Jeder krankmachende Einfluss – und das Ungleichgewicht von Yin und Yang, das dadurch entstehen kann – wird von den Selbstheilungskräften bekämpft und äußert sich zuerst in harmlosen Beschwerden, die sich jederzeit zu einer ernsthaften Erkrankung zu entwickeln vermögen.

Die Yin-Wurzel des Menschen wird geschwächt durch austrocknende Einflüsse wie:

- intellektuelle Überanstrengung
- Schlafmangel
- austrocknende Nahrungs- und Genussmittel wie Kaffee, schwarzer Tee, Rotwein, Zigaretten

Nach der TCM sind erste Anzeichen eines Blut- oder Yin-Mangels:

- ein blasses Gesicht
- Lichtempfindlichkeit der Augen

Ein Yin-Übermaß kann entstehen durch den übermäßigen Genuss von energieschwachen, abkühlenden und befeuchtenden Lebensmitteln:

- Fabrikzucker
- Milchprodukte

Element Erde

- Südfrüchte
- Rohkost
- industriell verarbeitete Nahrung
- Tiefgefrorenes
- Mikrowellennahrung
- abkühlende Getränke wie Schwarzer und Grüner Tee, Früchtetee, Säfte aus Südfrüchten

Die Folgen dieser Yin-Fülle können sein:

- diätresistentes Übergewicht
- Schweregefühl in den Beinen und Armen
- geschwollene Augen frühmorgens
- Wasseransammlung in Geweben und Organen

Yin-Übermaß bedeutet gleichzeitig Yang-Mangel, dementsprechend logisch wird die Yang-Wurzel durch energielose, abkühlende und befeuchtende Nahrungsmittel (siehe oben) geschwächt. Die erste Stufe von Krankheit zeichnet sich durch Chi-Mangel aus, dies ist fühlbar durch Müdigkeit, Konzentrationsschwäche, kalte Hände und Füße. Die Folge ist ein Yang-Mangel, der sich in dem Gefühl innerer Kälte offenbart. Eine Verstärkung der Beschwerden zeigt sich in der Zunahme von Erschöpfung und Kälteempfindlichkeit, in der Abnahme von Aktivität, Lebensfreude und sexuellen Bedürfnissen.

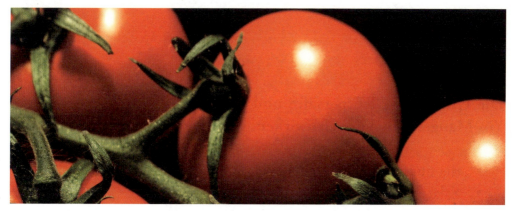

Als Yang-Fülle wiederum bezeichnet man den Überschuss an innerer Hitze. Er wird verstärkt durch erwärmende Nahrungsmittel:

- Kaffee
- Rotwein
- Fleisch und Wurst
- scharf angebratene oder gegrillte Fleischgerichte
- scharfe Gewürze
- hochprozentiger Alkohol

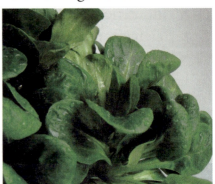

Erste Anzeichen für innere Hitze sind:

- Hitzeempfindlichkeit
- rötliche Gesichtsfarbe
- übermäßige Aktivität
- Schlafstörung

Folgende kalte Nahrungsmittel verhindern Yang-Fülle (eher Sommer-Nahrungsmittel):

- Tomaten
- Salatgurken
- Bananen
- Ananas
- Joghurt
- Mineralwasser

Die Quellen für Körpersäfte und Blut, welche vorbeugend gegen Yin-Mangel (Trockenheit) wirken, sind:

- die meisten Gemüse
- Salate

Element Erde

- einheimische Früchte
- Kräutertees

Unter neutralen Lebensmitteln versteht man jene, welche als Quelle für Körperenergie das ganze Jahr über dienen. Neutrale Lebensmittel sind:

- Karotten
- Bohnen
- alle Kohlsorten
- Hülsenfrüchte
- Nüsse
- Rindfleisch
- alle Vollwertgetreide (Getreidekorn als »geballte Kraft auf kleinstem Raum« – Getreide schützen vor Energieverlust und balancieren bestehende Ungleichgewichtszustände aus.)

Warme Lebensmittel (führen dem Körper Yang, d.h. Wärme, zu)

- getrocknete Kräuter
- Gewürze
- die meisten Fischsorten
- Huhn
- einige Gemüse

Heiße Lebensmittel schützen im Winter vor Kälte und helfen gegen Yang-Leere, gefühlt als innere Kälte. Vegetarier schützen sich vor innerer Kälte durch das Kochen mit Alkohol und scharfen Gewürzen.

- Lammfleisch
- scharfe Gewürze
- hochprozentiger Alkohol

Kapitel VI

Eines der obersten Ernährungsprinzipien nach der TCM ist die Stärkung der Mitte, von Milz und Magen.

Die Aufgaben von Milz und Magen sind: alles für den Organismus Verwertbare an Substanz und Energie aus der Nahrung zu extrahieren und in körpereigene Energie umzuwandeln.

Energiemangel der Milz kann durch falsche Ernährungsgewohnheiten ausgelöst werden und äußert sich in Müdigkeit und Konzentrationsmangel. Milz und Magen beziehen ihre Energie aus neutralen Lebensmitteln sowie solchen mit warmer thermischer Wirkung:

- Vollwertgetreide
- Karotten
- Kürbis
- Fenchel
- Kohl
- Grünkern
- Amaranth
- Süßreis
- Dinkel
- Weizen
- Reis
- Bohnen
- Hülsenfrüchte
- Nüsse
- Fisch
- Rindfleisch
- Huhn (Suppe)

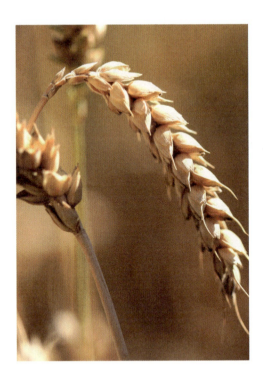

Ausgewogene Ernährung bedeutet nach dem Prinzip der TCM, sich zu allen Jahreszeiten von der Kombination aus neutralen, erfrischenden und warmen Zutaten zu ernähren. Im Sommer sollten es überwiegend erfrischende und im Winter überwiegend warme Nahrungsmittel sein. Für die Energiegewinnung wichtig ist das Getreidekorn, welches im Ganzen gekocht und gegessen wird.

Im Zusammenhang mit Übergewicht sollte beachtet werden, dass gekochte Mahlzeiten das beste Rezept dagegen darstellen. Heißhunger auf Süß und überflüssige Pfunde verschwinden, wenn schmackhaft gekochte Mahlzeiten mit Getreide, Gemüse, eventuell Fleisch und wenig Fett den Diätwahn ersetzen. Wenn es darum geht, überflüssige Pfunde zu verlieren, wieder auf vollen Touren zu laufen oder die Vegetarier-Krankheit Blutarmut zu bekämpfen, ist Brot kein günstiger Helfer und im Allgemeinen eher der Gesundheit abträglich.

Ausgewogen gekochte Mahlzeiten sollten die Basis unserer täglichen Ernährung darstellen. Dabei dürfen jene Nahrungsmittel, die die Ausscheidung toxischer Ablagerungen unterstützen, nicht fehlen: Getreide und gekochtes Gemüse.

Das Getreidekorn ist das kleinste Nahrungsmittel mit größter Wirkung, es beinhaltet das Potenzial einer ganzen Pflanze. Alle Vollwertgetreide bauen Chi auf, entfernen toxische Ablagerungen aus dem gesamten Organismus, harmonisieren das Verhältnis zwischen Yin und Yang, ernähren den Organismus ausgewogen, halten sehr lange satt, beruhigen Geist sowie Emotionen und stellen die »althergebrachte« Nahrung sesshafter Völker überall auf der Erde dar.

Erdezeit – Spätsommer – Stoffwechselzeit

Das Element Erde regiert den **Spätsommer**. Diese ist eine Zwischenjahreszeit, die sich von Mitte August bis Ende September in unserer Natur zeigt. Sie ist eine Zeit des Innehaltens, des Ruhens und des Wendepunktes. War die Energie des Sommers am Höhepunkt der Yang-Energie angekommen, so ist sie nun mit dem Ziel, diese Energie weiterzuentwickeln im Spätsommer angekommen, wird dort gestärkt und an das Element Metall weitergegeben.

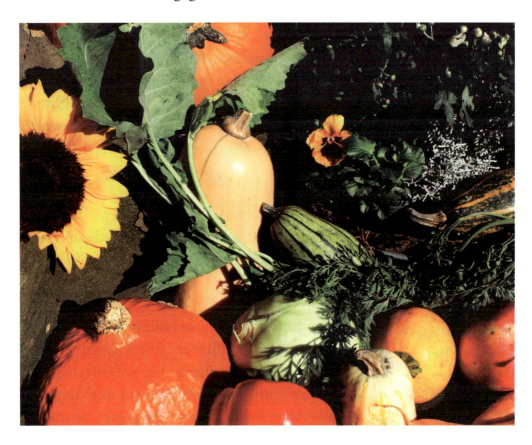

Die Zeit des Spätsommers symbolisiert in der Natur den Zeitraum, in jenem die Früchte ihre volle Blüte erlangt haben – **die Zeit der Ernte.** Hier können auch wir ernten, können über den Stoffwechsel, der gerade in einer super-sensiblen Phase steckt, die Abgrenzung unseres Körpers im Sinne von »körperfremd« und »körpereigen« wahrnehmen. Wir und unser Immunsystem reifen heran und können von unserem Wissen ernten, um uns als etwas Eigenes, Individuelles darzustellen. Die Energieverteilung richtet sich auf die Stabilisierung des Stoffwechsels sowie der Körperzellen. Die Stärkung des Stoffwechsels führt zu einer Festigung des Immunsystems. Das Nervensystem und mit ihm der Magen können im Spätsommer auf ihre Reserven zurückgreifen, sich stärken und heilen lassen. Wie die Frucht, die im Spätsommer reif ist, können auch wir von der Reife des Lebens mitgerissen werden, sowohl physisch als auch psychisch.

Durch die Sensibilität der Erde vermögen wir Symptome wahrzunehmen, die ihren Ursprung nicht unbedingt in diesem Element und dessen Organen finden. Es kann sein, dass der Magen als ein Zeichen vielfältiger innerer Unausgeglichenheit mit Gereiztheit reagiert.

Der Magen ist aufgrund seiner Verwurzelung im Element Erde dazu prädestiniert, andere Probleme als seine eigenen zu charakterisieren, er zieht Probleme an und möchte sie lösen. Somit reagiert er oftmals bei lang anhaltenden, seelischen Beschwerden mit Magenschmerzen oder einem Magengeschwür. Reizungen im Element Erde können verheerende Folgen des gesamten Verdauungstraktes mit sich bringen, da schließlich mehrere Organe der Verdauung diesem Element zugeordnet sind.

Die überschießende Energie des Feuers wird in der Zeit der Erde gesammelt, stabilisiert und zentriert. Die Energie des Spätsommers ist also ausgleichend sowie nach innen gerichtet.

Der Sitz der Wandlungsphase Erde befindet sich in unserer Mitte, in unserem Solarplexus, auch Sonnengeflecht genannt. Er bezeichnet unser Gefühlszentrum, unsere innere, seelische Mitte – befinden wir uns dort nicht im Gleichgewicht, so sind wir es in allem anderen auch nicht. Ohne unsere harmonische Mitte sind wir negativ beeinflusst. Erde und Mitte bedeuten Leben und Leben bedeutet Liebe. Sie ist unsere wichtigste Emotion – die Kraft, die uns am Leben hält.

Blockiert die Energie im Element Erde, hat dies weitreichende Auswirkungen auf die Wandlungsphase Metall und hierbei auf die Haut, die im Zeichen des Herbstes steht. Deswegen sind alle Hautausschläge, wie z.B. Neurodermitis – geschädigtes Erde-Nervensystem reagiert auf Metall-Haut und blockiert diese – in besonderem Maße mit dem Element Erde als Mutter des Metalls in Zusammenhang zu bringen.

Die geistigen Entsprechungen der Erde im Ungleichgewicht sind engstirnige Vorstellungen, unbewegte, egoistische Strukturen, Rechthaberei, Zerstreutheit, die Unfähigkeit, sich abzugrenzen; sie können zu Süchten, zu geistigem Zerfall sowie zu Demenz führen.

Die Farbe des Spätsommers sowie der Erde ist **Gelb**, weswegen sich auch die Lebensmittel der Erde in jener Jahreszeit und jener Farbe halten. **Der Geschmack der Erde ist süß.** Mit »süß« ist jedoch nicht der Geschmack von industriellem Zucker gemeint; vielmehr ist es die natürliche Süße von reifem Obst oder gut zerkautem sowie bespeicheltem Vollkorn.

Die Erde-Nahrungsmittel sind: reifes Obst des Spätsommers (Äpfel, Pflaumen, Aprikosen, Datteln, Feigen), lange gekochtes oder geschmortes Gemüse sowie Zwiebeln, Kohl, Kartoffeln, Karotten, Reis, Gerste, Vollkornbrot, Nüsse und Samen. Die Mahlzeiten des Elementes Erde sollten gekocht und regelmäßig sein, der Erde-Mensch verträgt Rohkost nicht so gut und auch kein gestresstes Essen.

Sorge ist die Emotion der Erde. Dieser innere Faktor wirkt sowohl im Bereich der **Gefühle** (Bauch-Mitte-Solarplexus) als auch in den **Gedanken**. Die Sorge auf der Gefühlsebene kennzeichnet das Mitgefühl, die Anteilnahme und die mütterliche Zuneigung und Fürsorge, die dem Element Erde zu eigen ist. Auch die Natur trägt in dieser Zeit Sorge – Sorge darum, dass sie sich optimal auf den eintretenden Herbst und den kalten, grausamen Winter vorzubereiten und mit Nahrungsvorrat zu versorgen vermag. Dieses Geben und Helfen der Erde entspringt einem

Element Erde

inneren Bedürfnis der Sympathie und Verbundenheit, der Einheit des Ganzen, welcher die Natur kennzeichnet.

Der geistige Aspekt der Erde-Emotion beschreibt das Sich-Beschäftigen mit Sicherheit, Wohlergehen, Zuneigung, Geborgenheit, Ernährung – kurz, man trägt Sorge, dass es einem selbst sowie den anderen gut geht.

Der Erde-Mensch hat Prinzipien, die nicht starr sind, er ist stabil, gleichzeitig flexibel und offen für neue Ideen. Er sorgt für sich selbst und lässt andere an seinem Wohlergehen teilhaben. Er hilft, soweit es ihm möglich ist und überfordert sich nicht. Seine Handlungen geschehen aus einer inneren Kraft, er lebt im Einklang mit seinem Bauchgefühl und seinem Kopfverstand – der Erde-Mensch befindet sich in seiner ausgeglichenen Mitte, wenn er gesund ist.

Sollte die Erde sich in Ungleichgewicht ausbreiten, wird die mütterliche Fürsorge umgewandelt in starres, steifes Festklammern an scheinbaren Sicherheiten, Geborgenheiten und Besitztümern. Ein Zuviel an Mitgefühl, kontrollierender Sicherheit oder einengender Geborgenheit kann die Folge sein. Die Sorge um Wohlergehen wandelt sich in ein Haben-Müssen und Behalten-Wollen.

Hat ein Mensch zu wenig Erde-Energie, so zeigt er einen Mangel an Mitgefühl, er macht sich keine Sorgen, kümmert sich kaum und lässt seinen Geist und seine Anteilnahme verkümmern. Es kann sein, dass es ihm unmöglich scheint, Mitgefühl, Anteilnahme, Geschenke und Sympathie anzunehmen.

Das Element Erde hilft uns dabei, unsere persönliche Lebensaufgabe zu finden und ins konkrete Tun zu gehen.

Die Erde ist das **Fundament, auf dem wir leben.** Nach der Bibel hat Gott den Menschen aus einem Klumpen Erde geschaffen – die Erde bildet für uns das Inbild von Sicherheit und Beständigkeit, sie ist unsere Basis, von der wir alle leben. Mutter Erde versorgt ihre Kinder mit Nahrung, sie nährt sie und sorgt sich um diese. Im ewigen Kreislauf der Natur ist sie das einzige, was immer da bleibt: Der Samen keimt in der Erde, seine Wurzeln dringen tief in sie ein. Je tiefer die Wurzeln sind, umso höher kann die Pflanze in den Himmel wachsen. Wenn ihre Zeit gekommen ist, kehrt sie zurück in die Erde, verwest und macht damit Platz für einen neuen Samen.

Der Erde-Mensch steht im Zeichen der Mitte, in seinem Umfeld sowie in sich selbst nimmt er idealerweise die **Rolle des Vermittlers** an. Als solcher ist er dann diplomatisch und rücksichtsvoll, ruht in sich selbst, ist stabil, erdverbunden und sozial eingestellt. Im ständigen Suchen nach Kontakt findet er Erfüllung, er empfindet Mitgefühl mit den anderen und möchte sich mit ihnen im besten Sinne auseinandersetzen.

Der Vermittler lebt davon, Extreme zu mäßigen, Gegensätze auszugleichen – er ruht in sich selbst und kann mit Gelassenheit zusehen, wie um ihn herum die Extreme sich aufschaukeln und wieder verlaufen. Er weiß, dass er die Mitte verkörpert und dass irgendwann alles zu ihm (in seiner Qualität als Erde) zurückkehren wird. Während alle um ihn herum nach Abenteuern, Selbstverwirklichung, Perfektion oder Lebensmythen suchen, ist er in der Lage, ihnen den Rücken zu stärken; er wartet auf ihre Rückkehr und empfängt sie, idealerweise, mit ausgebreiteten Armen. Der Vermittler kann genießen und sich mit Freunden umgeben, er benötigt keine Aufmerksamkeit, er arbeitet gerne im Verborgenen und genießt seine Erfolge stumm. Harmonie und Ausgeglichenheit sind ihm Balsam, Zwistigkeiten im Freundes- oder Familienkreis regelt er, wenn er ganz in seiner Mitte ruht, mit Geschick, Mitgefühl und großem Herzen. Er passt sich seiner Umgebung an, schafft dabei eine Atmosphäre von Verständnis, Vertrauen und Zuversicht. Seine Intelligenz, sein logisches Denken und sein praktisches, erdverbundenes Handeln, kommen ihm in allen Lebenslagen zu Hilfe, wenn er dazu fähig ist, diese in seinem eigenen Inneren schlummernden Qualitäten zuzulassen. Der Vermittler ist geprägt von Liebe: nicht jene heiße, erotische Liebe des Feuers – sondern die nährende, kümmernde, selbstlose Art von Liebe und Sympathie, wie sie nur die Erde hervorbringen kann. Sein Herz vermag ganz aufzugehen bei dieser Art von tiefer, selbstloser, allumfassender Liebe – zu sich selbst, zu seinen Mitmenschen und zum Leben in allen seinen Formen. Wer seiner Liebe und Hilfe bedarf, rührt das Herz des Erde-Menschen – in einer Welt der Schnelllebigkeit schafft er Gemeinschaft und Zusammenhalt, wenn er sich sclbst wirklich treu ist. Die Harmonie von Geben und Nehmen hat der ideale Vermittler in sich sowie in sein Leben integriert.

Wenn die Erde dürr und trocken wird, haben die Wurzeln des Vermittlers keinen festen Halt mehr. Er kommt ins Straucheln und seine Mitte rutscht in ein Ungleichgewicht. Wo er vorher locker und entspannt die Fäden in der Hand gehalten hat, wo er voller Liebe und Sympathie Sorge um die Menschen getragen hat, wird er jetzt starr, klammert und fühlt sich unsicher. Das Geben um seiner selbst Willen weicht dem Tauschgeschäft, das vermeintliche Sicherheit bietet. Mangelndes Selbstwertgefühl lässt ihn nun sich nur noch um andere kümmern, er drängt sich ihnen auf und will ihnen gefallen. Er fühlt sich unnütz, klammert sich an Altes und Bekanntes – er wird schwermütig und akzeptiert kaum noch Veränderungen. Wie eine vertrocknete Wurzel an der Erde hält er an Erinnerungen und Vergangenem fest, er will sich nicht dem Kreislauf des Lebens hingeben, weil er seine Sicherheit und sein Vertrauen verloren hat. Seine innere Mitte ist zu einem Sog geworden und lässt ihn in Angst und Sorge aufopfernd, herrisch, festgefahren und bedrängend erscheinen. Seine immerwährende Angst, nicht zu genügen und eines Tages nicht mehr wichtig zu sein, zwingt ihn, sich aufzuopfern, sich für andere einzusetzen und sich selbst hintanzustellen – wenn er die Balance zwischen Geben und Nehmen verloren hat, werden seine eigenen Stärken zum schlimmsten Teufelskreis.

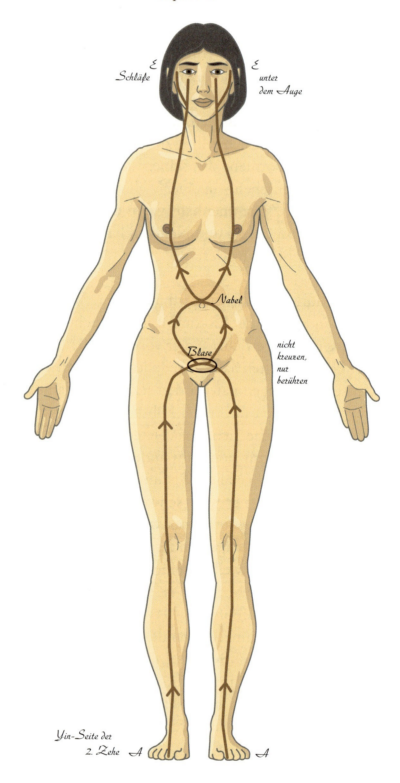

Element Erde

Die Milz-/Pankreas-Leitbahnen

Die Milz-/Pankreas-Leitbahn verläuft äußerlich, entspringt auf der Yin-Seite der zweiten Zehe, zieht sich entlang der Innenseite des Fußes und vor dem Fußknöchel, über die innere Seite des Unterschenkels sowie entlang der inneren Seite von Knie und Oberschenkel nach oben, führt kurz die Mittellinie des Körpers hinauf, von dort aus trapezförmig zur Seite und im Zickzack über die Mittellinie, links zum Gebiet von Pankreas und Milz – rechts spiegelbildlich – führt sodann in einem Bogen über Zwerchfell und Brust, parallel zum Schlüsselbein, den Hals hinauf und gabelt sich beim Ansatz des Unterkiefers.

Ein Ast führt bis unter das Auge, ein anderer endet oberhalb der Schläfe.

Über die Milz-/Pankreas-Leitbahn können alle anderen Yin-Leitbahnen sowie deren zugehörige Organe nachhaltig gestärkt werden.

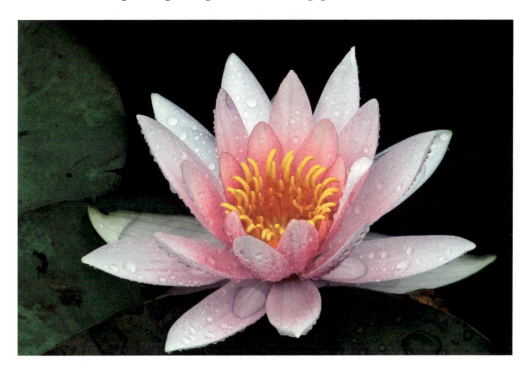

Kapitel VI

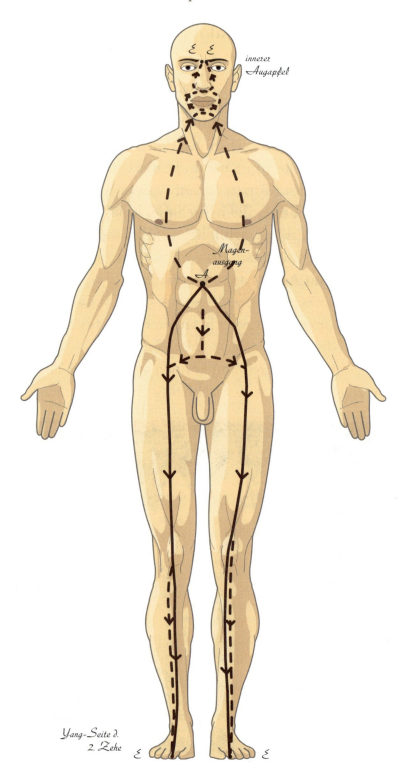

334

Element Erde

Die Magen-Leitbahnen

Ein äußerlich verlaufender Ast der Magen-Leitbahnen beginnt innerlich, am Magen-Ausgang, teilt sich beidseitig auf und zieht sich, parallel zur Mittellinie, in Richtung Leiste, von dort aus zur Mittellinie des Beines, über das Knie hinweg und über die vordere Mitte des Unterschenkels (im Beinverlauf gegenläufig zur Herz-Kreislauf-Leitbahn), zur Yang-Seite der zweiten Zehe.

Ein zweiter, teilweise innerlich, teilweise äußerlich verlaufender Ast der Magenleitbahn beginnt ebenfalls innerlich, am Magenausgang, verläuft jedoch weiterhin innerlich die Mittellinie hinunter, verbindet sich von hier aus mit der äußerlich verlaufenden Leitbahn, tritt unterhalb des Knies wieder in den Körper ein und endet ebenfalls an der Yang-Seite der zweiten Zehe.

Ein dritter, innerlich verlaufender Ast der Magenleitbahn beginnt auch am Magenausgang, zieht sich weiterhin innerlich, schräg hinauf über das Zwerchfell bis unterhalb des Schlüsselbeins, im Zickzack den Hals hinauf, im Zickzack durch den Unterkiefer zum Mundwinkel, weiterhin innerlich um den Mund herum im Zickzack Richtung Nase und Wange, bis unter das Auge und endet im inneren Augenwinkel, wo der äußere Ast der Blasen-Leitbahn beginnt.

Dadurch, dass alle drei Äste der Magen-Leitbahn ihren Anfang beim Magen-Ausgang nehmen, wird dieser auf eine Weise entlastet, wie es bei den traditionellen Verlaufsformen nicht so intensiv möglich ist. Weiterhin entsteht eine zusätzliche Entlastung des Magens durch die Verbindung der zum Kopf hin laufenden Äste mit der jeweiligen Blasen-Leitbahn.

Kapitel VI

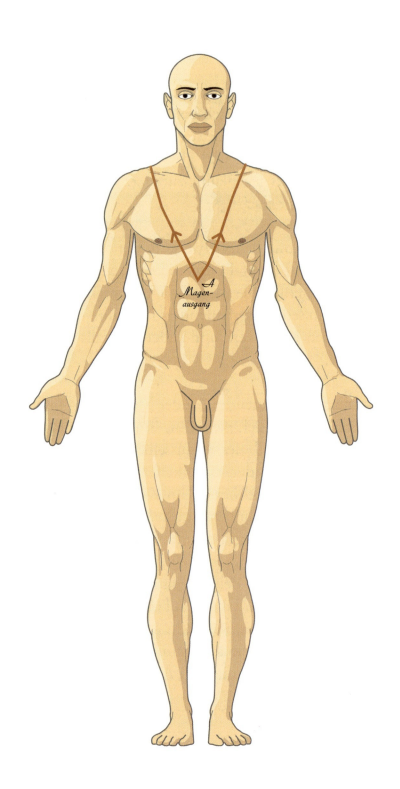

336

Element Erde

Die Nerven-De-/Regenerations-Leitbahnen

Die Nerven-De-/Regenerations-Leitbahn führt äußerlich, vom Magenausgang, dem Gebiet des Solarplexus aus, über Zwerchfell und Brustbereich zur Schulter, über diese hinweg die äußere Mittellinie des Armes entlang (parallel zur Gelenk-Leitbahn), über Ellbogen, Handgelenk und Handrücken zur Yang-Seite des Ringfingers.

Durch eine energetische Stärkung der Nerven-De-/Regenerations-Leitbahn werden sowohl das Sonnengeflecht bzw. Solarplexus gestärkt als auch Krankheiten des Magens wie Gastritis, v.a. in ihrer chronischen Form sowie Reflux-Krankheiten, Magengeschwüre etc. eventuell verhindert.

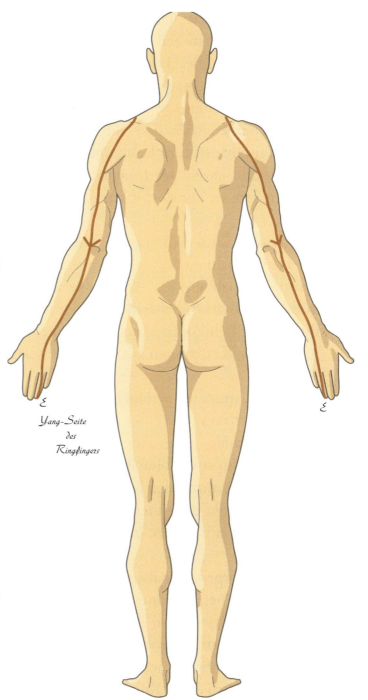

Yang-Seite des Ringfingers

Kapitel VI

Die Organ-De-/Regenerations-Leitbahnen

Der äußerlich verlaufende Ast der Organ- De-/Regenerations-Leitbahn beginnt an der Yin-Seite des Ringfingers, führt an seiner inneren Kante entlang über die Handfläche, weiter über die äußere Kante der Innenarmseite (bis hierher parallel zum äußerlich verlaufenden Ast der Lymph-Leitbahnen sowie der Lungen-Leitbahn), tritt auf dem mittleren Schulterbereich in den Körper ein, führt in einem Bogen unterhalb des Schlüsselbeins zum Kehlkopfchakra, wo sich rechter und linker Ast kreuzen und jeweils im Innenohr enden, wo sie auf die Allergie-Leitbahn treffen, welche dort ihren Anfang nimmt.

Ein weiterer, innerlich verlaufender Ast beginnt parallel zu einem Ast der Herzleitbahnen (sowie in umgekehrter Richtung zu einem Ast der Lymph-Leitbahnen) ca. 70 cm oberhalb des Kronenchakras, tritt dort in den Kopf ein, führt senkrecht durch diesen hindurch, teilt sich im Bereich des Kehlkopfchakras, in der Kreuzung der zuvor beschriebenen Äste, in zwei Leitbahnen auf und endet ebenfalls jeweils im Innenohr.

Ein dritter, innerlich verlaufender Ast beginnt ca. 70 cm unterhalb des Fußwurzelchakras (wo einer der Äste der Lymphleitbahnen endet), tritt an der Fußsohle in den Fuß ein (wo die Bindegewebige De-/Regenerations-Leitbahn sowie eine der inneren Herz-Leitbahnen beginnt), verläuft im Bein, mittig den Körper hinauf, fließt ebenfalls zum bisherigen Kreuzungspunkt der anderen Leitbahnäste im Kehlkopfbereich und endet, vereinigt mit diesen, im Innenohr.

Wird der Körper über die Aktivierung der Organ-De-/Regenerations-Leitbahn in einen Zustand von Regeneration gebracht, wird die Chance, Allergiedispositionen zu heilen bzw. ihrer Entstehung entgegenzuwirken, beträchtlich vergrößert. Alle Äste der Organ-De-/Regenerations-Leitbahn enden im Innenohr, wodurch sie eine dreifach antiallergische Wirkung, durch die Verbindung mit der Allergie-Leitbahn, aufweisen.

Element Erde

Die Tatsache, dass alle sechs Äste der Organ- De-/ Re-generations-Leitbahn sich im Kehlkopfchakra kreuzen, weist darauf hin, dass gelungener sprachlicher Selbstausdruck über die Stärkung dieser Leitbahnen gefördert wird.

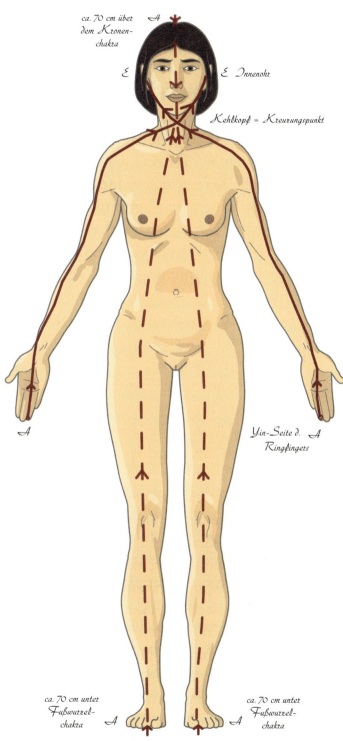

Kapitel VI

Chi-Gong-Übung für das Element Erde mit den Organen Milz/Bauchspeicheldrüse und Magen/Nerven

In der Chinesischen Elementenlehre unterscheidet man nicht nur vier, sondern fünf Jahreszeiten. Die zusätzliche wird mit »Spätsommer« bezeichnet und beschreibt den kurzen Abschnitt von Mitte August bis Ende September. Ihr sind die Organpaare Milz/Bauchspeicheldrüse sowie Magen/Nerven zugeordnet. Das Element Erde und die »Jahreszeit« des Spätsommers sind Vermittler zwischen den Zeiten; die Erde ist das Fundament, auf dem wir stehen und gehen, sie ist stabil und ruht in sich selbst. Der Körper sollte in dieser Zeit besonders entspannt und in angenehmer Harmonie sein, da auch die Natur versucht, in sich selbst zu ruhen. Diesen Zustand erreicht man vor allem mit einer gestärkten Milz und einem ausgeglichenen Magenfeuer. Mit ihrer sich im Gleichgewicht befindenden Energie können die Organpaare zusammen mit dem Immunsystem die Energie der Nahrungsmittel, ihre wichtigen Spurenelemente und Vitamine am geeignetsten aufnehmen.

Chi-Gong-Übung: Das Trennen von Erde und Himmel – Stelle dich hüftbreit hin, deine Zehen sind leicht nach außen geneigt. Halte deine Hände auf Bauchhöhe so, dass deine Handrücken im Abstand von etwa drei Zentimetern zueinander zeigen, wobei die linke Hand nach oben und die rechte nach unten zeigt. Nimm im Raum zwischen den Handrücken die fließende Chi-Energie wahr. Führe nun zeitgleich den linken Arm nach oben – die Handfläche bleibt dabei nach oben gerichtet – und den rechten Arm nach unten, mit der nach unten gerichteten Handfläche. Tanke sowohl von der Himmels- als auch von der Erdenergie und spüre, wie du die beiden einander zugeordneten Energien durch deine Bewegungen trennst. Führe nun beide Hände wieder zusammen, doch jetzt richtest du die linke Handfläche nach unten und die rechte nach oben. Du führst beide Arme wieder in die Richtungen, in die dich die jeweiligen Handflächen weisen. Dieses Spiel deiner Hände und Arme wiederhole so lange, bis du ein ausgeglichenes Gefühl im Element Erde wahrnimmst. Achte dabei darauf, dass sich deine Hände beim Richtungswechsel nicht berühren.

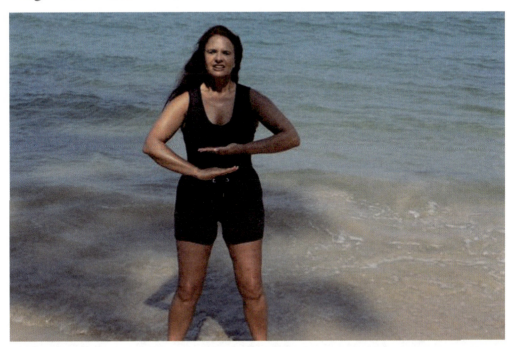

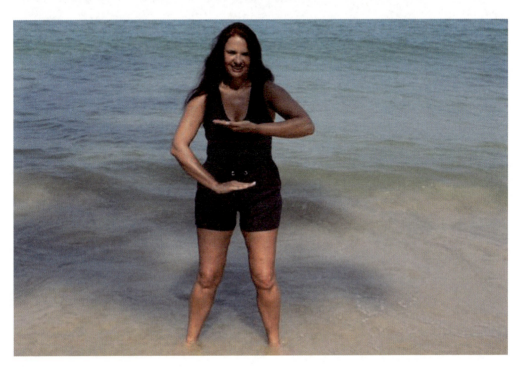

Die Geschichte von »der Hexe und dem Zauberer«

»Ist Liebe denn auch Zauberkraft? – Aber ja, sie ist womöglich die größte Kraft, die es auf Erden gibt.«

In einer Zeit, die so düster ist, dass manch einer sich nicht alleine vor die Tür getraut, lebt ein gewitzter Zauberer in einem kleinen Häuschen im Wald. Sein Name ist Merlin. Er selbst bezeichnet sich als den größten Zauberer der Welt und kann meist kaum aufhören zu betonen, wie viel er schon von der Welt, welche ist und von jener, welche noch kommen mag, gesehen hat. Sein treuer, wenn auch manchmal etwas griesgrämiger, Begleiter, der Kauz Archimedes, vertreibt sich die Zeit damit, Merlin, der sich in seinen Zauberkünsten übt, aufzuziehen. Doch der Zauberer lässt sich dadurch nicht beirren. So kommt es, dass eines Tages ein kleiner Junge, ein Knabe von nicht ganz zwölf Jahren, Merlin ins Haus fällt und die Geschichte ihren Lauf nimmt. Merlin hatte zuvor bereits herausgefunden, dass dieser Junge – sein Name ist Floh – zu ihm geschickt werden wird, damit er ihn in die Geheimnisse des Geistes und des Wissens einweihen kann. Merlin fühlt sich dazu auserwählt, den Jungen auf den ihm vorbestimmten Weg vorzubereiten. Floh ist von der Idee, dass der gutmütige Zauberer von nun an sein Lehrer sein soll, angetan, wenn auch gelegentlich überfordert. Somit nimmt er den etwas tolpatschigen alten Mann mit sich zu der Burg, die ihm ein Zuhause geworden ist. Sein Ziehvater Hector ist wenig begeistert vom unangekündigten Besuch des Zauberers und noch weniger von dessen Absicht, Floh in den magischen Künsten und Geheimnissen zu unterrichten. Durch besondere Überzeugungskraft gelingt es Merlin letztendlich aber, den Ritter für sein Vorhaben zu gewinnen.

In den nächsten Tagen lernt Floh von dem weisen Zauberer die Natur in ihren unterschiedlichen Facetten kennen. Zuerst begeben sich die beiden, als Fische getarnt, unter Wasser. Merlin bringt ihm bei, seinen

Verstand einzusetzen, um das Schwimmen zu erlernen und zeigt dem Jungen so auf eindrucksvolle Weise, dass sein Leitsatz: »Verstand über Körperkraft« – Wahrheit in sich birgt. Schließlich hat sich ein großer Raubfisch den kleinen, unschuldigen Fisch Floh als Nachmittags-Snack ausgesucht, muss dann jedoch erfahren, dass der kleine Fisch ihm körperlich unterlegen, im denkerischen Können jedoch hoch überlegen ist.

Als nächstes lernt Floh die Welt als ein Eichhörnchen kennen. Dort illustriert ihm Merlin die wichtigen Grundsätze von Liebe, die Floh, wenn auch widerwillig, zu erlernen versteht. Er erkennt in dieser Lektion, dass Liebe die größte Kraft ist, die auf Erden besteht.

Zuletzt steigen Archimedes und Floh gemeinsam in die Lüfte. Dort stellt sich Floh ungemein geschickt an, wobei er auch hier wieder in seiner kindlichen Naivität vom Bösen, das überall auf ihn lauert, in Form eines Raubvogels überrascht wird. Seine Flucht vor diesem führt ihn in das Haus der bösen Hexe Mim – sprichwörtlich vom Regen in die Traufe. Bevor die Hexe jedoch ihr böses Spiel mit ihm treiben kann, eilt ihm Merlin zu Hilfe und fordert Mim zu einem zauberhaften Duell heraus. Obwohl die Hexe die Regeln aufstellt, lässt sie es sich nicht nehmen, wann immer es geht, diese selbst zu brechen. Ihr Groll auf Merlin, der sich für den besten Zauberer seiner Zeit hält, wächst mehr und mehr. Die magischen Tiere, deren Gestalt die Hexe annimmt, werden immer größer und angsteinflößender. Doch Merlin bleibt bei seinem Grundsatz, dass Körpergröße für das Erreichen des Ziels nicht entscheidend ist – welches bei diesem Duell schlicht »Überleben« heißt. Somit wendet er eine List an, die wunderbar aufgeht, sodass die Hexe zum Schluss mit einem bösen Infekt das Bett hüten muss. Ganz seinem gutmütigen Wesen entsprechend lässt es sich Merlin nicht nehmen, sie ein wenig zu pflegen, und beweist wieder einmal seine Überlegenheit, die sich nicht nur in zauberhaftem Können äußert.

Kurz darauf reist Floh als Schildknappe mit seinem Stiefbruder nach London zu einem wichtigen Turnier und vergrault dort Merlin dank seiner kindlichen Naivität und seinem überzeugenden Blick für das Unwesentliche. Nur Archimedes, mittlerweile ein treuherziger Freund des Jungen, bleibt bei ihm, um ein Auge auf ihn zu haben. Das Turnier nimmt seinen Lauf, und wie es das Schicksal einmal wieder vorherbestimmt hat, kommt Floh mit dem Kauz zu einem Platz, auf dem ein Stein steht, in dem ein Schwert steckt. Jeder, der die Geschichte kennt, weiß, dass dies das legendäre Schwert des Arthur ist, das Schwert, welches nur der auserwählte König herauszuziehen imstande ist. Wie Floh uns zu Anfang mitteilte, lautet sein richtiger Name Arthur, und es ist ihm nun ein Leichtes, das Schwert aus dem Stein herauszuziehen. Nicht ahnend wie wichtig dieses Ereignisses ist, bringt er das Schwert stolz zu seinem Ziehvater. Der Aufruhr ist groß, und nachdem alle Zweifel beseitigt wurden, wird Floh zum König gekrönt und herrscht über sein Land, anfangs noch mit einem gewissen Unmut und vollständig überfordert. Doch auch dieses Mal taucht Merlin zum rechten Zeitpunkt auf, um ihm den Weg zu weisen, ihn in die Geheimnisse des Regierens einzuweihen und seinen bereits begonnenen Unterricht fortzuführen. Und so leben sie, der kleine aufmerksame Junge, der zu einem großen König heranwächst, der gutmütige Zauberer, bis heute geachtet und verehrt, und der sprechende Kauz, glücklich und zufrieden bis zum Ende ihrer Tage …

Element Erde

Charakterisierungen der Personen in der Geschichte »Die Hexe und der Zauberer«

– Affinität zu den Leitbahnen von Magen, Milz/Pankreas, Nerven-De-/Regeneration, Organ-De-/Regeneration im Element Erde

Der Zauberer Merlin = Magen-Leitbahnen

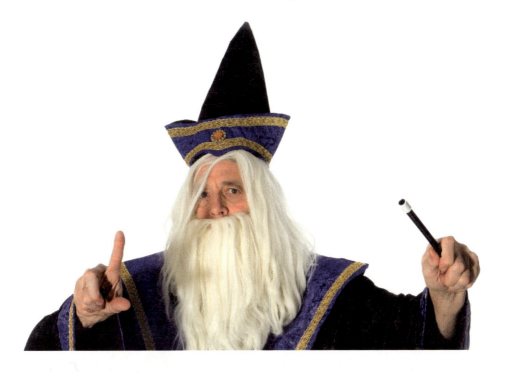

Der Magen pflegt über die direkte Inkorporation von Essen und Trinken den größten Kontakt zur Außenwelt. Er muss den großen Überblick nach innen (zum Darm hin) und nach außen (zum Mund, zur Nase sowie zu den Augen) behalten. Als Yang-Leitbahn hat er sich nach den Bedürfnissen von »Mutter Feuer« zu richten. Sie symbolisiert die göttliche Kraft, an die sich Merlin gebunden weiß.

Kapitel VI

Der Magen behält den Überblick, sowohl nach außen als auch nach innen – ihm sind sämtliche Verdauungsvorgänge bekannt und vertraut. Wie dieser ist auch Merlin in seiner Geschichte derjenige, der immer den Überblick behält, er hat das »große Ganze« im Blick – ihm sind die geheimen Zusammenhänge sowie die leisen Strömungen bekannt. Sein Blick richtet sich auf den Jungen, den er lehren darf, und damit auch auf dessen weiteres Leben, welches er mitgestalten wird. Trotz seiner zahlreichen Kenntnisse verrät er sein Wissen niemals an Floh – er erkennt dessen freien Willen an, Merlins Lehre zu folgen oder sein »altes« Leben weiterhin zu leben und damit seinem Weg auf **unbewusste** Weise näherzukommen. Mit der Weisheit und der Klarheit des Zauberers ausgestattet, begibt sich Floh auf den Weg, sein Schicksal anzuerkennen. Er gelangt auf diesem Weg so weit, weil er dem Zauberer lauscht, dessen Worte deutet und versteht – so, wie auch wir lernen sollten, der Weisheit unseres Magens zu folgen. Unser Magen sagt uns, was er wahrnimmt, er erzählt uns von den Geschehnissen in unserem Körper, da er den Überblick und die Voraussicht hat. Aus unserem freien Willen heraus können wir seinem Rat folgen und die Gesundheit unseres Körpers mit seiner Hilfe erhalten.

Der Zauberer Merlin lebt in seiner eigenen Welt. Er weiß vieles, was er eigentlich, da es in der Zukunft liegt, noch nicht wissen kann, und er hat manches gesehen, was er noch nicht gesehen haben kann, da es bis dahin weder existiert hat noch erfunden wurde. Zurückgezogen lebt er in seinem eigenen Reich, in einer Hütte im Wald und in seiner eigenen Gedankenwelt, in die nur er Zutritt hat. Niemand kennt ihn und keiner käme auf die Idee, ihn zu besuchen. Merlin ist alleine und glücklich. Sein einziger Freund ist der Kauz Archimedes, der meist missmutig den Ausführungen des Zauberers lauscht, dennoch ist er diesem ein wahrer Freund, der seine Zuneigung nur durch sein mürrisches Auftreten zu vertuschen versucht. Merlin, der die Zukunft und die Geschehnisse genau kennt, weiß, dass ihm eines Tages ein Junge ins Haus fallen wird, welchen er lehren und unterrichten soll. Er fühlt sich für die Ausbildung

Element Erde

des Jungen verantwortlich und berufen, diesen auf seinen ihm vorbestimmten Weg zu führen. Dabei muss er vieles auf sich nehmen, sicher mehr als einmal wünscht er sich zurück in seine abgeschiedene und vertraute kleine Welt. In der Welt draußen stößt er auf Widerstand, muss sich mit festgefahrenen Meinungen auseinandersetzen und sich gegen die Mehrheit und Allgemeinheit behaupten. Seine Zauberkraft und seine Fähigkeiten retten ihn und geben ihm den Schutz, ohne den er in dieser, ihm praktisch unbekannten, Welt nicht weit gelangen könnte. Er selbst fühlt sich gebunden an eine Macht außerhalb seiner selbst – er weiß, dass Dinge geschehen werden, mögen sie noch so unwahrscheinlich sein. Ihm wohnt der unerschütterliche Glaube inne, dass der Geist, der Verstand und das wahre Wissen dem Fleisch, der Muskelkraft und letztendlich auch der Meinung seiner Zeit voraus sind.

Merlin hat sich und seine Zauberkunst ganz dem Guten verschrieben, seine Magie und die damit verbundene Macht unterstellt er dem Göttlichen. Wie auch unser Magen ist der Magier mit der göttlichen Kraft als Auftragsgeberin verbunden. Er kennt die Macht des nicht Gott unterstellten Bösen, er weiß um die Kraft der Hexe Madame Mim, und genau dieses Wissen um die dunklen Kräfte bewahrt ihn vor der Niederlage, die nicht nur eine persönliche, sondern eine mit weitreichenden – englandweiten – Folgen gewesen wäre. Er nutzt sein Wissen um die Macht des Feindes und bekämpft diesen mit dessen eigenen Mitteln. Sein Wissen hinsichtlich der Kraft der dunklen Mächte dient keiner persönlichen Machtausnutzung – er selbst hat sich ausschließlich den hellen Kräften unterstellt. Er beherrscht zwar die Methoden des Dunklen, hat jene aber an Gott angebunden, das heißt den göttlichen Kräften unterstellt. Er verwandelt sich in ein Bakterium und greift Madame Mim von innen heraus an. Trotz der Tatsache, dass die Hexe nicht lange überlegt hätte, Merlin ernsthaft zu verletzen, sorgt er sich um sie, als sie die von ihm verursachte Krankheit auskuriert. **Er schickt ihr sogar Sonne – gönnt dem Dunklen an das Göttliche angebundenes Licht, um es genesen zu lassen.**

Der Zauberer beziehungsweise unser Magen kann uns den für uns bestimmten Weg weisen. Durch ihn haben wir die Möglichkeit, den **Sinn unseres Lebens – unsere persönliche Lebensaufgabe –** zu erfahren. Wenn wir in uns hineinhören, zuhören, was wir im Leben suchen und erfahren möchten, dann kann unser Magen (und auch die Nerven unseres »Sonnengeflechtes«) dadurch geheilt werden, dass wir unseren eigenen, persönlichen Sinn, unser Ziel im Leben, finden.

»Floh« bzw. Arthur (das Stiefkind) = Milz

Die Milz verkörpert die geheimnisvollste und zugleich spirituellste Kraft in uns. Sie steht für die Verbindung von an das Göttliche gebundener Ausrichtung in uns im Blut (in den Erythrozyten) und unserem Lebensziel auf der Erde. Auch Floh hat eine an das Göttliche gebundene Ausrichtung, die er in sich trägt. Diese wird Merlin prophezeit, und er hält alles für den Jungen bereit, welchen er auf seinem Weg führen und begleiten darf. Sein Leben auf der Erde lebt Floh im Nicht-Wissen des für ihn bestimmten Weges, er ist unschuldig und rein in seinem Denken und Handeln. Nur seine Intuition und seine innere Gewissheit, das Richtige zu tun, auch wenn er sich dessen kaum bewusst ist, führen ihn letztendlich zu Merlin und somit an seinen Platz. Trotz jener Vorhersage und der Tatsache, dass er diese Ausrichtung in sich trägt, ist es dennoch sein freier Wille, dem für ihn bestimmten Weg zu folgen. Nur er selbst kann der Vorhersage Wahrheit

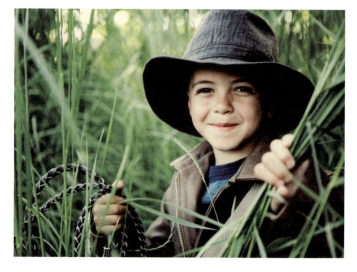

verleihen. Nur durch **seine** freie Entscheidung tritt sie wirklich und wahrhaftig ein.

Die Milz speichert in der Milz-/Pankreas-Leitbahn die Jing-Kraft im Yin, zusammen mit der Organ-De-/Regenerations-Leitbahn. Die Milz ist zuständig für die Mauserung der Erythrozyten (=rote Blutkörperchen), unsere wichtigsten Blutbestandteile. Damit wird sie zum **Symbol des Erhalts unseres Lebens.**

Über das Zeichen des Schwertes wird Arthur zum König von England gekrönt. Der Zauberer Merlin hat ihn auf diesen Weg gebracht, indem er ihn führte und ihn lehrte, durch Verstand und Wissen seine Berufung zu erreichen. Arthur/Floh macht dabei mehrere Entwicklungsstufen durch.

In der Transformation als **Fisch** lernt Floh im Element **Wasser** die Gefahren kennen und erwirbt dabei ein Wissen, das er für sein späteres Leben und die damit verbundene Aufgabe braucht. Er lernt die Stärke des klaren Verstandes gegenüber der körperlichen Überlegenheit schätzen.

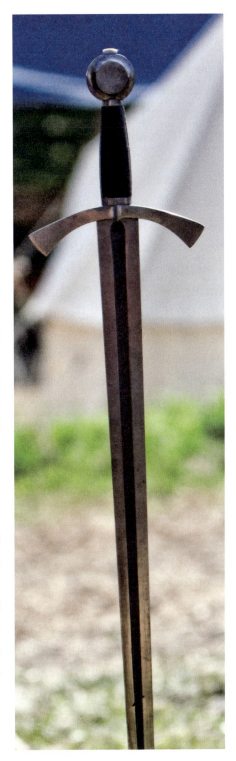

Kapitel VI

Über die Transformation als **Eichhörnchen** im Element **Erde** erfährt Floh eine der wichtigsten Kräfte des Lebens. Das Element **Feuer** zeigt sich für ihn in der Form von **Liebe** zwischen den Geschlechtern. Liebe als starke und mächtige Kraft begegnet ihm in einer machtgeprägten Form, denn das Eichhörnchen-Mädchen möchte ihm seine Zuneigung mit aller Kraft aufzwingen.

Als **Vogel** begegnet Floh in der Transformation im Element **Luft** Madame Mim, bei der er Zuflucht sucht, als ihn ein Raubvogel verfolgt. Madame Mim lehrt ihn das Böse, dessen Existenz er bis dahin schlichtweg für nicht wichtig gehalten hat. In dieser gefährlichen Situation erkennt Floh plötzlich, dass er ohne seinen Mentor und Lehrer hoffnungslos verloren ist – bis dieser ihn rettet. Jeder von uns lernt in seiner »Ausbildung fürs Leben« von anderen Menschen, die uns Lehrer und Erzieher sind – in erster Linie natürlich normalerweise unsere Eltern. Wir erleben dazu verschiedene Phasen, und wie Floh machen wir sowohl bittere als auch böse Erfahrungen und lernen dabei unsere Grenzen kennen. Wenn wir gute und fähige Lehrer haben, dann lehren uns diese vor allem eines: loszulassen – Fehler zuzulassen – und all das zu leben, was wir uns vorzustellen wagen.

Wir tragen jedoch auch die Möglichkeit in uns, nach falschen Ausrichtungen zu leben. Diese negativen Grundsätze und Einstellungen können wir in angenehmer Art und Weise transformieren, sodass sie uns nicht mehr in unserer Entwicklung sowie in unserem Ausleben der Elemente behindern.

Floh ist ein kleiner, naiver Junge, am Anfang wie auch am Ende der Geschichte. Durch ihn erfahren wir, dass es nicht wichtig ist, ob wir die Welt in ihrer Ganzheit verstanden haben – es ist wichtiger, dass wir das Herz und unseren Verstand am richtigen Platz wissen und beides nach unserem Belieben und den Situationen angemessen verwenden können. Floh lehrt uns, mit offenen Augen durch das Leben zu gehen, Gefahren zu erkennen und, wenn es sein muss, sich ihnen zu stellen – wenn aber die Situation aussichtslos erscheint, dann ist es immer besser, sich ein sicheres Versteck zu suchen und abzuwarten, bis man einen Plan für das weitere Vorgehen gefasst hat.

Mit seinem Eifer ist es Floh wichtig, die Wünsche und Befehle seines Herrn zu erfüllen – er wird von diesem bestraft, wenn er es nicht mit dem nötigen Ernst und der vorgegebenen Schnelligkeit zustande bringt. Doch diese Bestrafungen haben Floh noch nie in seinem Denken und Handeln beschnitten – er ist so frei, wie ein kleiner Junge seines Alters nur sein kann, frei in Fantasie und Träumerei.

Durch seine kindliche Unschuld, die er sich bewahrt hat, sowie seinen Eifer, den anderen alles recht machen zu wollen, zieht er das Schwert aus dem Stein und macht sich damit selbst zum König – er macht sich zu einer Persönlichkeit, über die alle reden, er wird zu einem Helden, – dies alles jedoch, ohne dass es ihm bewusst ist. Dies zeugt von seiner Gutmütigkeit, seiner Großherzigkeit, seiner Art, zuerst an die anderen zu denken und selbst bescheiden zu sein – dies alles, gepaart mit ein bisschen Glück, schicksalhafter Führung, dem Gespür für die richtigen Momente und einer großen Portion Einfältigkeit.

Der Kauz Archimedes = Prankreas

Das Pankreas (Bauchspeicheldrüse) ist als exokrines (Produktion von Körpersäften, die für die Verdauung der Nahrung zuständig sind) und endokrines (Produktion von Körpersäften, die für zelluläre Vorgänge von Bedeutung sind) Organ bzw. Drüse, genau wie die Milz (Floh) Schüler des Magens (Merlin), der indirekt genau angibt, wovon wie viel zu produzieren, bzw. abzubauen ist, da er durch die Nahrung das »nachhimmlische Chi« liefert.

Kapitel VI

Der Kauz Archimedes befindet sich von der ersten Minute an, als er von Floh erzählt bekommt, im Widerstand zu diesem. Er möchte keinen Jungen, der seine Hilfe benötigt, er sieht keinerlei Notwendigkeit für die Erziehung eines Schildknappen. Selbst seinem Zauberer ist er nicht treu ergeben, ständig nörgelt und meckert er an dessen Künsten herum. Als der Junge dazu auch noch in sein Leben tritt, ist er vollständig genervt.

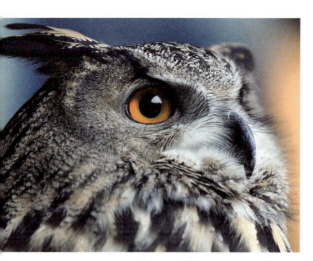

Sein Widerstand gegen Floh hält sich jedoch nur so lange, bis dieser in Not gerät. Der Junge braucht seine Hilfe. Ohne zu überlegen und seinen Widerstand vergessend, bringt sich Archimedes in Gefahr – unter Einsatz seines Lebens rettet er das des Jungen. Trotzdem will er nicht, dass Floh ihn deswegen ein wenig lieb gewinnt. Er kann jedoch nichts dagegen tun, dass sich seine anfängliche vehemente Abneigung in treuherzige Zuneigung verwandelt. Auch unsere Milz-/Pankreas-Leitbahn ist ihrem »Komplizen«, der Milz, oftmals so feindlich und ablehnend gegenüber eingestellt, dass sie nicht auf die Milz und ihre intuitiv-erfühlten Anweisungen hören möchte.

Dabei wäre es für beide, so wie auch für Floh und Archimedes, einfacher, sie würden der Weisheit und den Ratschlägen des Magens beziehungsweise des Zauberers zuhören und seiner Weisung folgen. Beide könnten sich gemeinsam dem Lehrer Magen in seiner göttlich gesteuerten Aufrichtigkeit unterstellen und von seiner Voraussicht lernen. Floh und Archimedes sind, wie auch die Milz und der Pankreas, von der Führung Merlins abhängig. Ohne ihn versinken sie im Chaos. Dennoch meistern sie eine große Aufgabe ganz alleine – ohne seine Hilfe. Sie ziehen

Element Erde

das Schwert aus dem Stein, während der Zauberer es sich in der Sonne gemütlich macht. Gemeinsam sind sie ein starkes und standfestes Team. Sie können jedoch keinerlei wechselseitiges Vertrauen aufbauen und auch keine klaren Ziele erkennen, wenn nicht die Magen-Leitbahn, der Zauberer Merlin, sie beide führt. Es ist daher für den Pankreas enorm wichtig, nicht zu starr zu sein und sich nicht ständig im Widerstand zur Milz zu befinden. Die Verbundenheit steht den beiden viel besser und ist für ihr gemeinsames Ziel, die Gesundung des Körpers, sehr wichtig und nur so wirklich effizient.

Die Hexe, Madame Mim = Nerven-De-/Regenerations-Leitbahn

Sie verkörpert das Negative, symbolisiert im Schmerz, den uns die Nerven unseres Körpers bereiten können, wenn mit uns etwas nicht stimmt. Wenn es uns gut geht, »schweigen« die Nerven, das heißt sie tun uns nicht weh. Madame Mim, als böse Hexe nicht Gott unterstellt, fordert den Zauberer Merlin als die ihr entgegenwirkende gute Kraft heraus. Sie testet damit, ob der Zauberer die Methoden des Dunklen so gut kennt, dass er, obwohl Gott unterstellt, dennoch gegen sie gewinnen kann.

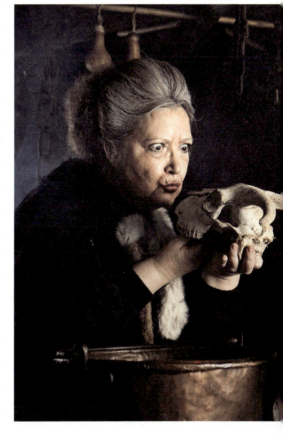

Der Zusammenstoß Flohs mit der Hexe Mim ist unvorhergesehen, wie auch die Schmerzen es sind, die uns unsere Nerven immer dann zufügen können, wenn sie vom Bösen, dem nicht Gott unterstellten Dunklen, angegriffen werden. Für unsere Nerven-De-/Regeneration sind Vorbilder von Bedeutung – **hatten wir Vorbilder, die uns lebenszerstörende Tendenzen mit auf den Weg gegeben haben, dann »profitieren« wir noch heute davon.** In unseren Nerven sind diese einprogrammiert und können uns von innen heraus angreifen. **Wir sollten versuchen, sie in lebenserhaltenden Schutz zu transformieren.** Machen wir uns bewusst, wann und wie unsere Nerven in unserem bisherigen Leben bereits angegriffen wurden: Wer hat sie angegriffen, und wie ist es mir möglich, die Erinnerung daran aus meinem Gedächtnis und dem meiner Nervenzellen zu löschen, bzw. positiv zu transformieren?

Das Böse fordert das Gute heraus, die Hexe will den Zauberer vernichten, sie will die Beste sein und sieht ihre dunkle Kunst von ihm gefährdet. Diese Kräfte begegnen uns auch im alltäglichen Leben, es muss ja nicht immer gleich eine Hexe sein, die unser Leben fordert. **Wir können das Dunkle und Böse überall finden, oftmals auch in uns selbst.** Zuweilen ist es möglich, dass wir uns selbst von innen heraus angreifen, dass wir uns zerstören wollen. Wir können darüber nachdenken, können uns jene Kräfte in uns bewusst machen, jene, die uns immer wieder herausfordern und unser Wissen um die dunklen Mächte testen – wenn wir dies getan haben, sind wir bereits einen großen Schritt vorangekommen. Wenn es uns möglich ist, transformieren wir diese Mächte in ihr Gegenteil und unterstellen sie dem Licht, dem Guten, dem Göttlichen. Wenn wir das Dunkle, Gott unterstellte, beherrschen, wenn wir seine Tricks und Kniffe gelernt haben, dann sind wir für das weitere Leben entsprechend gut gewappnet – unsere Nerven werden es uns zu danken wissen, wenn wir sie von dauerhaften Belastungen und Herausforderungen befreien.

Element Erde

Der Stiefbruder Key = Organ-De-/Regenerations-Leitbahn

Key soll König von England werden, so will es jedenfalls sein Vater. Er verkörpert den degenerierten Menschen in Bewegung, Essen, Verhalten und Auftreten. Er wirkt plump und unbeholfen gegenüber seinem flinken, aufgeweckten Stiefbruder »Floh«. Er muss dann kapitulieren, als die göttliche Kraft, verkörpert in Merlins Schwert, seinen Stiefbruder zum König von England bestimmt.

Key hat es nicht gelernt, eigenständig zu denken, er verhält sich gemäß den Wünschen seines Vaters und kümmert sich um dessen Wohlergehen. Sein Vater hat Großes mit ihm vor, er möchte seinen ganzen Stolz in dem Jungen, den er groß gezogen hat, verkörpert sehen. Nicht **ein** Mal kommt er auf die Idee, dass vielleicht der kleine Junge, den er so schlecht behandelt, diese Erwartungen erfüllen könnte. Key steht von Beginn an im Schatten seines Stiefbruders: Floh ist klein, flink, schnell, intelligent und keck, er richtet sich nach den Wünschen seines Herren, ohne jemals sein Denken diesem zu unterstellen.

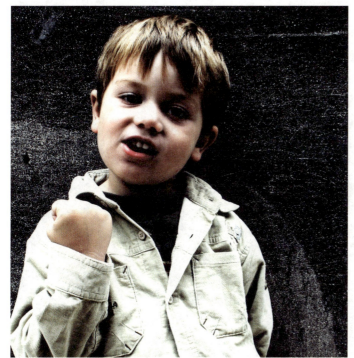

Im Gegensatz zu Key hat Floh es nicht verlernt, auf sein Herz, seinen Verstand und seine Intuition zu hören. Key ist dem Untergang geweiht, sein Stern wird niemals ein Firmament krönen. So wie er zum Scheitern verurteilt ist, steht die Organ-

Kapitel VI

De-/Regenerations-Leitbahn in unserem Körper für unsere organische Programmierung auf Tod, Scheitern und Untergang. Wir selbst können uns davon zumindest in gewissen Aspekten befreien, wenn wir, wie Key es verpasst, uns dem widmen, was wirklich unserer körperlich-seelisch-geistigen Gesundheit zuträglich ist:

Indem wir uns der Kraft zuwenden, die es möglich macht, Schwerter aus Steinen zu ziehen. Dann können uns neue Ideen kommen, wir vermögen an gewisse Orte bzw. zu bestimmten Menschen geführt zu werden, die für unseren persönlichen Weg von Bedeutung sein werden… Die göttliche Kraft des Schwertes kann uns aus dieser Degeneration in eine Regeneration, eine Neuwerdung, führen, sofern wir Ohren haben, um zu hören und Augen, um zu sehen.

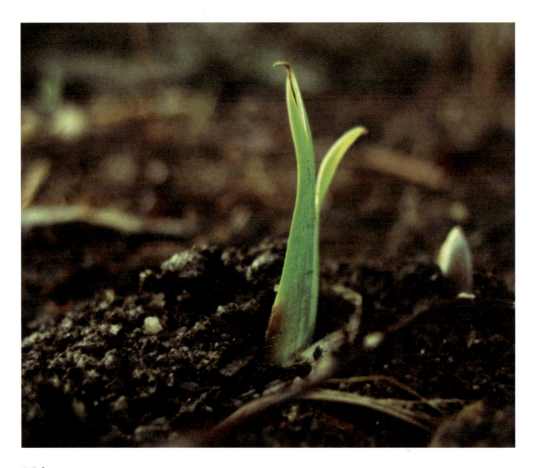

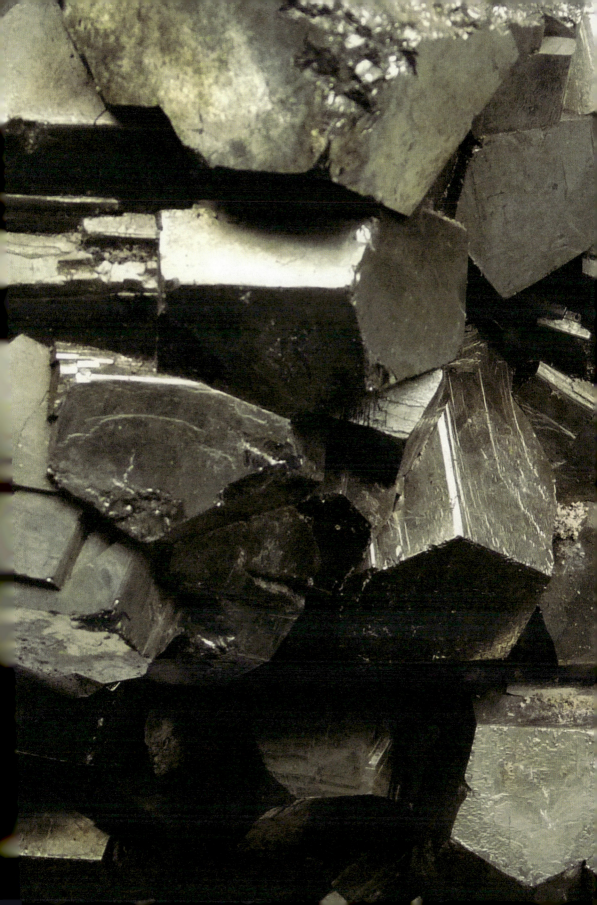

Das Element Metall, seine körperlichen Entsprechungen und spezifischen Eigenschaften

Zugehörige Yin-Organe	Lunge/Bindegewebige-De-/Regeneration
Zugehörige Yang-Organe	Dickdarm/Haut
Das Element Metall öffnet sich zu	Nase
Zugehöriges Gewebe	Haut, Körperhaare, Bindegewebe
Kontrolliert	Säfte und Schleimhäute
Der Zugeordnete Sinn	Riechen
Unerlöste/Erlöste Emotionen	Kummer/Trauer/Schmerz (unerlöst), Mut/Vertrauen (erlöst)
Klimatische Herausforderung	Trockenheit
Jahreszeitliche Energiespeicherung	Herbst
Unerlöste / Erlöste Farbe	Schwarz/Weiß (erlöst)
Zugehöriger Geschmack	Scharf
Energierichtung	Abwärts fließend, zerstreuend
Zugehörige Körperflüssigkeit	Schweiß, Nasensekret
Unerlöste/Erlöste Stimme	Weinerliche Stimme, Jammern/Erlösendes Weinen, das auch einmal ein Ende hat
Krankheitsursache auf geistiger Ebene – gegen den heilenden Teamgeist gerichtet	Wenn wir unsere Geschichten weder loslassen noch verzeihen können

Element Metall

Unerlöste Gefühle und Eigenschaften werden gespeichert und können durch energetische Arbeit transformiert[1], aufgelöst, werden. Dadurch wandeln sie sich zu neuen, erlösenden Gefühlen, die wir dann erneut zu speichern vermögen, um unserem Körper sowie unserem Bewusstsein eine größere Einheit und ein stärkeres Gleichgewicht zu ermöglichen.

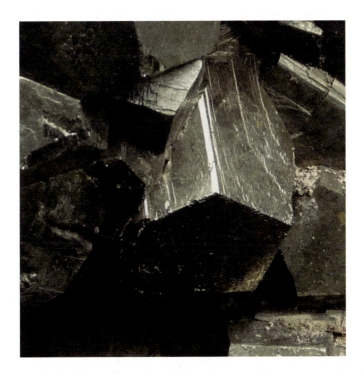

---

[1] **Transformation** bedeutet, einen Prozess oder Zustand aus der Dunkelheit ins Licht, aus der Enge in die Weite sowie aus dem Zwang in die Freiheit zu führen, d.h. umzuwandeln. Über Visualisierung lässt sich Transformation (Umwandlung) herbeiführen, indem man Licht und Liebe schickt (zum Beispiel in ein Organ, eine Leitbahn oder einen Gedanken …). Transformation findet spontan statt, indem man zuvor Licht und Liebe schickt oder sich intensiv mit der Materie beschäftigt hat; dies kann auch im Traum, im Schlaf oder zu jedem wachen Zeitpunkt geschehen, wann immer sich die Seele Zeit dafür nimmt. Die Transformation kann ohne Zeichen geschehen, in Form eines Quantensprungs (dies geschieht auf höherer Ebene, die kaum wahrnehmbar ist) oder mit Zeichen einhergehen. Diese können sich äußern in: Weinen, Schreien, Schütteln, Gähnen, Schwitzen sowie in der Wahrnehmung von Helligkeit, Licht oder Wärme.

Kapitel VIII

Element Metall

Die Lunge – *Anatomie*

Die Lunge befindet sich in der Brusthöhle, mit ihren Außenseiten liegt sie den Rippen an und die Begrenzung nach unten erfolgt über das Zwerchfell. Zwischen dem linken und rechten Lungenflügel liegt das Herz, wodurch der linke etwas kleiner als der rechte ist, da das Herz dem linken Flügel etwas Raum wegnimmt. Die Lunge besteht aus zwei Teilen: den **Bronchien**, welche Luftwege darstellen und dem Gastransport dienen, sowie dem schwammartigen **Alveolengewebe**, welches den Gasaustausch ausführt. Von der Luftröhre aus, etwa in Höhe des fünften Brustwirbels, zweigen zwei Luftwege, die Hauptbronchien, in beide Lungenteile ab. Diese Gabelung wird Carina oder Luftröhrenbifurkation genannt und ist deutlich an dem hervorragenden Knorpelstück erkennbar. Die rechte Hauptbronchie ist etwas weiter und größer als die linke, da diese sich in ihrer Form an das darunter liegende Herz anzupassen hat. Die Hauptbronchien teilen sich bereits nach wenigen Zentimetern noch einmal auf, der rechte Hauptbronchus verzweigt sich in drei Hauptäste und der linke in zwei, so wie sich die Lunge als Gewebe auch in drei bzw. in zwei Lungenlappen aufteilt. Diese fünf Lappenbronchien, die Hauptäste des großen Luftkanäle-Netzwerkes unserer Lungen, spalten sich wiederum in kleinere Äste, die Segmentbronchien, auf, und jene verzweigen sich immer mehr zu vielen kleinen Ästen. Je kleiner die Bronchien werden, umso dünnwandiger ist ihr Aufbau. Unsere Lungen sind demnach durchdrungen von einem weit verzweigten Luftzufuhr-System, dem Bronchialbaum.

Die feinsten Ästchen heißen Bronchiolen, die meisten von ihnen sind dünner als ein Haar. Jede Bronchiole endet in einer »Sackgasse«, dem sogenannten Alveolensäckchen, welches wiederum aus zahlreichen **Alveolen (Lungenbläschen)** besteht. Die Alveolen (Lungenbläschen) sind das eigentlich atmende Lungengewebe. In den Alveolen ist das Blut nur

Element Metall

durch die sogenannte Luft-Blut-Schranke von der Luft getrennt. Über eine dünne Schicht kann der Sauerstoff aus der Alveolarluft schnell und unkompliziert in das Kapillarblut übertreten, während das Kohlendioxid den umgekehrten Weg nimmt.

Der Teil der Lunge, der dem Zwerchfell aufliegt, wird als Lungenbasis bezeichnet und der obere Teil im Bereich des Schlüsselbeins als Lungenspitze. Beim Einatmen sinkt die Lungenbasis durch die Kontraktion des Zwerchfells um ca. drei bis vier Zentimeter ab, steigt bei der Ausatmung jedoch wieder an. Über den an der Seite der beiden Lungenteile liegenden Lungenhilus treten die Hauptbronchien und die Lungengefäße in die Lunge ein. Die Lungenflügel werden von Lymphgefäßen durchzogen, in denen weiße Blutkörperchen und Alveolarmakrophagen, die Gifte und Fremdkörper transportieren, zu den Lymphknoten im Lungenhilusbereich der Lungen wandern.

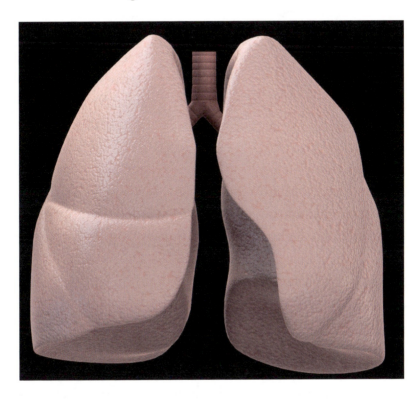

Kapitel VIII

Die Blutversorgung der Lungenflügel

Die Lungenflügel werden vom Lungenkreislauf und seinen Blutgefäßen mit Blut versorgt, das Blut gelangt in den Lungenarterien sauerstoffarm zu den Alveolen, um dort das Kohlendioxid abzugeben. Im Tausch nehmen sie Sauerstoff auf, und das so erneuerte Blut fließt über die Lungenvenen in das Herz. Der Lungenkreislauf dient dem Gasaustausch, das Lungengewebe selbst wird über die Bronchialarterien aus dem Körperkreislauf mit Blut genährt.

Die Atmung

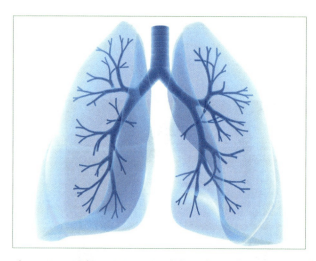

Beim Einatmen nehmen wir Sauerstoff in unsere Lungen auf und beim Ausatmen scheiden wir Kohlendioxid aus. In unseren Lungen findet der dafür nötige Gasaustausch statt. Sauerstoff dringt hier durch die dünnen Wände der vielen Millionen Lungenbläschen und gelangt dort ins Blut. Das Kohlendioxid nimmt den umgekehrten Weg. Um aus dem Körper hinaus transportiert zu werden, gelangt es vom Blut durch die Wände der Lungenbläschen in die Atemluft.

Im Gegensatz zum Herzen ist die Lunge kein autonomes, unabhängig vom Zentralnervensystem funktionierendes Organ, sondern wird von einer Zentrale gesteuert. Das Atemzentrum, welches sich oberhalb des Halsrückenmarks befindet, hat die Aufgabe, die rhythmisch ablaufende Atmung zu steuern. Dieses Atemzentrum beherrscht die gesamte Atemmuskulatur, den rhythmisch wechselnden Impulssendungen folgt der

Rhythmus der Ein- bzw. Ausatmung. Der Atemvorgang verläuft zwar rein automatisch, wird aber aktiv von vielen zusammenarbeitenden Muskelgruppen ausgeführt, welche vom Atemzentrum den Befehl dazu erhalten. Die Lunge gehorcht nicht nur dem Atemzentrum, sondern bekommt zusätzlich für jeden Atemzug einen Impuls vom Herzen.

Das Zwerchfell besteht aus einer breiten, gewölbten Muskelplatte, die kuppelartig gegen die Brusthöhle gerichtet ist und jene von der Bauchhöhle trennt. Spannt sich das Zwerchfell an, so senkt sich die Zwerchfellkuppel; dabei wird die Lunge ausgedehnt und zieht sich nach unten. Nun kann Luft in die Lunge fließen, da sich diese ausgeweitet hat. Die Bauchatmung konzentriert sich auf die Senkung des Zwerchfells mit Vorwölbung des Bauches, und die Brustatmung kommt zustande, indem sich die Rippen heben.

Der Dickdarm – *Anatomie*

Unser größtes Ausscheidungsorgan ist der Dickdarm. Er bildet den untersten und damit letzten Abschnitt unseres Verdauungssystems. Wie ein Rahmen liegt der Dickdarm in einem 1,5 m langen Schlauch um den Dünndarm herum. Die Verdauungsrichtung des Dickdarms verläuft im Uhrzeigersinn, beginnend in der rechten Ecke des Unterbauches. Den letzten Abschnitt des Dickdarms bezeichnet man als Mastdarm (Rektum).

Der Dickdarm besteht aus dem Kolon, dem Blinddarm mit dem Wurmfortsatz sowie dem Rektum. Er ist für die Resorption des Wassers sowie der Elektrolyte aus der verdauten Nahrung zuständig. Der Darminhalt wird auf eine tägliche Ausscheidungsmenge von ca. 150-200 ml eingedickt, um nach der Speicherung im Rektum als Stuhl ausgeschieden zu werden. Auf der Schleimhaut des Dickdarms befindet sich die größte Ansammlung positiv gestimmter Keime sowie eine Bakterienflora. Jene

Kapitel VIII

bauen die für den Menschen unverdaulichen Nahrungsreste durch Gärungs- und Fäulnisvorgänge ab. Unser Dickdarm hilft uns, wichtige Vitamine und Nährstoffe aufzunehmen und gleichzeitig Schlacken- sowie Giftstoffe auszuscheiden. Die Ausscheidung geschieht nicht nur über den Stuhl, sondern auch über die Schleimhaut des Dickdarms, die aktiv toxische Stoffe aus dem Darm zieht. Durch den Schleim in der Dickdarmwand, welcher von den schleimbildenden Becherzellen produziert wird, bleibt die Innenwand geschmeidig und gleitfähig, um den immer fester werdenden Stuhl zu transportieren.

Das Rektum

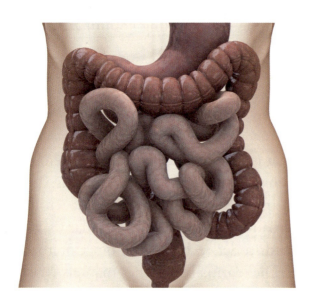

Den oberen Bereich des Rektums bildet die Ampulle, sie ist der Sammelbehälter, in welchem der Kot vor der Ausscheidung über Stunden bis Tage gespeichert wird. Der Anus (After) verkörpert schließlich die Öffnung, durch die der Darm zur Körperoberfläche hinausmündet. Er wird durch zwei verschiedene Muskeln verschlossen: Der innere Schließmuskel kann nicht willkürlich beeinflusst werden und stellt die abschließende Verstärkung der inneren Ringmuskelschicht des Darms dar. Der äußere Schließmuskel kann willkürlich geöffnet werden und gehört der quergestreiften Beckenbodenmuskulatur an. Die Schleimhaut entspricht im oberen Abschnitt der inneren Dickdarmschleimhaut und geht dann in die äußere Haut des Afters über.

Element Metall

Transport und Ausscheidung des Dickdarminhaltes

Durch verschiedene Bewegungsformen wird der Inhalt des Darms in diesem weitertransportiert. Wir sprechen zunächst von der Bewegungsform der Segmentation: Sie entsteht durch das rhythmische Einschnüren der Ringmuskulatur und stellt eine Verzögerung des Stuhltransportes dar. Dadurch können Elektrolyte und Wasser resorbiert werden. Schließlich wird auch dafür gesorgt, dass sich der Darminhalt kräftig durchmischt. Aufgrund propulsiver Massenbewegung kommt es erst zu einer Erschlaffung der Darmmuskulatur und danach zu einer starken Kontraktionswelle, die den Stuhl in Richtung des Darmausganges transportiert. Diese Massenbewegungen treten maximal drei- bis viermal täglich auf. Meistens sind sie mit Stuhldrang sowie nachfolgender Stuhlentleerung verbunden. Die Stuhlentleerung ist ein reflexmäßig ablaufender Vorgang, der allerdings auch willentlich beeinflusst werden kann. Die Entleerungshäufigkeit ist von Mensch zu Mensch sehr verschieden und variiert im Normbereich von zirka dreimal täglich bis zu etwa dreimal wöchentlich.

Der Stuhl verkörpert den eingedickten und von Bakterien zersetzten, unverdaulichen Rest des Nahrungsbreis. Zu 75 Prozent besteht er aus Wasser, der Rest setzt sich folgendermaßen zusammen: unverdauliche und zersetzte Nahrungsbestandteile, Schleim, Bakterien, Gärungs- und Fäulnisprodukte sowie Entgiftungsstoffe.

Die Haut – *Anatomie*

Die Haut umgibt unseren gesamten Körper, zusammengefasst beinhaltet dies eine Fläche von knapp zwei Quadratmetern. Sie ist somit unser größtes Ausscheidungsorgan; und diese Hautfläche kann bis zu vier Kilogramm schwer sein. Die Haut ist nicht überall gleich dick, sondern unterscheidet sich in ihrer Dicke extrem: Die Augenlider sind von einer sehr dünnen Hautschicht überzogen, während die Finger eine sehr dicke Hautschicht aufweisen.

Der Aufbau der Haut unterteilt sich in drei Schichten: Die Oberhaut, die Lederhaut und die Unterhaut.

- **Die Oberhaut** stellt die äußerste Schicht der Haut dar, sie ist gefäßlos und von unterschiedlicher Dicke, sie reicht von 0,003 mm bis zu 0,4 mm. In ihren Hornzellen (den Keratinozyten) wird Keratin produziert, welches eine wasserabweisende und schützende Schicht bildet, die unserer Haut ihre Festigkeit verleiht.
- **Die Lederhaut** verkörpert die unter der Oberhaut liegende, bindegewebige Haut, die an ihrer dicksten Stelle (Hand- und Fußsohlen) bis zu 2,4 mm dick sein kann. Sie ist für die elastische Dehnung der Haut und ihre Reißfestigkeit verantwortlich. Sie enthält Blutgefäße, Haarwurzeln, Hautdrüsen, Talgdrüsen, Fettgewebe und Nervenenden.
- Die tiefste Schicht bildet **die Unterhaut**, sie besteht aus lockerem Bindegewebe sowie aus Fettgewebe. In ihr liegen die Schweißdrüsen, die Druck- und Tastkörperchen, größere Blutgefäße und Nerven.

Über die Haut ist es uns möglich, Reize unserer Umwelt wahrzunehmen, selbst wenn wir dabei die Augen schließen oder uns die Ohren zustopfen, denn unsere Haut ist mit über 250 Sinneszellen ausgestattet, die ihr als Rezeptoren dienen. Sie nehmen Empfindungen wie Temperatur, Berührung, Druck, Schmerz und Luftveränderungen wahr. Für diese Wahrnehmungen sind verschiedene Zellen verantwortlich: Wärme- bzw. Kältepunkte nehmen die Temperatur wahr, Tastkörperchen können Berührungen spüren, freie Nervenendigungen sind für die Wahrnehmung von Schmerz zuständig, Druckrezeptoren empfangen

Element Metall

starken Druck, und das Nervengeflecht um die Haarwurzel kann Bewegung empfinden.

Die Aufgaben der Haut

Sie trennt die Innenwelt von der Außenwelt und schützt so den Körper vor äußeren Einflüssen.

- Mit ihren vielen Tastkörperchen und Sensoren ist sie eines unserer wichtigsten Sinnesorgane.
- Gegen das Eindringen von Bakterien stellt sie mit ihrem Säureschutzmantel eine wichtige Barriere dar und verkörpert somit einen wichtigen Teil der Immunabwehr.
- Ihr kommen Speicher- und Stoffwechselfunktionen zu.
- Die Haut hat wichtige Regulationsfunktionen inne, sie greift regulierend in den Wasserhaushalt des Körpers ein und reguliert durch Erweiterung oder Verengung der Hautgefäße die Körpertemperatur.
- Sie stellt ein großes und wichtiges Kommunikationsorgan dar.
- Die Haut als Reaktions-, Regulations- und Kompensationsorgan

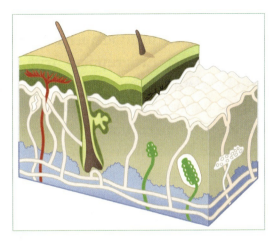

Die Haut ist unser größtes kompensatorisches Ausleitungsorgan, welches ebenfalls vom Element Metall regiert wird. Gleichzeitig ist sie das größte Sinnesorgan unseres Körpers. Sie bildet unsere äußere Hülle, unseren Bezugspunkt zur Außenwelt und steht gleichzeitig über die Reflexzonen mit jedem einzelnen Organ in

Beziehung und Kontakt. Jede Wahrnehmung, die von der Haut intuitiv aufgenommen wird, wird als Information sofort an das Gehirn weitergeleitet, das diese verarbeitet und die entsprechenden Maßnahmen in die Wege leitet. Über die Haut drücken wir unser physisches und psychisches Wohlbefinden aus, sie ist der Spiegel unserer Seele. Wenn unsere Haut nicht gesund ist, können wir dadurch auf eine innere Disharmonie aufmerksam gemacht werden. Die wichtigste Funktion der Haut besteht darin, Giftstoffe, Schlacken und Disharmonien auszuleiten.

In der Chinesischen Lehre sagt man:

Was Dickdarm und Lunge nicht ausscheiden, können die Nieren ausscheiden. – Was die Nieren nicht auszuscheiden vermögen, muss die Haut ausscheiden. – Was der Haut nicht möglich ist auszuscheiden, führt zum Tod.

Bei Hautproblemen und -erkrankungen sollte niemals nur die Haut betrachtet bzw. therapiert werden, denn ein Hautproblem ist meist ein Zeichen eines tiefer liegenden Problems.

Das Bindegewebe

Bindegewebe befindet sich überall im Körper, auch in den Knochen, im Blut oder in den Knorpeln. Es tritt in wechselnder Ausdehnung in allen Organen auf und verbindet diese. Das Bindegewebe besteht aus weitmaschigen Zellgruppen. Bei Knochen und Knorpeln sowie Sehnen und Bändern kommen Fasern hinzu, die mechanische Belastungen auffangen können. Zum Körper gehören auch die Fettzellen, die ihn vor Schlägen schützen und gegen Kälte isolieren. Das Bindegewebe bietet somit die ideale Abwehr vor äußeren schädlichen Einflüssen.

Dem Bindegewebe kommen schließlich mehrere Funktionen zu. Zum einen verkörpert es die Stütze unseres Körpers, gibt unserem Gewe-

Element Metall

be Halt und den Organen eine äußere Begrenzung. Jede Körperzelle ist mit ihm in Verbindung und kann nur ausreichend funktionieren, wenn auch das Bindegewebe gesund und intakt ist – allein dann können Schlacken ausgeschieden und Disharmonien behoben werden. Der Körper deponiert nicht ausscheidbare Schlacken und Giftstoffe in unserem Bindegewebe. Diese werden jedoch erst mobilisiert, wenn unsere Ausleitungsfunktionen wieder ausreichend funktionieren, was davon abhängt, dass wir in genügender Menge biokompatibles Wasser trinken, das von seiner biophysikalischen Struktur her gesehen auch die Kapazität in sich birgt, wirklich Gifte an sich binden zu können (siehe Kapitel »Geheimnis Wasser«). Jener Speicher verfügt nicht über unbegrenzte Kapazitäten, und die Funktionsfähigkeit des Bindegewebes wird mit erhöhter Toxinablagerung immer unzureichender.

Es ist wichtig, auch im Hinblick auf das Bindegewebe, die Leistungsfähigkeit der Metall-Organe Lunge und Dickdarm zu aktivieren, um die optimale Voraussetzung zur Ausscheidung der Schlackenstoffe zu gewährleisten.

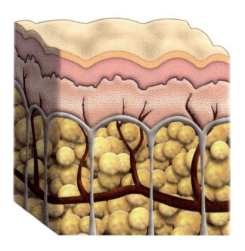
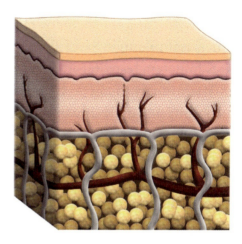

Kapitel VIII

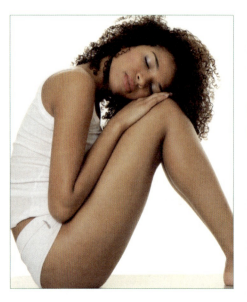

Die Bedeutung der Bindegewebigen De-/Regenerations-Leitbahn für Ausleitung und Entgiftung sowie als Regulationsprinzip des Bindegewebes sollten wir in besonderer Beziehung zur Cellulite sehen. Da dies eine Bindegewebsproblematik ist, steht sie in besonderer Beziehung zum Element Metall.

Cellulite bezeichnet die Einlagerung toxischer Substanzen, insbesondere auch von Säuren, in unserem Bindegewebe, besonders an den unbeliebtesten Stellen, und kann eine lokale Übersäuerung auslösen. Cellulite ist demnach auf ein Ungleichgewicht des Säuren-Basen-Haushaltes zurückzuführen. Es kann auf einer Irritation der Bauchspeicheldrüse basieren, dann ist das Element Erde hiermit in Bezug zu setzen. Wenn eine Ausscheidungsstörung der Säuren eine Hauptursache ist, dann wären hier das Element Wasser und die Nieren genauer zu betrachten. Da aber die größten Cellulite-Zentren meistens im Verlauf des Gallenblasen-Meridians liegen, ist es auch möglich, die Störung im Element Holz zu vermuten. Cellulite steht in direktem Zusammenhang mit dem Hormonsystem. Männer sind aufgrund ihres höheren Testosteron-Spiegels, der das Bindegewebe gleichbleibend stark stimuliert, nicht so häufig von Cellulite betroffen wie Frauen, was wiederum auf die Notwendigkeit einer spezifischen Stärkung des Elementes Feuer hindeuten könnte.

Wichtige Säulen, um das Bindegewebe zu kräftigen und Cellulite vorzubeugen, sind:

- Meidung von Säuren erzeugenden Lebensmitteln wie raffinierter Zucker, Süßigkeiten, Kaffee, zu viele tierische Eiweiße.

- Viel Wasser trinken, denn Wassermangel verstärkt Cellulite.
- Sich sportlich betätigen, vor allem zur Stärkung der Gesäß- und Oberschenkelmuskulatur
- Meidung von Schweinefleisch, da dies der Festigkeit des Bindegewebes entgegenwirkt.

Das Bindegewebe wird von unserem Körper und unserer ungesunden Lebensweise häufig als Mülldeponie zweckentfremdet. Mit jeder Nudel, jedem Schwein, jedem Keks und jeder Schokolade wird etwas aufs »Depot« gelegt; über einen schleichenden Vorgang bauen wir unser »Lager« aus.

Geheimnis Wasser

»Wir trinken 90 Prozent unserer Krankheiten.«
(Louis Pasteur, 1822-1895)[2]

Wasser hat die Kraft, den Menschen sowohl krank als auch gesund zu machen, denn Wasser selbst vermag die Information von Gesundheit in sich zu tragen. Es bedarf der Heilung des Wassers, das wir trinken, damit **wir** zu Heilung gelangen können. Der deutsche Arzt Christoph Wilhelm Hufeland (1762-1836) äußert sich zur Heilkraft des Wassers wie folgt: »Das beste Getränk ist Wasser, dieses gewöhnlich so verachtete, ja, von manchen für schädlich gehaltene Getränk. Ich habe keine Bedenken, es für ein großes Mittel zur Verlängerung des Lebens zu erklären…«. Aus dieser medizinisch vorwissenschaftlichen Wasserheilkunde, der sich auch der Pfarrer Sebastian Kneipp widmete, entwickelte sich die wissenschaftliche Hydrotherapie, die heute zur medizinischen Grundausbildung zählt.

---

[2] Mitbegründer der Mikrobiologie – Chemiker, Biologe, Mediziner und Bakteriologe.

Kapitel VIII

Wasser setzt sich chemisch aus zwei Wasserstoffatomen sowie einem Sauerstoffatom zusammen. Das Wasserstoffatom ist das einfachste Atom und gilt aufgrund seiner Struktur als das Uratom. In Verbindung mit Sauerstoff bildet es Wasser, ein Urmolekül der Erde. Eine wesentliche Eigenschaft des Wassers ist seine **Cluster-Struktur**, die aufgrund der biophysikalischen Struktur des Wassers entsteht. Die Wasserstoffbrücken, die die Wassermoleküle miteinander verbinden, bilden eine äußerst labile Struktur und können sich jederzeit neu formieren. Wasser ist biophysikalisch gesehen in der Lage, jede Art von Informationen zu speichern. Somit ist Wasser mehr als reine Materie, es ist aufgrund der Cluster-Verbindung ein besonders starker Informationsträger von Schadstoffen und Störfaktoren. Es greift demnach als Energie- und Informationsträger direkt in die informellen Regulationsvorgänge unseres Körpers ein. Wenn wir Wasser trinken, das in seinen Cluster-Strukturen schädliche Impulse gespeichert hat, nehmen wir diese uns belastenden Informationen in jeder Zelle unseres Körpers als Information auf und schaden so unserem Körper in seiner biophysikalischen Struktur. Es ist nicht nur wichtig, welche Inhaltsstoffe Wasser hat und ob es biochemisch rein und sauber ist; ein wenig wichtiger noch erscheint das Wissen um den energetischen Gehalt und den damit zusammenhängenden informationellen Gehalt des Wassers, da unsere Gesundheit immens von der Regulationsfähigkeit unseres Körpers und dessen elektromagnetischen Schwingungen abhängig ist. Wasser sollte dementsprechend auf seinen energetischen und informationellen Gehalt geprüft werden und nicht nur, wie üblich, auf chemische Schadstoffe. Das Problem besteht darin, dass, selbst wenn die Schadstoffe biochemisch nicht mehr nachweisbar sind, sich deren elektromagnetische Schwingungen auf das Wasser und seine biophysikalische Struktur übertragen haben und dort gespeichert sind. Dazu sagt der Biophysiker Ludwig: »Während unser Trinkwasser also chemisch rein ist, ist es physikalisch nach wie vor schadstoffinformationsbelastet. Nicht die chemische Substanz ist es, die dann auf den Organismus wirkt, wenn man dieses Wasser trinkt, sondern (ihre) ungünstige(n) Frequenzen.« Im Gegenzug dazu kann gesundes, das heißt strukturiertes, Wasser seine lebenswichtige Funktion erfüllen und unser elektrisches Potenzial des körpereigenen energetischen Feldes stärken sowie zur Heilung verhelfen.

Das Bindegewebe ist in der fortschrittlichen Medizin als wesentlicher Baustein des Grundregulationssystems unseres Körpers bekannt. Durch das Bindegewebe laufen alle Transporte von Nähr- und Schlackenstoffen sowie von Sauerstoff und Kohlendioxid. Demnach erscheint es wichtig, dieses System schlackenfrei, sauber und funktionsfähig zu halten. Jegliche störenden Stoffe, die nicht von den Nieren ausgeschieden oder vom lymphatischen System aus dem Körper transportiert werden können, finden ihre Ablagerung im Bindegewebe und verstopfen somit den Transportweg zu und von den Zellen. Durch den dauerhaft anhaltenden Stress unserer Zeit ist es den Zellen nicht möglich, die Schadstoffe aus eigener Kraft aus dem Bindegewebe abzutragen, eine Verschlackung dieser extrazellulären bindegewebigen Flüssigkeit führt über eine Störung der Regulationsvorgänge unweigerlich zu Funktionsstörungen der Organzellen und kann damit für schwere chronische Erkrankungen zuständig sein. Demnach erscheint es von äußerster Wichtigkeit, unser »Regulationssystem Bindegewebe« bei seiner Entschlackung zu unterstützen, damit es frei werden kann von den Schadstoffen, die sich in ihm abgelagert haben. **Die Toxinbindungsfähigkeit von reinem H_2O ist durch nichts zu ersetzen; es ist lebendiges Wasser und schafft Leben.**

Wenn wir davon ausgehen dürfen, dass der energetisch informationellen Aspekt des Wassers wichtiger ist als die chemische Zusammensetzung der Inhaltsstoffe, dann können wir annehmen, dass jeder Mensch einen solchen energetischen Schwingungsaspekt in sich trägt, und der Sprung zu energetischer Arbeit auf geistig-informationeller Ebene wird weitaus leichter verständlich.

Kapitel VIII

Je mehr Mineralien in ionisierter Form im Wasser zu finden sind, desto höher ist seine Leitfähigkeit, das heißt desto niedriger ist sein Ohmscher Widerstand. Dies ist ein spezieller elektrischer Widerstand, dessen Widerstandswert (zumindest innerhalb gewisser Grenzen), unabhängig von der Spannung, der Stromstärke und der Frequenz ist. Reines Wasser hat einen hohen Widerstand: Zwischen 10 000 und 20 000 Ohm. Energetisch gutes Wasser sollte mindestens 6 000 Ohm haben. Das Leitungswasser in Privathaushalten hat meist nur einen Ohm-Wert von ca. 2 000. Nur wenige Mineralwässer besitzen den geforderten Ohm-Wert, dazu zählen Haderheck-Wasser aus Königsstein, Volvic und Mineralwasser aus Spa in Belgien. Ein weiteres Merkmal für gute Wasserqualität zeigt sich in der Drehungsaktivität des Wassers. Durch spezielle energetisch-diagnostische Verfahren hat man herausgefunden, dass es rechts- und linksdrehende Wässer gibt, wobei rechtsdrehendes Wasser biologisch aktives und gesundes Wasser darstellt. In handelsüblichem Mineralwasser finden sich meist anorganische Salze und Mineralien, welche zu einem Elektrolyt-Überfluss im Blut führen können, da sie vom Körper nur schwer abgebaut werden können und somit über die Nieren aus dem Blut gefiltert und ausgeschieden werden müssen. Dies belastet auf Dauer die normale Ausscheidungsfunktion der Nierenzellen, was dazu führt, dass das Blut nur noch unvollständig gereinigt wird, und es kann Verkalkung durch Ablagerung von Mineralien sowie Cholesterin und dadurch Gefäßverunreinigungen auftreten.

Entweder durch das Kaufen von reinem Mineralwasser oder durch die Anschaffung einer privaten physikalischen Wasseraufbereitungsanlage kann der schädigenden Wirkung von unreinem Wasser entgegengewirkt werden. Denn nur lebendiges, strukturiertes Wasser kann seine lebenswichtige Funktion erfüllen. Zu empfehlen ist die Anschaffung einer Reverse-Osmose-Anlage zur Produktion von vitalem Wasser, in besonderem Maße möchten wir auf die Geräte der Firma CWE in Hamburg, die in Zusammenarbeit mit Herrn Keymer das Aqua-vitalis-System entwickelt hat, hinweisen. Die Reverse-Osmose-Anlage entzieht

Element Metall

dem belasteten Leitungswasser die toxischen Stoffe, wobei das Wasser einen erhöhten Widerstand, somit einen hohen Ohmschen Wert, bekommt. Werte von 10 000 bis 25 000 Ohm sind keine Seltenheit und bilden eine bare Bindungskapazität für Toxine, welche somit mühelos (»mit einem Schluck«) aus dem Körper ausgeschieden werden können. Das Wasser wird rechtspolarisiert und die chaotische Cluster-Struktur wird geordnet. Aus Leitungswasser wird aktives, reines und bindefähiges H_2O (siehe www.therapeutisches-haus.de).

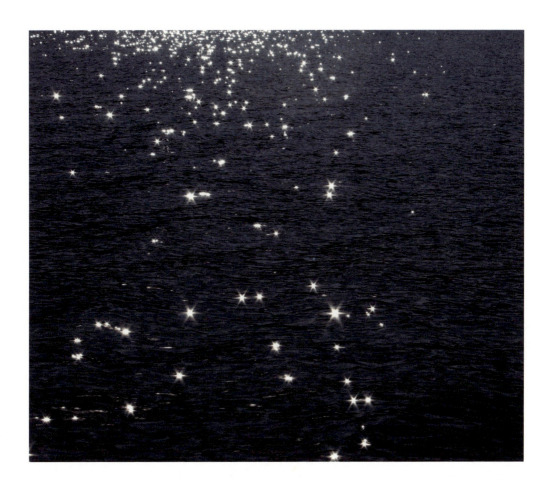

Kapitel VIII

Die Organe des Elementes Metall in der TCM

Das Abschlusskapitel dieses Buches stellt Dickdarm und Lunge in den Mittelpunkt, wobei das Aufeinander-bezogen-Sein jener beiden Organe sowie des damit verbundenen Leitbahnsystems untersucht wird. Diese beiden Organe speichern das Chi als universelle Lebensenergie in ganz besonderer Weise, was uns »Westlern« nicht unbedingt auf den ersten Blick einsichtig ist. Dickdarm und Lunge stehen in engem Zusammenhang mit Vertrauen sowie mit nachgeburtlichen Störungen und mit Traumata, die tief in den Leitbahnen verankert sind.

Die Lunge nach der Lehre der Chinesischen Medizin

Die Lunge ist ein Yin-Organ, sie versorgt den gesamten Körper mit Sauerstoff, und durch sie dringt der Atem des Lebens in unseren Körper ein, wodurch sie zu einem energetisch ganz besonderen Organ wird. Aufgrund ihrer Zartheit ist die Lunge ein häufiges Opfer äußerer Einflüsse und bösartiger Angriffe.

Die Lunge ist eines unserer gutmütigsten Organe, es sind schwere (organische) Störungen vonnöten, um sie zu verletzen oder gar zu schädigen. Auf energetischer Ebene und nach der Lehre des Tao ist unsere Lunge jedoch hochsensibel, denn sie trägt über den Atem die Lebensenergie und somit den göttlichen Lebenshauch in sich. Sie stellt unsere Verbindung zum Göttlichen als Urquelle des Chi dar.

Die Lunge ist der »Minister« unseres Körpers und bildet für die Chinesische Medizin das »Schutzschild« der inneren Yin-Organe, da sie wie ein »Deckel« auf der Brusthöhle liegt. Die Lungen-Leitbahn verkörpert den Schutzschirm aller Leitbahnen, welcher die Energie in zwei Richtungen leitet: abwärts, ausscheidend, und aufwärts, atmend.

Element Metall

»Die Lunge reguliert das Chi und die Atmung«

In der Chinesischen Medizin ist die Lunge für den Atem und demnach für die Verteilung des Atem-Chi im ganzen Körper verantwortlich. Sie regiert nicht nur die Atmung, sondern auch die Energiezirkulation im Körper. Durch ihre abwärtsgerichtete Bewegung nimmt die Lunge den Atem auf und treibt ihn nach unten, dies kommt dem Vorgang des Einatmens gleich. Die zerstreuende Wirkung der Lunge verteilt das Chi im Körper und versorgt jedes Organ mit Sauerstoff; das Ausatmen ist wichtig, um die unreine Luft wieder aus dem Körper zu schaffen. Der Atem verkörpert den Rhythmus des Lebens, er bezeichnet die Dualität von Ein und Aus, von Aufladen und Entladen sowie von Aufnehmen und Loslassen. Durch eine aufrechte Haltung können wir unsere Lungen in ihrer atmenden Funktion weiter unterstützen.

Über die Lunge ist es uns möglich, alle flüchtigen Schlacken auszuscheiden, somit kommt ihr zusätzlich eine wichtige Rolle in der Regulierung des Säure-Basen-Haushaltes zu. Ein sanfter und regelmäßiger Atem ist ein Zeichen für eine harmonische Lungenfunktion. Durch ein Ungleichgewicht der Lungen-Leitbahn kann es zu Chi-Mangel mit Symptomen wie Schwäche und Müdigkeit kommen. Wenn eine Disharmonie der Lunge besteht, kann sich dies häufig in funktionellen Störungen wie Husten, Atembeschwerden und Asthma zeigen. Eine Störung der Lungen wird in der TCM häufig durch spezifische Atemtechniken therapiert. Die meisten südostasiatischen Kampftechniken sind eingebettet in rhythmische und meditative Atemtechniken, um das Chi in geeigneter Form im Körper auch während der Übungen zirkulieren zu lassen.

»Die Lunge regiert das Äußere des Körpers«

Mit dem Äußeren des Körpers bezeichnet die Chinesische Lehre Haut, Haare und Schweißdrüsen. Die Lunge sorgt dafür, dass sich das Abwehr-Chi sowie die Körpersäfte in jede Pore und alle Körperteile verteilen. Eine gesunde Lunge kann den Körper in seinen Funktionen unterstützen, sie sorgt dafür, dass die Körpertemperatur ausgeglichen und angepasst ist, schützt ihn vor schädlichen Einflüssen und sorgt für ein gesundes, äußeres Erscheinungsbild.

Ein Zeichen von zu schwachem Lungen-Chi ist nach der TCM die Produktion von zu viel oder zu wenig Schweiß. Es kann zu rauher und trockener Haut kommen, und im Allgemeinen weisen die meisten Hautkrankheiten auf eine Disharmonie im Organ-Gleichgewicht, im Besonderen dem der Lunge, hin.

»Die Lunge regelt und bewegt den Wasserhaushalt«

Die TCM sieht die Lunge als den Quell des Wassers, denn sie verflüssigt Wasserdampf und leitet diesen in die Nieren, in die Haut und in jede einzelne Pore. Die Energie der Lunge ist nach unten gerichtet, mit dieser Abwärtsbewegung schickt sie den verflüssigten Wasserdampf, den sie aus dem Wasser gewonnen hat, zu den Nieren hinunter, welche ihn zur Ausscheidung weiterverarbeiten. Den restlichen Teil des Wasserdampfes verteilt sie in ihrer ausstreuenden Funktion im ganzen Körper, vor allem transportiert sie ihn in Haut und Poren. Eine gesunde Lunge sorgt für einen ausgeglichenen Flüssigkeitshaushalt.

Durch das Wasser ist ein regelmäßiger und wichtiger Kreislauf bestimmt: Über die Lunge zu den Nieren, zur Haut und wieder zurück zur Lunge. Disharmonien der Wasserbewegung werden mit Schwierigkeiten beim Wasserlassen oder Ödembildungen am oberen Teil des Körpers einhergehen. Es können auch Atemprobleme auftreten.

»Die Lunge öffnet sich in die Nase«

Die Nase ist als Hauptweg des Atems auf logische Weise mit der Lunge und dem Element Metall verbunden. Da sie als Öffnung der Lunge angesehen wird, ist sie in ihrer Funktion eng mit ihr verbunden, sie beeinflusst unseren Geruchssinn und kann Auswirkungen auf die Sauberkeit unserer Nase haben.

Der Hals gilt in der Chinesischen Medizin als die »Tür zur Lunge« und ist gleichzeitig der Sitz der Stimmbänder. Ist der Hals rot und sind die Mandeln rot oder geschwollen, kann dies auf Hitze in den Lungen hindeuten. Deshalb werden Nasen- und Halskrankheiten in der Chinesischen Lehre oft über die Lunge behandelt. Kommt es bei den Nasenflügeln zu einer rhythmischen Bewegung, kann dies ein Zeichen für Hitze in der Lunge sein. Trockene Nasenlöcher sind eine Folge des schädlichen Einflusses von Hitze und Trockenheit, so wie auch eine rote Nase innere Hitze anzeigt.

»Die Lunge verbindet uns mit unserer Umwelt«

Sie reguliert die Absonderungen der Schweißdrüsen und den Feuchtigkeitsgehalt der Haut, welche als Widerstandskraft gegenüber äußeren Einflüssen wirksam sind.

Nach der Chinesischen Lehre ist eine gesunde Lungenfunktion eng mit unserer Beziehung zur äußeren Welt um uns herum verbunden. Ist unsere Lunge kräftig und gesund, haben wir eher das Gefühl, im Gleichgewicht mit unserer Umwelt zu leben und fühlen uns in der Gesellschaft und in unserer Umgebung leichter angenommen sowie am richtigen Platz. Wenn unsere Lunge nicht in Harmonie ist, kann es passieren, dass wir uns einsam und entfremdet von der Welt, in der wir leben, fühlen. Wir sind traurig und voller Kummer – dies sind die Emotionen eines unausgeglichenen Metall-Elements. Eine gestärkte Lunge kann uns helfen, mit Kummer, Verlust, Veränderungen und Trauer leichter umzugehen.

Kapitel VIII

Lungendisharmonien

- Die Lunge ist in ihrer engen Verbindung zur Außenwelt besonders stark anfällig für bösartige äußere Einflüsse. Da sie ein Yin-Organ ist, reagiert sie extrem auf Yin-Mangel sowie auf ein Übermaß an Yang:
- Äußerer Einfluss von **Kälte** führt zu einem Ungleichgewicht der Lunge, der Mensch leidet leicht unter Frösteln, Fieber und anderen Zeichen von beginnendem Grippalem Infekt.
- Die Zeichen eines übermäßigen **Hitze**-Einflusses zeigen sich in hohem Fieber, Schwitzen, Durst, schnellem Puls und Verstopfungen.
- **Feuchtigkeit** beeinflusst die Lunge negativ und zeigt sich in ihrer Auswirkung in hohem Husten, Keuchen oder Asthma, da sich aufgrund des Austrocknens ein Schleimhautstaus gebildet hat.
- Ein chronischer **Yin-Mangel** beeinträchtigt das Lungen-Chi, was zu Hitze in den Lungen führen kann. Dies äußert sich in trockener Haut, trockenem Husten, roten Wangen, leiser Stimme und Nachtschweiß.
- Wenn es der Lunge **an Chi mangelt,** sind die Folgen Erschöpfung, Traurigkeit, schwacher Husten, schwache Atmung und geminderte Widerstandskraft, die aus einem lang anhaltenden bösartigen Einfluss auf das Lungen-Yin resultieren.
- **Erkrankungen des Lungenkreislaufes** zeigen sich im Wesentlichen in Erkältungs- und Entzündungserkrankungen, Beeinträchtigung des Bewegungsapparates, Schulterschmerzen und psychischen Erscheinungen wie übermäßige oder fehlende Trauer, Kummer und Depression.

Der Dickdarm nach der TCM

Unser Dickdarm entzieht den trüben Teilen Wasser, transportiert sie nach unten und kontrolliert ihre Ausscheidung. Er bekommt das Unreine vom Dünndarm geliefert und nimmt es zur Reinigung auf, um die sauberen bzw. reinen Stoffe zu extrahieren und das Unreine als Kot auszuscheiden. Eine Disharmonie zeigt sich hier kennzeichnend in Verstopfung oder Durchfall.

Der Blinddarm ist ein Teil des Dickdarms und zählt als Lymphgewebe ebenfalls zum Element Metall, eine dortige Störung deutet somit auf eine Metallstörung hin.

Aufgrund des Yang-Charakters der Dickdarm-Leitbahn treten die Erkrankungen ihres Organs eher an der Oberfläche auf, im Besonderen in der Beschaffenheit der Haut und der Schleimhäute, da diese ebenfalls vom Element Metall beherrscht werden.

Erkrankungen des Dickdarms zeigen sich demnach in der Haut, den Schleimhäuten, in Schnupfen, Erkältung und Schulterschmerzen sowie in Zahnschmerzen. Parodontose ist kein rein zahnmedizinisches Problem, vielmehr ist es auch ein Ungleichgewichts-Kennzeichen des Metalls, da es die Mundschleimhäute betrifft, welche eng mit dem Dickdarm verbunden sind. Alle Schleimhäute des Körpers werden vom Dickdarm und somit vom Element Metall regiert und in ihrer Gesundheit von diesen in ihrer Funktion unterstützt.

Die **Haut** steht mit dem Dickdarm in engem Zusammenhang; beide sind Yang-Organe der Wandlungsphase Metall und können nur gemeinsam erlöst werden, da beide bakteriell besiedelt und beherrscht werden. Wenn unsere Haut »Schäden« aufweist, so zeigt dies meist ein Ungleichgewicht im Dickdarm und fast immer eines im Element Metall. In der Chinesischen Lehre wird sogar häufig davon gesprochen, dass die Lunge und der Dickdarm die innere Fortsetzung der Haut darstellen.

Hautreizungserscheinungen wie beispielsweise toxischer Neurodermitis kann eine gestörte Dickdarm-Funktion zugrunde liegen, da Giftstoffe über die Haut ausgeschieden werden, die nicht auf andere Weise aus dem Körper herausgelangen können. Die Haut ist unsere zweite Lunge, da sie ebenfalls ein Atmungs- und Ausscheidungsorgan verkörpert. Über die Poren, die sich öffnen und schließen, kann unsere Haut Giftstoffe abgeben, aber auch Sauerstoff aufnehmen. Die Lunge kontrolliert jene Vorgänge der Haut und findet in deren Beschaffenheit einen Spiegel der eigenen Gesundheit, denn eine schöne und reine Haut weist auf eine gut funktionierende Lungen-Energie hin. Das Abwehr-Chi, das nach chinesischer Vorstellung in der Haut kreist, soll die störenden Einflüsse von außen fern halten. Kommt es zu Hautbeschwerden, Erkältungen oder Muskel- und Sehnenbeschwerden, ist es möglich, dass dies ein Zeichen des Kampfes von Abwehr-Chi gegen die Außenwelt darstellt.

Auf seelischer Ebene steht der Dickdarm dafür, die Schwere sowie die Lasten loszulassen, die wir aufgrund unserer Geschichte ein ganzes Leben lang mit uns herumtragen. Die Konzentration auf das Wesentliche ist wichtig, um Erlösung im Element Metall zu finden, dazu gehört auch, dass wir Trauer zulassen, durchleben und irgendwann bereit sind, sie zu beenden. Es ist von enormer Bedeutung die durchlebte Trauer, auch mit erlösendem Weinen verbunden, letztendlich loszulassen, denn ansonsten setzt immer wieder Selbstmitleid ein, das uns und andere aggressiv machen kann. Das Darmlymphsystem setzt sich intensiv mit der Außenwelt auseinander, dies erfolgt vor allem in der energetischen Begegnung mit dem »Fremden« und durch damit in Zusammenhang stehende Sicherheit bzw. Unsicherheit. Treten hier Störungen auf, kann dies zu Autoaggression führen, welche wiederum eine entzündliche Abwehr des Darms zur Folge hat.

Manche **Rückenbeschwerden** sind auf Lunge und Dickdarm zurückzuführen, auch in Wechselwirkung mit dem Element Holz, denn um die Wirbelsäule sammeln sich vermehrt Giftstoffe, die vom Dickdarm nicht in ausreichender Weise ausgeschieden werden können, was zu Steifheit der Muskulatur führt.

Organische Störungen, die Anzeichen für eine Disharmonie im Element Metall sein können:

Probleme mit den Gehörgangen, dem Blinddarm, mit fettigen oder spröden Haaren, alle Formen von Bindegewebsschwäche, brüchige Fingernägel oder eine Sehnenscheidenentzündung.

Lunge und Dickdarm in der Organuhr

Von drei Uhr morgens bis fünf Uhr erfreut sich die Lunge ihrer Maximalzeit, die Energie der Leber-Leitbahn geht hier in die Yin-Energie der Lunge über. Dies ist die Zeit der Entgiftung. Unser Körper beginnt zu erwachen, verstärkt strömt der Atem des Lebens durch unsere Lungen und wir können mit ihrer Hilfe Energie für den Tag sammeln.

Die Hoch-Zeit des Dickdarms findet von 5 bis 7 Uhr morgens statt, die Yin-Energie der Lunge geht über in die Yang-Energie des Dickdarms. Ideal ist es, unserem Dickdarm zu dieser Zeit die Möglichkeit zu geben, sich zu entleeren. Es ist die beste Zeit, Stoffwechselprodukte auszuscheiden, sowohl über den Dickdarm als auch über die Harnblase. Ist es uns nicht möglich, unseren Körper in optimaler Weise morgens zu entleeren, kann dies natürlich auch zu anderen, weniger idealen Tageszeiten stattfinden – wir sollten uns jedoch grundsätzlich genügend Zeit für die Stuhlentleerung nehmen, damit wir nicht unter Obstipation (Verstopfung) leiden müssen, was sehr unangenehm und schädlich für unseren Körper ist.

Es mag für den einen oder anderen hilfreich sein, morgens zu allererst ein großes Glas Wasser zu trinken, um sowohl Stoffwechsel als auch Darm in Schwung zu bringen. Schließlich kann der Körper nur ausscheiden, wenn er auch genügend Flüssigkeit zu sich genommen hat, um fähig zu sein, die Giftstoffe mithilfe des Wassers wieder auszuleiten. Es ist ratsam, im Verlauf des Morgens mindestens einen Liter Wasser zu sich zu nehmen, da der Körper in dieser Zeit mit Ausscheidung und Verdauung beschäftigt ist.

Das Austrocknen des Körpers in der Nacht durch zu wenig Flüssigkeitszufuhr am vorangegangenen Abend kann zu einem toxischen Schock führen, der die Blutgefäße zu verengen vermag.

Das Element Metall

In der fruchtbaren Erde gedeihen Minerale, Erze und Metalle. Diese sind eine verdichtete Form von Erde, ihr Wesen liegt in der Konzentration – die Kräfte haben sich in sich selbst zusammengezogen. Im Herbst, der Metallzeit, beginnt die Natur mit dem Rückzug in sich selbst. Die Säfte der Bäume sammeln sich im Inneren, die Blätter werden welk und fallen herunter.

Metall besticht durch seine Festigkeit, durch das Bewahren der Substanz und die Konzentrierung auf das Wesentliche. Betrachtet man den Herbst als die dem Metall zugeordnete Jahreszeit und die Tatsache, dass sich zu dieser Zeit zeigen wird, ob wir uns ausreichend auf die kalten, dunklen und traurigen Nächte des Winters vorbereitet haben, so bezeichnet die Konzentration auf das Wesentliche das Überleben selbst. Im Herbst erfolgt der Abschied von der Lebendigkeit des Sommers, von der lebenslustigen Farbenvielfalt des Feuers und der ruhenden Mitte der Erde, das Element Metall mit seiner Trauer und Melancholie regiert diese Jahreszeit. Metall ist allerdings nicht nur hart und kalt, strukturiert und gut geformt, sondern auch ein Zeichen von Leben, denn ohne die mineralischen Bestandteile der Erde gäbe es dort keine Nahrung und somit kein Leben.

Die Eigenschaften des Metalls sind Beständigkeit, Struktur und Tiefe. Im geistigen Bereich zeichnet sich das Metall durch **Verstand, Weisheit und Mut** aus. **Die Metall-Zeit unseres Lebens ist das Alter,** die Menschen sollten im Alter Wissen und Erfahrungen gesammelt haben, sollten aus diesem Vorrat auf das Wesentliche zurückgreifen können. Die Weisheit des Metalls hilft uns, den Unwegsamkeiten des Lebens mit Mut und Vertrauen entgegenzutreten. Damit ist das tiefe Vertrauen gemeint, dass auf den Winter immer wieder der Frühling folgen wird. Weisheit und Mut sind die Schätze des Metalls, auf die wir Menschen immer dann zurückgreifen können, wenn sich unser Metall-Element im Gleichgewicht befindet.

Die Körper-Seele »Po« hat der TCM zufolge ihren Platz in der Lunge und zeigt sich in einer sehr engen Verbindung mit der Materie, unserem Körper. Wenn wir sterben, kehrt »Po« in die Erde zurück. »Po« ist der Sitz unseres Instinktes, unserer Triebe und unserer tiefen inneren Sicherheit, unterscheiden zu können, was gut und was schlecht ist.

Auch über unsere **Haut**, die dem Metall zugeordnet ist, können wir »Gut« und »Böse« unterscheiden, denn sie ist unser größter Kontakt zur Außenwelt, sie ermöglicht uns den Einblick in unsere Umwelt und die Möglichkeit, mit dieser in angemessener Weise umzugehen. Gleichzeitig steht unsere Haut aber auch mit den tieferen inneren Vorgängen in enger Verbindung und kann diese gegenüber der Außenwelt schützen.

Trockenheit ist eng mit dem Element Metall und der zugehörigen Jahreszeit, dem Herbst, verbunden, sie ist eine Yang-Erscheinung, die mit der Hitze in engem Zusammenhang steht. Äußere Trockenheit kann sich in »kalt« oder in »heiß« manifestieren, ist aber immer mit einer

Schädigung der Lunge verbunden und verursacht, so die TCM, Symptome wie trockene Nase, Hals- und Brustschmerzen und Husten. In logischer Konsequenz führt Trockenheit zu einer Austrocknung und schädigt in besonderem Maße den Flüssigkeitshaushalt des Körpers, welcher ebenfalls vom Element Metall regiert wird. Eine innere Trockenheit kann durch starken Flüssigkeitsverlust im Falle von Erbrechen, Durchfall, Blutungen oder erhöhter Schweißsekretion erfolgen. Dieses Austrocknen kann sich in trockener Haut, trockenem Mund , trockenem sowie hartem Stuhl zeigen und kann eine innere Hitze mit schädigendem Einfluss auf die Organe zur Folge haben.

Die Emotion des Elementes Metall ist die Traurigkeit, verbunden mit dem Kummer.

Eine »normale« Traurigkeit äußert sich in einem tiefen, aus den Lungen hervorgeholten, Seufzen oder einem langen und tiefen Ausstoßen von Luft. Lang anhaltender, nicht gelöster Kummer kann die Lunge in ihren Aufgaben erheblich beeinträchtigen und eine Störung im Lungenkreislauf zur Folge haben. Es ist, nicht nur für unsere Lunge und ihre Aufgaben, wichtig, dass wir Trauer und Kummer loslassen und verarbeiten lernen und kann bei unserer Seele zu einem Gefühl großer Erlösung führen.

Die Charakteristika eines Menschen, die von Trauer und Kummer, Selbstmitleid und Selbstzweifel geprägt sind, zeigen eine besondere Affinität zum Element Metall und seinem zugehörigen Organsystem. Zu viel Traurigkeit und Kummer schwächen das Chi und lassen den Menschen als Ganzes schwach und unzufrieden, ungesund und unharmonisch werden. Eine Disharmonie in einem der Metall-Organe kann zu einer psychisch schlechten Verfassung führen, und eine Emotion des Kummers kann die zugehörigen Organe schädlich beeinflussen.

Element Metall

Wenn Lebensmut sowie die Bejahung des Lebens chronischem Kummer, Hoffnungslosigkeit und Depression weichen, dann ist dies meist ein sicheres Zeichen für eine Schwächung des Metall-Elements. Eine weinerliche Stimme gehört seit alters her in der Chinesischen Medizin zu den Anzeichen eines sich im Ungleichgewicht befindenden Metall-Elements. Es zeigt sich dabei eine Störung im Funktionskreis Lunge mit den Yin-Organen Lunge/Bindegewebe und den Yang-Organen Dickdarm/Haut. Der Funktionskreis hat seine Harmonie sowie seinen Rhythmus verloren und sollte wieder aufgebaut werden.

Weinen ist eine Möglichkeit, Kummer auszudrücken, denn ungeweinte Tränen blockieren die Lunge, somit auch die Atmung und das Zerstreuen der Chi-Energie. Aus Kummer und Leere kann sich im optimalen Fall erlösendes Weinen entladen, das auch einmal ein Ende hat. Im Element Metall ist die Beschränkung auf das Wesentliche beispielhaft verkörpert. Wir können uns erhellenden Eingebungen öffnen und Anerkennung sowie Wertschätzung zulassen. Das Metall gibt uns die Möglichkeiten dazu fähig zu werden, alles so zuzulassen, wie es ist. Erlösung können wir über das Metall erhalten, wenn wir in der Lage sind, unsere Geschichte, die zugleich unsere Last ist, loszulassen.

Metallzeit – Herbstzeit

Das Element Metall sowie die zugehörige Zeit des Herbstes sind in unserem Körper auf extreme Weise mit Ausscheidung und Entgiftung verbunden. Dies zeigt sich gerade zu jener Jahreszeit auf besondere Weise durch unser kompensatorisches Ausleitungsorgan, die Haut, die vielerlei Symptome entwickeln kann, um auf Disharmonien aufmerksam zu machen.

In der Zeit des Herbstes ist eine Entgiftung des Darms optimal und kann wahre Wunder für uns bewirken. Eine mangelhafte Entgiftung

Kapitel VIII

des Darmes kann zu einer Überflutung des Körpers führen, was sich vor allem an unserem Bindegewebe festmacht. Es ist auch möglich, dass der Stoffwechsel der Organzellen blockiert wird, was wiederum als eine der Ursachen für rheumatische Beschwerden anzusehen ist.

Das Element Metall wird in der Chinesischen Medizin in engen Zusammenhang mit den Schleimhäuten gebracht, deshalb ist diese Zeit ideal, um diese zu stabilisieren, denn nur, wenn sie funktionsfähig sind, bieten sie uns ausreichenden Schutz vor den Infektionen des Winters.

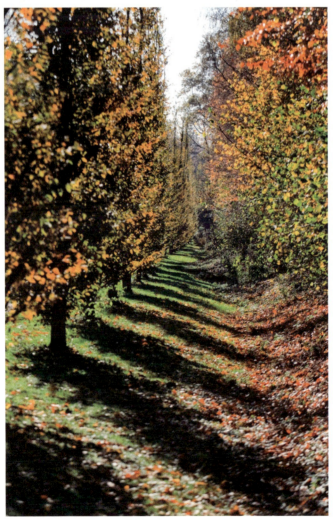

Dazu sollten wir auch vor allem die Darmflora in besonderem Maße kräftigen. Oftmals kommt es gerade in der Metall-Zeit zu einem erhöhten Cholesterin- und Triglycerinspiegel, was negative Auswirkungen auf die bakterielle Besiedelung des Darms mit sich bringen kann. Ist dies der Fall, sind die Schleimhäute nicht in ausreichender Weise gestärkt. Es ist gerade zu jener Zeit günstig, eine Anti-Pilzbehandlung der Schleimhäute durchzuführen.

Die Ernährung im Zeichen des Metalls

In der Zeit des Metalls reagiert der Körper sehr empfindlich auf Milch, die eine eher verschleimende Tendenz hat, es kann zu Schleimstau und zu verstopfter Nase sowie zu Hüsteln, Räuspern und Hautausschlägen kommen. Milchprodukte sollten im Herbst allgemein gemieden oder sehr wenig gegessen werden. Die spezifische Farbe der **Nahrungsmittel des Metalls ist weiß**. Dies sind vor allem Reis und Hafer sowie Gemüse wie Zwiebeln, Lauch, Rettich, Kohlrabi und Schwarzwurzel. Die Metall-Zeit ist keine Zeit der Rohkost; die Nahrung sollte länger gekocht werden, und sogar Gebackenes und Frittiertes lässt sich im Herbst leichter vertragen. Die Geschmacksrichtung des Metalls ist pikant und dies besonders mit Ingwer, Pfeffer, Knoblauch, Koriander, Senf und Kresse sowie Pfefferminze. Weizenkeime und Weizenkeimöl eignen sich besonders, um die Giftstoffe sowohl aus dem Gewebe als auch aus dem Darm herauszuspülen. Fleisch sollte in der Metallzeit nicht zu viel konsumiert werden, und wenn, dann Wild und Geflügel. Milchprodukte und raffinierte Lebensmittel sind für die Metall-Zeit nicht förderlich, da sie den Darm zu wenig stimulieren und die Verdauung darunter leidet.

Die Persönlichkeit des Metall-Menschen

In der Metall-Zeit wird die Energie noch zentrierter und dichter. Die Säfte der Bäume ziehen sich in die Wurzeln zurück und die Blätter trocknen aus. Eine ausgeglichene Metall-Persönlichkeit äußert sich in **Disziplin, Ordnung, Ruhe, Klarheit, Exaktheit, Methodik und Standfestigkeit**. Wenn ein Metall-Mensch angespannt und seine Energie sich im Übermaß befindet, zeigt sich dies in einer steifen, kritischen sowie rechthaberischen Persönlichkeit. Ist zu wenig Metall-Energie vorhanden, wird der Mensch kleinlich, unsicher, hoffnungslos und kleinkariert. Der Metall-Mensch neigt zu Traurigkeit, er kann sich in Verzweiflung hineinsteigern, in Selbstmitleid und Selbstzweifel versinken und langsam die Kontrolle über seine Ordnung verlieren, bis er resignierend aufgibt.

Ist die Metall-Energie eines Menschen ausgeglichen, ist dieser sehr empfindsam, kann aus dem Bauch heraus etwas wittern und erahnen. Es ist ihm möglich, Probleme loszulassen, sie umzuwandeln und in Kreativität zu bearbeiten. Er zeichnet sich durch Verfeinerung und Konzentration auf das Wesentliche aus, es geht ihm um das Feststellen von Tatsachen und die gewissenhafte Prüfung aller Fakten, er konzentriert sich auf Form und Funktion. Seine Stärke liegt darin, zwischen »Richtig« und »Falsch« unterscheiden zu kön-

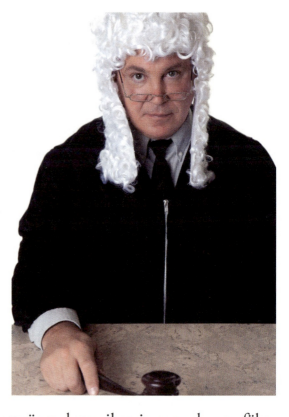

nen, und dieses Einschätzungsvermögen kann ihm in manchen gefährlichen Situationen sogar das Leben retten. Der Metall-Mensch ist ein **Richter,** der nach dem Sittenkodex, altbewährten Regeln, Perfektion und seinem eigenen Gefühl für das Richtige entscheidet. Analytisches Denken und die Fähigkeit, logische Zusammenhänge zu erkennen, das perfekte Organisieren in allen Lebenslagen, berechnend und leidenschaftslos sowie durch kühle Vernunft immer wieder überzeugend, so zeigt sich der Metall-Mensch in der Ausgeglichenheit seines Elementes. Aber auch unter der metallenen Rüstung des Richters schlummert eine verletzliche Seele, die sich nur Auserwählten zeigt. Denn der Metall-Mensch ist **introvertiert**, hat kaum Kontakt zu seinen Mitmenschen, dafür umso mehr zu seinem inneren Wesenskern.

Element Metall

Verliert der Richter seine innere Ruhe, so verändert sich seine Vorliebe für Ordnung, Disziplin und Struktur in Perfektionismus und Kontrolle. Durch dieses Verhalten schnürt er sich selbst den lebenswichtigen Atem ab, seine Flexibilität leidet und er fühlt sich in seiner Existenz bedroht. Sein Chi fließt nicht mehr natürlich, somit bricht der lebensspendende Energieaustausch mit seiner Umwelt ab und er befindet sich in der Isolation. Er verliert seine Klarheit, Selbstzweifel nagen an ihm und seine Gedanken können verwirrt sein, denn er hat seine eigenen Stärken verloren: Disziplin und das Wissen um die Bedeutung der Verbindung seines eigenen Lebens, Wesens und Körpers mit dem Gesamten, der Umwelt, den anderen Menschen sowie mit der Einheit des Atems.

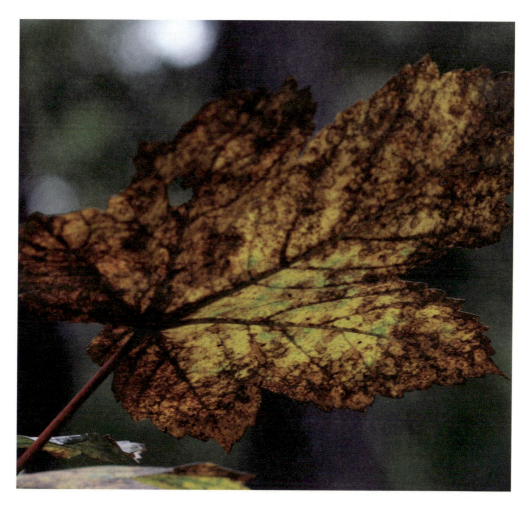

Kapitel VIII

Die Lungen-Leitbahnen

Die Lungen-Leitbahn entspringt auf der Yin-Seite des Mittelfingers, führt an dessen innerer Kante entlang über die Handfläche, entlang der äußeren Kante der Innenarmseite (parallel zur Organ-De-/Regenerations-Leitbahn sowie zur Lymph-Leitbahn), tritt im Schulterbereich in den Körper ein, umfließt in einem Bogen das Kehlkopfchakra, läuft entlang der Körpermittellinie bis zum Ende der Brustbeinspitze und zweigt hier in die Lunge ab, wo die Lungen-Leitbahn endet.

Ein so vielseitig belastetes Organ wie die Lunge (durch den ständigen intensiven Kontakt mit der Außenwelt über die Atemluft) wird durch die Yang-Qualität der Dickdarm-Leitbahnen, die auf die Lungen-Leitbahnen treffen und diese energetisch nähren, in äußerst sinnvoller Weise geschützt.

Dieser Zusammenhang wirkt den uns Menschen innewohnenden Einsamkeitsgefühlen sowie den Wahrnehmungen von Unvollkommenheit und Schutzlosigkeit sinnvoll entgegen. Dadurch ist dieses Leitbahnen-Paar nicht dasjenige, das am meisten belastet ist, sondern dasjenige, welches uns am intensivsten stärkt. Legen wir das Schaubild der Anfangs- und Endpunkte der Leitbahnen zugrunde, wird deutlich, warum das Element Metall sich an Mittelfinger und dritter Zehe geradezu ansiedeln muss, da hiervon die Stärkung der Mitte unserer Person abhängt.

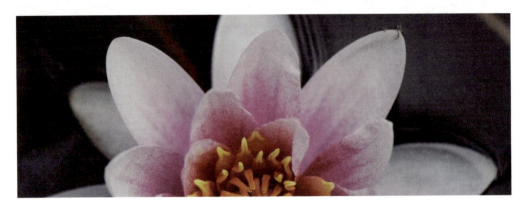

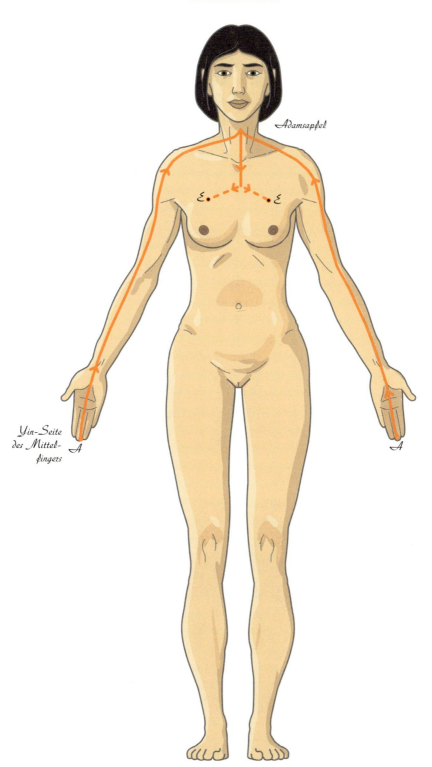

Kapitel VIII

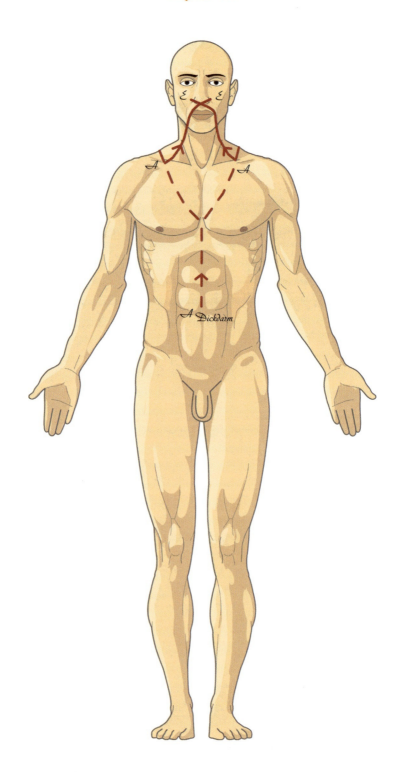

Element Metall

Die Dickdarm-Leitbahnen

Ein Ast der Dickddarm-Leitbahn beginnt innerlich, im querliegenden Colon, auf der Körpermittellinie, führt über diese Richtung Lunge (parallel zu ebenfalls innerlich verlaufenden Ästen, der Herz- sowie der Dünndarm-Leitbahn), zweigt in die Lunge ab, fließt durch diese hindurch, tritt unterhalb des Schlüsselbeins aus dem Körper aus, verläuft über das Schlüsselbein zum Schulterblatt und von hier aus, entlang der äußeren Mittellinie des Armes, parallel zur Nerven-De-/ Regenerations-Leitbahn, über Ellbogen, Handgelenk und Handrücken zur Yang-Seite des Mittelfingers.

Ein weiterer, äußerer, kurzer Ast entspringt unterhalb des Schlüsselbeins und verläuft über Hals und Unterkiefer zum jeweils gegenüberliegenden Nasenloch, wo dieser Ast der Dickdarm-Leitbahn außen endet.

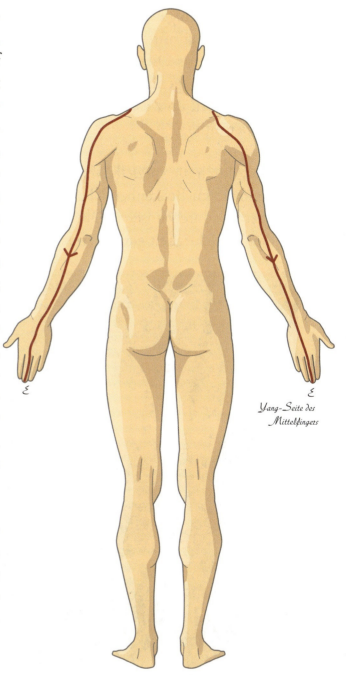

Yang-Seite des Mittelfingers

Kapitel VIII

Die Bindegewebigen De-/Regenerations-Leitbahnen

Die Bindegewebige De-/Regenerations-Leitbahn beginnt jeweils auf der Yin-Seite der mittleren Zehe, führt mittig im Inneren von Fuß und Bein (parallel zur Organ-De-/Regenerations-Leitbahn sowie zur Herz-Leitbahn und gegenläufig zur Lymph-Leitbahn) durch den Dickdarm und endet dort, im Zusammenfluss von rechter und linker Leitbahn, in der Köpermitte.

Sie gibt, durch die spezielle Verlaufsform im Inneren unserer Füße und Beine sowie im Beckenbereich, eine energetische Stabilität tief von innen heraus, durch unseren Oberkörper, gerade aufgrund jener Stabilität, seine Leichtigkeit gewinnen kann.

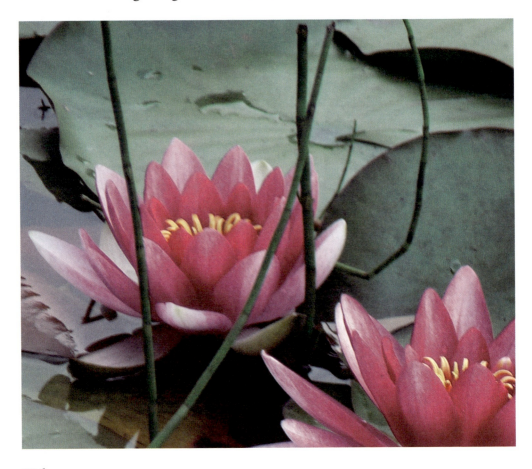

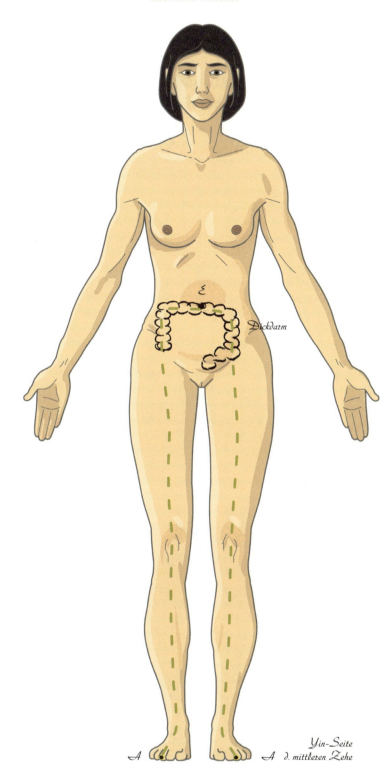

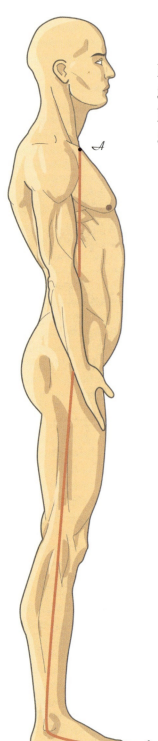

Kapitel VIII

Die Haut-Leitbahnen

Die Haut-Leitbahn beginnt direkt unterhalb des Schlüsselbeins, auf der Lungen-Leitbahn und führt von hier aus entlang der Außenseite des Körpers zur Yang-Seite der mittleren Zehe.

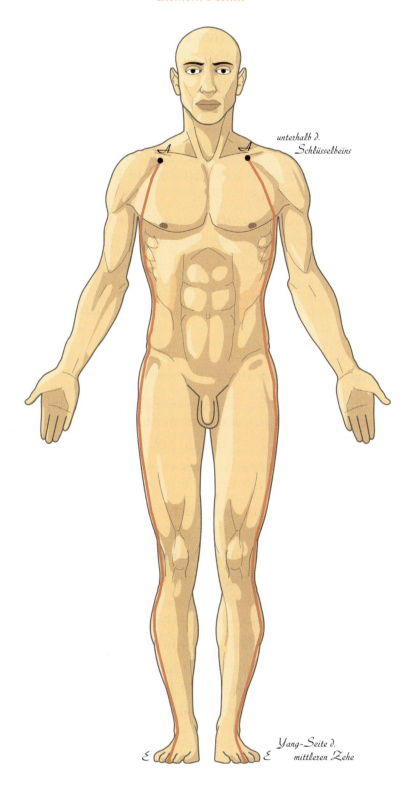

Kapitel VIII

Chi-Gong-Übung für das Element Metall mit den Organen Lunge/Dickdarm und Haut/Bindegewebe

Im jahreszeitlichen Rhythmus folgt dem Spätsommer der Herbst und das Element Metall mit seinen zugehörigen Organen Lunge und Dickdarm regiert. Die Stimmung der Natur verändert sich, die Tage werden kürzer und dunkler, der Saft der Pflanzen und Bäume steigt ab und die Natur vertrocknet, die Feuchte zieht sich im Inneren der Pflanzen zusammen. Die Energie geht zurück – in der Natur genauso wie im Körper. Die Lunge ist das Organ, das am meisten davon betroffen ist, der Dickdarm und auch die Haut stehen mit ihr in engem Zusammenhang. Der Herbst ist eine Jahreszeit, in der sehr häufig Schnupfen, Bronchitis, Nebenhöhlenentzündung, trockene Haut oder Haarausfall auftreten.

In der Chinesischen Lehre wird die Lunge als »Meister der Energien« bezeichnet, da sie sich in zentraler Position im Brustkorb befindet und uns durch die rhythmischen Atembewegungen sowie durch ihre vitale Energie die Antriebskraft für den ganzen Tag liefert. Der Herbst ist die Zeit, in der viele Menschen von melancholischen Gefühlen und sinkender Arbeitskraft geplagt werden. Dies versteht man besser, wenn man sich bewusst macht, dass die Emotionen, die das Element Metall regieren, die Traurigkeit sowie die Sehnsucht nach glücklichen Momenten sind. Um die Lunge, den Dickdarm, die Haut, das Bindegewebe sowie unsere seelische Verfassung in optimaler Weise auf den Herbst vorzubereiten, sind die Chi-Gong-Übungen des Metalls äußerst hilfreich.

Die Dehnungen der Lungen- und Dickdarm-Leitbahnen beugen Erkältungen, Bronchitis sowie Nasennebenhöhlenentzündungen vor, können Verstopfung und Blähungen mindern, vermögen Falten aufgrund zu trockener Haut zu vermeiden und bereiten die Nieren darauf vor, sich in optimaler Weise mit der Energie des Winters zu verbinden.

Element Metall

Dehnung der Lungen-Leitbahn

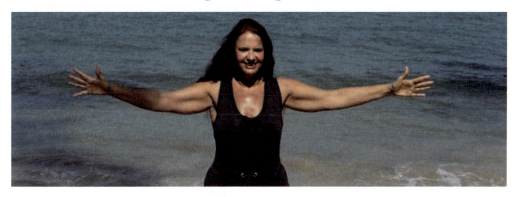

Stelle dich mit etwas mehr als hüftbreit gespreizten Beinen hin und achte darauf, dass deine Knie leicht gebeugt sind. Breite deine Arme seitlich aus, bis du eine leichte Dehnung in den Schulterblättern wahrnimmst. Halte die Handflächen nach vorne und die Finger auseinandergespreizt.

Dehnung der Dickdarm-Leitbahn

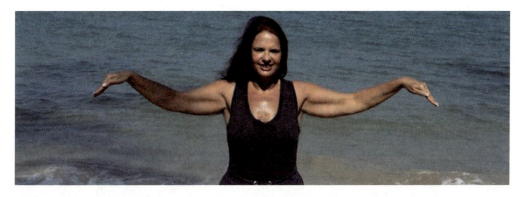

Stelle dich erneut mit etwas mehr als hüftbreit gespreizten Beinen sowie leicht gebeugten Knien hin. Strecke deine Arme zu beiden Seiten aus, die Handflächen zeigen nach unten. Lass deine Arme sich ein kleines bisschen in den Ellenbogen beugen, so dass deine ausgestreckten Arme jeweils eine S-Form einnehmen. Klappe die Handgelenke nach unten und halte die Finger zusammen. Neige nun deinen Kopf langsam von einer Seite zur anderen, sodass deine Ohren jeweils beinahe die Schultern berühren.

Die Geschichte von Pinocchio

»Wenn man Jungen alles gibt, was sie sich erträumen, machen sie sich selbst zu Eseln.«

Es war einmal ein Spielzeugmacher mit Namen Geppetto. Er schnitzte viele wunderbare Spielsachen aus Holz und diese erfüllten sein Leben mit Freude. Gemeinsam mit seinem treuen Kater und seinem liebevollen Goldfisch verlebte er seine Tage in Zufriedenheit und Glück.

Eines Tages beendete er die Arbeit an einer Marionette, der er das Aussehen eines kleinen Jungen gegeben hatte und Pinocchio nannte. Er brachte dadurch seine Sehnsucht nach einem echten Jungen zum Ausdruck, denn nichts auf der Welt wünschte er sich mehr. In derselben Nacht geschah es, dass ein heller Stern den Wunsch des Spielzeugmachers vernahm und eine gute Fee auf die Erde entsandte, um jenen Wunsch in Erfüllung gehen zu lassen. Aus der hölzernen Puppe wurde eine lebende Marionette, die sprechen, denken, fühlen und sich bewegen konnte. Zur Sicherheit stellt die gute Fee der Puppe Pinocchio die Grille Jiminy zur Seite, welche als sein Gewissen fungieren sollte. Der Wunsch des alten Spielzeugmachers erfüllte sich nicht ganz, sondern nur zum Großteil, denn erst wenn Pinocchio sich als ehrlich, selbstlos und tapfer erweisen würde, wenn er jeder Gefahr und Verführung widerstanden hatte, sollte er zu einem richtigen Jungen werden. Als Geppetto erwachte, kannte seine Freude keine Grenze, und er feierte seinen ihm geschenkten Sohn, bis alle vor Erschöpfung einschliefen. Am nächsten Morgen schickte Geppetto Pinocchio in die Schule, die Grille Jiminy begleitete ihn als sein Gewissen, um ihn auf den rechten Weg zu geleiten. Pinocchio wurde jedoch bereits auf diesem kurzen Weg zur Schule vom »Ehrbaren John« und »Kitty« aufgehalten, zwei Gauner, die ihn mit dem Versprechen köderten, aus ihm einen richtigen Star zu machen. Er solle Schauspieler, reich und berühmt werden. Nachdem Pinocchio sein Gewissen Jiminy ausgeschaltet hatte, begab er sich mit den beiden Gaunern auf den Weg zum Puppenspieler Stromboli, der den hölzernen Jungen in seiner Show auftreten ließ. Nachdem die Welle des Erfolgs über ihn geschwappt war, besann sich Pinocchio plötzlich und wollte seinen Vater wiedersehen, doch Stromboli sperrte ihn in einen Käfig, um ihn ungestört aus der Stadt transportieren zu können. Jiminy hatte es geschafft, sich in letzter Minute noch zu Pinocchio zu schleichen und versuchte mit allen Mitteln, diesen zu befreien, doch ohne Erfolg. Als die beiden die Hoffnung schon aufgeben wollten, erschien die Sternen-Fee und befragte Pinocchio nach dem Hintergrund seiner misslichen Lage und warum er nicht in der Schule sei, wo er als braver Junge schließlich hingehörte. Pinocchio verstrickte sich in Lügen-Geschichten, verhedderte sich immer mehr und kam von einer Erzählung in die nächste – und bei jeder Lüge wurde seine Nase länger und länger. Die Fee durchschaute ihn und wusste, dass er ihr nicht die Wahrheit sagte, dennoch befreite sie ihn aus dem Käfig und trug ihm auf, nun ein braver Junge zu sein und nach Hause, zu seinem Vater, zu eilen. Er versprach, sich zu bessern und verließ mit seinem Gewissen Jiminy eilends sein Gefängnis. Auf dem Weg zu seinem Vater begegnete er allerdings erneut den Straßen-Gaunern John und Kitty, welche ihn in bekannter Überredungskunst überzeugten, mit ihnen zur »Vergnügungsinsel« zu kommen. Dort würden fast alle Jungen der umliegenden Dörfer hingebracht. Sie hätten auf der Insel alles, was sie sich vorstellen können, jedes Vergnügen und alle erdenklichen Verführungen, die sie sich erträumten und niemanden, der sie ihnen verböte. Was die Jungen nicht wussten, ist, dass sie sich mit jeder unüberlegten Verführung, welcher sie sich hingaben, immer ein bisschen mehr selbst verrieten. Sie gaben sich auf, verschrieben sich ganz den Süchten und dem Spaß in völliger Blindheit und merkten dabei nicht, wie sie sich langsam und unaufhaltsam in Esel verwandelten – jeder einzelne von ihnen. Der Besitzer der Vergnügungsinsel machte mit diesen zu Eseln gewordenen Jungen ein riesiges Geschäft. Auch Pinocchio begann mit der Verwandlung, besann sich zu seinem Glück aber im allerletzten Moment und floh mit der

Grille Jiminy von der Insel. Sie schwammen und kämpften sich zurück ans Festland in ihr Heimatdorf. Erst diese grausame Erkenntnis, dass unmündige Jungen, die ihr Leben von Abhängigkeiten bestimmen lassen, zu Eseln werden, weckte Pinocchio endlich auf. Er erkannte seine Fehler und bereute sie, er hatte jetzt die ehrliche Absicht, sich zu bessern und eilte nach Hause zu seinem Vater Geppetto. Er traf diesen jedoch nicht zu Hause an, weil Geppetto sich auf die Suche nach seinem Sohn begeben hatte. Eine Taube überbrachte Pinocchio die Nachricht, dass Geppetto sich im Bauch eines riesigen Wals, Monstro genannt, befand und sich nicht alleine befreien konnte. Zusammen mit Jiminy machte sich Pinocchio auf die Suche nach seinem Vater und stürzte sich in den Ozean. Nach erschwerlicher Suche fand er endlich Monstro und ließ sich auch von diesem verschlingen. Die Freude über das Wiedersehen mit seinem Vater war groß, und gemeinsam heckten sie einen Plan aus, um dem Bauch des Ungeheuers zu entfliehen. Pinocchio zündete ein großes Feuer an und brachte so den Wal zum Niesen – auf einem Floß flohen Pinocchio, Geppetto, der Kater Figaro, der Fisch Claire und die Grille Jiminy vor dem Ungeheuer. Nach einer erschreckenden Verfolgungsjagd durch Monstro befanden sich alle wieder wohlbehalten an Land, bis auf Pinocchio, der leblos am Strand lag und verletzt zu sein schien. Geppetto brachte ihn nach Hause und legte ihn unter Tränen auf das Bett, um von seinem geliebten Sohn, den er für tot hielt, Abschied zu nehmen. So groß die Freude um das Wiedersehen gewesen war, so groß war nun auch die Trauer darüber, die Holzpuppe, welche zum Sohn geworden war, zu verlieren. In diesem Augenblick wurde die Prophezeiung der Fee wahr und Pinocchio verwandelte sich in einen richtigen Jungen, da er sich als tapfer, selbstlos und ehrlich im Kampf um die Befreiung seines Vaters erwiesen hatte. Die Freude war grenzenlos; Pinocchio war nicht tot und zudem noch mithilfe der guten Fee zu einem richtigen Jungen aus Fleisch und Blut worden. Die Familie konnte nun endlich in Frieden und Glück miteinander leben. Jiminy, die Grille, die sich als wahrhaft reines Gewissen Pinocchios erwiesen hatte, bekam vom Himmel einen Orden verliehen, einen großen, goldenen

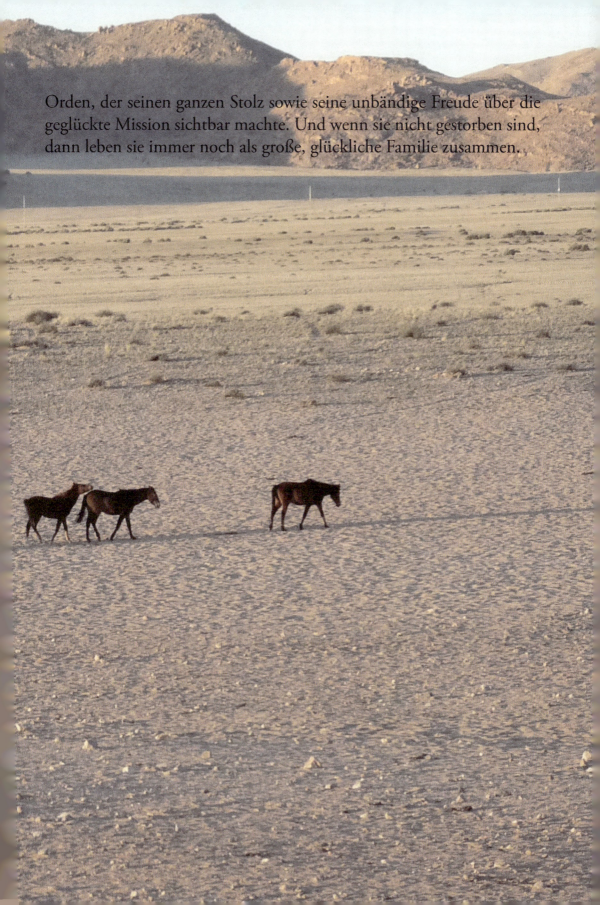

Orden, der seinen ganzen Stolz sowie seine unbändige Freude über die geglückte Mission sichtbar machte. Und wenn sie nicht gestorben sind, dann leben sie immer noch als große, glückliche Familie zusammen.

Kapitel VIII

Charakterisierung der Figuren in der Geschichte »Pinocchio«

»Pinocchio« in Zusammenhang mit dem Thema »Affinität zu den Leitbahnsystemen Dickdarm, Lunge, Haut und Bindegewebe im Element Metall«.

Pinocchio = Dickdarm-Leitbahn

Der gutmütige Spielzeugmacher Geppetto stellt eines Abends sein Lieblingsstück, eine Marionette mit dem Aussehen eines kleinen Jungens, fertig. Dieser Puppe gibt er den Namen Pinocchio. Aus seiner Einsamkeit und einer unstillbaren Sehnsucht heraus wünscht er sich, diese Marionette sei ein lebendiger Junge, einer, den er seinen eigenen nennen könne. Bereits der Puppe lässt er die große Fürsorge und Liebe zukommen, die er sich für einen eigenen Sohn aufgespart hat. Als die Marionette in derselben Nacht von der Sternen-Fee zu neuem Leben erweckt wird, ist Geppetto der glücklichste Mann der ganzen Stadt. Die Fee hat aus Pinocchio jedoch nicht einen echten Jungen gemacht, sondern zunächst einmal nur eine lebendige Holzpuppe, die sich bewegen und sprechen kann. Um ein richtiger Junge zu werden, muss sich Pinocchio als tapfer, selbstlos und ehrlich erweisen, er soll sich von keiner Versuchung und keinem Irrweg ablenken lassen. Zur Unterstützung und damit er lernen kann, was gut und was schlecht ist, wird ihm von der Fee die Grille Jiminy als Gewissen zur Seite gestellt. Allerdings erliegt Pinocchio gleich an seinem ersten »lebendigen« Tag der schweren Last der Versuchungen und der Irrwege, vor denen ihn selbst Jiminy nicht retten kann, da sich Pinocchio nicht helfen lassen möchte. Solange er unerfahren und neugierig ist, möchte er die Welt kennenlernen, alles erleben und erfahren, was sich ihm anbietet. Somit ist er ein gefundenes Fressen für den »Ehrbaren John«, der ihn versucht und vom rechten Weg, der an diesem Tag in die Schule führen sollte, ablenkt. Für Pinoc-

Element Metall

chio besteht die Welt nur aus Gutem, er fühlt sich sicher und vergisst die Welt des Bösen, des Dunklen, welches immer mit einer Verführung hinter jeder Straßenecke lauern kann.

Pinocchio gibt sich den Versuchungen hin und wird eine berühmte Marionette ohne sichtbare Fäden. Er hat sich jedoch selbst wieder Fäden angelegt, indem er sich zur Spielfigur einer Intrige hat machen lassen. Nachdem ihn die Fee aus dieser misslichen Lage befreit hat, stürzt er sich sogleich in das nächste irr-geleitete Abenteuer und wird mit vielen anderen Jungen auf eine Vergnügungsinsel gebracht, auf der ihnen alle Freiheit der Welt gegeben wird. Dort erfüllt sich der Spruch dessen, der die Insel ins Leben gerufen hat: »Lass den Jungen ihre Freiheit, und sie machen sich selbst zu Eseln.« Auch bei Pinocchio setzt die Verwandlung ein. Entsetzen und Angst nehmen von ihm Besitz und er flieht mit der

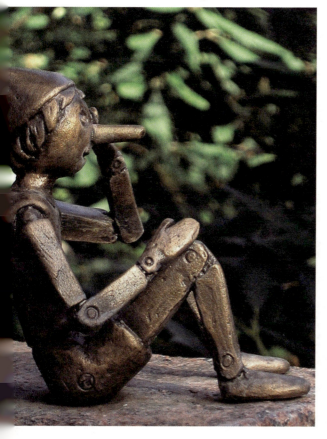

Grille Jiminy von der Insel, sein einziger Wunsch besteht nur noch darin, nach Hause zu seinem geliebten Vater zu kommen. Dort angekommen, findet er das Haus verlassen, denn Geppetto hat sich auf die Suche nach seinem verschollenen Jungen begeben. Eine Taube überbringt Pinocchio die Nachricht, dass sein Vater einem Wal, Monstro genannt, zum Opfer gefallen ist und nun in dessen Bauch lebt. Sofort begibt sich Pinocchio auf den Weg seinen Vater zu retten, es gelingt ihm, und er wird als Belohnung für seine Mühen in einen richtigen

Kapitel VIII

Jungen verwandelt, denn er hat sich als tapfer, selbstlos und ehrlich erwiesen.

Unsere Dickdarm-Leitbahn darf wie Pinocchio lernen, der schweren Last der Versuchungen und Irrwege zu widerstehen. Er kann sie erst loslassen, wenn er wie auch Pinocchio das damit verbundene Entsetzen und die Trauer durchlebt hat, um über Mut und Tapferkeit das Anrecht zu erhalten, ein Mensch, das heißt, keine Marionette mehr, zu sein. Pinocchio lernt im Verlauf seines Lebens, was wirklich für ihn wesentlich ist: auf sein Gewissen, die Grille Jiminy, zu hören und der Sehnsucht zu folgen, bei dem zu sein, der ihn geschaffen hat und den er als Vater anerkennt.

Das »Gewissen« unseres Dickdarms ist entscheidend für unsere Gesundheit, es warnt uns vor Irrwegen, es zeigt uns die Versuchungen, und wir sollten, wie auch Pinocchio, uns dazu entschließen, dem Rat unseres (Dickdarm-)Gewissens zu folgen. Entscheiden wir uns dagegen, haben wir die Konsequenzen unseres Handelns zu tragen. Pinocchio macht uns vor, wie schwer es ist, den Versuchungen zu trotzen, er führt uns vor Augen, wie scheinbar harmlos ein Irrweg sich zu zeigen vermag. Er beweist uns drastisch, was geschehen kann, wenn wir uns nur noch den Verführungen, unseren Süchten und Sehnsüchten hingeben – dann werden wir

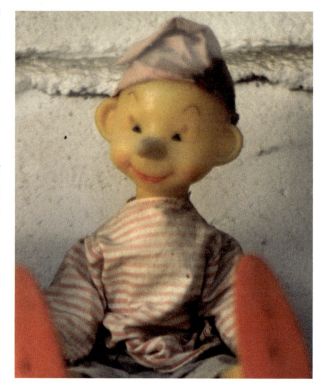

408

von ihnen beherrscht, wir verlernen selbstständig zu denken; im übertragenen Sinne machen wir uns zu Eseln, die abhängig von dem sind, was ihre Triebe ihnen einreden. Doch unser Gewissen, klein und leicht übersehbar, wie eine Grille, warnt uns immer rechtzeitig davor, es ist bei uns um uns zu beschützen und zu unterstützen – nur manchmal können wir es einfach nicht hören. Wir sollten versuchen, uns dieses »Hören auf das Gewissen« – das weiß, was gut und richtig für uns ist – zum Wohle unseres Dickdarms anzutrainieren, denn manchmal kann unser Leben davon abhängen. Gelingt es uns, dass Entsetzen und Trauer unseres Dickdarms und seiner Leitbahn uns betroffen machen, können wir den Mut und die Tapferkeit aufbringen, uns nicht mehr als Marionetten von raffinierten Lebensmitteln wiederzufinden. Schließlich können wir durch das Hören auf unser körperliches Gewissen lernen, nur noch die Speisen, Getränke und Stoffe zu uns zu nehmen, die uns auch wirklich Mensch sein lassen.

Jiminy Grille = Haut-Leitbahn

Wir Menschen haben über unsere Haut (»Gänsehaut«) die Möglichkeit, fühlen zu können, was gut und böse, falsch und richtig, geradlinig und gaunerhaft ist. Unsere Haut ist für uns die Verbindung von innen und außen, ist unser Schutz und unsere Abgrenzung von der Außenwelt. Sie steht in direktem Kontakt mit unserer Umwelt, mit der Luft und den uns umgebenden Energien. So wie unsere Haut uns warnen und schützen kann, wird Pinocchio die Grille Jiminy als lebendiges Gewissen gegeben, um ihm die Unterscheidung zwischen Gut und Böse nahezubringen. Die Haut gilt als unser größtes Ausscheidungsorgan, in der Chinesischen Medizin sagt man, dass alles, was die Haut nicht ausscheiden kann, letztendlich zu einem extrem organischen Ungleichgewicht und schlussendlich zum Tod führt. Sie bewahrt uns nicht nur vor äußeren schädlichen Einflüssen, sondern ist auch für unsere innere Reinigung zuständig. Über die Haut kann unser Körper aussagen, dass er sich in einer Disharmonie befindet. Somit weisen die meisten Hautbeschwerden wie Ausschläge, Jucken, Rötungen auf eine innere Ursache hin.

Genauso wie wir Menschen, muss Pinocchio mehrfach leidvoll die Konsequenzen erfahren, nicht im Einklang mit seinem Gewissen zu leben. Er widersetzt sich diesem vehement, meist hört er sich nicht einmal die gut begründeten und nachvollziehbar logischen Ratschläge seines Gewissens an. In einer Szene warnt Jiminy Pinocchio vor den beiden Gaunern, und dieser willigt ein, sich von den beiden zu verabschieden. Aber am Ende läuft es darauf hinaus, dass Pinocchio sagt: »Leb wohl … Jiminy!« Und dieser hat wieder einmal das Nachsehen. Aus der Sicht des Gewissens, der Grille Jiminy, ist das Dasein mindestens genauso leidvoll, weil es immer wieder erfahren muss, dass Pinocchio sich von ihm entfernt und nur in äußerster Not sich seiner besinnt. Zu oft wird er abgewiesen, vergessen, vernachlässigt und missachtet. Dennoch nimmt Jiminy die ganze Zeit über seinen »Job« als Gewissen sehr ernst, er kümmert sich wohlwollend um Pinocchio, zeigt ihm Irrwege, selbst, wenn dieser sie nicht sehen will und kommt immer im richtigen Moment, um Pinocchio aus dem gröbsten Unglück zu retten. Selbst in den Augenblicken, in denen er Pinocchio sich seinem selbst verschuldeten Schicksal überlassen möchte und sich von ihm abwendet, besinnt er sich doch kurz

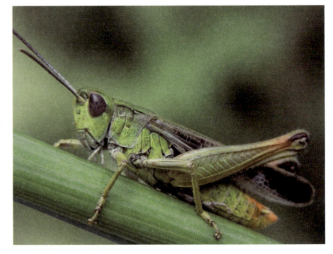

darauf wieder und kehrt zu ihm zurück. Gemeinsam mit Pinocchio flieht er von der Vergnügungsinsel und führt den »verlorenen Sohn« zurück in die Heimat. Jiminy ist jedoch Pinocchio gegenüber machtlos, bis dieser sich selbst entschließt, seinen Lebenswandel zu ändern. Würde Pinocchio sich nicht kurz bevor es zu spät ist auf seine Vernunft, seine Selbstlosigkeit sowie seine Wurzeln besinnen, könnte sich Jiminy die Grillenlippen wund reden und würde Pinocchio doch nicht vor den Katastrophen retten können. Denn letztendlich ist es nur Pinocchio, der sich selbst retten kann. Jiminy ist ihm dabei die größte Hilfe – doch im Vergleich ist er als Gewissen einfach viel zu klein, und wenn er nicht beachtet wird, geht er unter.

Könnten unsere Haut sowie die Haut-Leitbahn sprechen, würden sie wahrscheinlich ebenso oft wie Jiminy-Grille angesichts unseres Lebenswandels »die Hände über dem Kopf zusammenschlagen«. Tief in uns können wir ganz leise das Leid dieser kleinen, unschuldigen Stimme hören, die wir unser Gewissen nennen, sie befreien und ihre Wahrheit begreifen.

Die Fee = Lungen-Leitbahn

Die Fee begegnet Pinocchio immer wieder als Sternenlicht und Inkarnation des Guten und Edlen. Sie taucht als Sternen-Fee wie aus dem Nichts auf, verbreitet Licht und eine alles durchdringende Liebe. Träume werden von der Fee wahr gemacht, und sie begegnet Pinocchio, der Marionette, die ein echter Junge werden möchte, drei Mal in der Geschichte.

Das erste Mal verwandelt sie die hölzerne Puppe in eine lebende Marionette und gibt ihr Jiminy, die Grille, als Gewissen zur Seite. Sie entlässt ihn in die Welt, indem sie ihm aufträgt, tapfer, ehrlich und selbstlos zu sein, um eines Tages ein richtiger Junge werden zu können. Dieser Verwandlung ging ein Wunsch des Spielzeugmachers Geppetto voraus, der sich nichts sehnlicher wünschte, als dass seine geliebte Holzpuppe zu einem richtigen Jungen werden möge.

Kapitel VIII

Das nächste Mal, als die Fee erscheint, befindet sich Pinocchio in einer sehr misslichen Lage, er ist weder tapfer noch selbstlos und schon gar nicht ehrlich gewesen. Er hat sich verführen und nicht von seinem Gewissen warnen lassen. Er schreckt nicht einmal davor zurück, die Fee, welcher er sein geschenktes Leben verdankt, zu belügen, er »zieht eine Geschichte an den Haaren herbei«, welche erklären soll, weshalb er in diesem Käfig festsitzt. Die Fee lässt ihn sich immer tiefer in Lügen verstricken und quittiert diese lediglich damit, dass sie ihm eine immer länger werdende Nase wachsen lässt. Damit lehrt sie Pinocchio, wo ihn seine Lügen hinführen. Nichtsdestotrotz entlässt die Fee den hölzernen Jungen aus seinem Gefängnis, weil er einsieht, dass er etwas falsch gemacht hat, er zeigt Reue und bittet die Fee um Hilfe. Sie gewährt ihm Gnade, die in gewissem Maße unverdient ist. Dadurch, dass Pinocchio himmlische, göttliche Gnade, die aus einer tiefen, alles umfassenden Liebe resultiert, von der Fee empfängt, schenkt sie ihm ein Stück Himmel und eine Lehre, die er erst viel später in ihrer ganzen Wahrheit verstehen lernt. Die Fee zeigt uns mit diesem Handeln auch eines: Unser Darm braucht und möchte die Wahrheit, denn nur so kann er optimal arbeiten und fühlt sich wahrgenommen. Die Fee als Lungen-Leitbahn »zwingt« unsere Dickdarm-Leitbahn, Pinocchio, die Wahrheit zu sagen.

Ein letztes Mal, auf der Suche nach seinem Vater, begegnet ihm die Fee in Gestalt einer Taube, wodurch er den entscheidenden Hinweis erhält, auf welche Weise er den Vater finden kann. In diesem Moment hat Pinocchio bereits erkannt, dass der Weg, den er eingeschlagen hat, ihn ins Unglück gestürzt hat, und er bereut seine Entscheidungen zutiefst. Er möchte nur noch eines, nämlich den, der ihn erschaffen hat, seinen Vater, finden, ihn in die Arme schließen und nicht mehr verlassen.

Pinocchio erhält von der Fee das Leben, erfährt von ihr Gnade und labt sich an ihrem Licht – vergleichbar mit ihr sind unsere Lungen, sie enthalten den göttlichen Atem, der von ihnen aus in unserem ganzen Körper zirkulieren kann. Und genau wie auch die Fee, würde unsere

Element Metall

Lungenleitbahn uns am liebsten ab und zu eine lange Nase wachsen lassen, wenn wir in Selbstlügen gefangen sind und uns die richtige Sicht der Dinge selbst verbaut haben. Wenn die Zartheit unserer Lungenbläschen laut und deutlich, so wie die Fee, sprechen könnten, würden sie uns so manches Mal, wenn wir wieder einmal richtig in der »Patsche« sitzen, höflich und zart, aber sehr eindeutig und bestimmt, die Meinung sagen. Letztlich sprechen unsere Lungen durch Zeichen zu uns, die wir oft erst nach vielen Jahren, wenn überhaupt, deuten können.

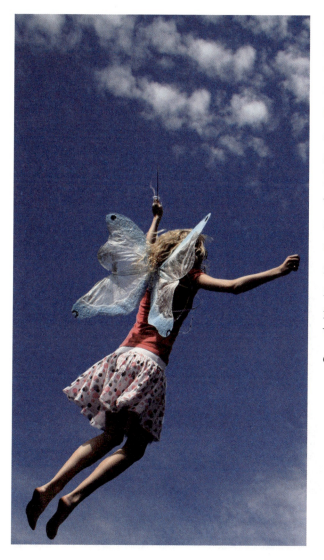

Die Fee führt uns vor Augen, was wahre Gnade bedeutet: Im Moment, da sich Pinocchio in die größten Lügengeschichten verstrickt, befreit sie ihn dennoch aus seinem Käfig. Sie lässt ihm eine lange Nase wachsen, zeigt ihm, dass sie ihn durchschaut hat und nimmt ihm diese danach wieder weg. Das innere Wesen der Fee ist erfüllt mit göttlichem Licht, Wahrheit, Liebe und Gnade.

Kapitel VIII

Der Spielzeugmacher Geppetto = Bindegewebige De-/Regenerations-Leitbahn

Geppetto ist der Vater Pinocchios, er hat ihn erschaffen und ihn in seinem äußeren Wesen so gemacht, wie er selbst ist, doch erst der göttliche Atem, von der Fee überbracht, erweckt den Jungen zum Leben. Geppetto verfügt als Vater über viele weibliche Eigenschaften, er ist gutmütig, voller Sehnsucht und Hingabe, vereint Treue, Liebe und Zärtlichkeit in sich. Durch seinen Sohn kann er diese Seite seiner Persönlichkeit auf vollkommene Weise ausleben. Wie auch Pinocchios Vater seinem Sohn Stabilität und Halt geben möchte, befindet sich überall in unserem Körper das Bindegewebe als stabile, Halt gebende Struktur und begegnet uns in der Funktion des liebenden und fürsorglichen Vaters. Wenn wir uns wirklich der liebenden Fürsorge unseres Bindegewebes öffnen würden, dann würden wir es nicht durch »falsches« Essen und Trinken sowie durch die Zufuhr zahlreicher Gifte verschlacken. Mit dem »inneren Kind«, das wir alle in uns tragen, braucht jeder von uns einen Vater, wie es der Spielzeugmacher seinem Sohn sein möchte, einen liebenden Va-

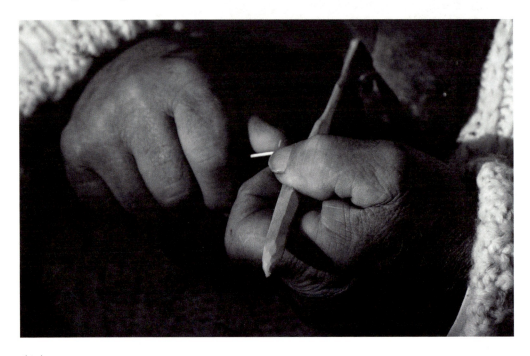

Element Metall

ter, den wir uns, vielfach unbewusst, wünschen. Durch den intensiven Anschluss an die göttlichen Energien, an den göttlichen Vater, vermögen wir einen solchen Vater zu erfahren. Auf der körperlichen Ebene können wir uns der liebenden Fürsorge unseres Bindegewebes, welches sich als Halt gebende Struktur in unserem gesamten Körper befindet, anschließen, um uns von diesem leiten und umsorgen zu lassen. Dadurch können wir zulassen, dass es von allen Giften und allen Schlacken gereinigt wird, damit es uns auch wirklich den ganzen Schutz und die gesamte Liebe geben kann, die es uns zu bieten hat, wenn wir bereit sind, diese aufzunehmen.

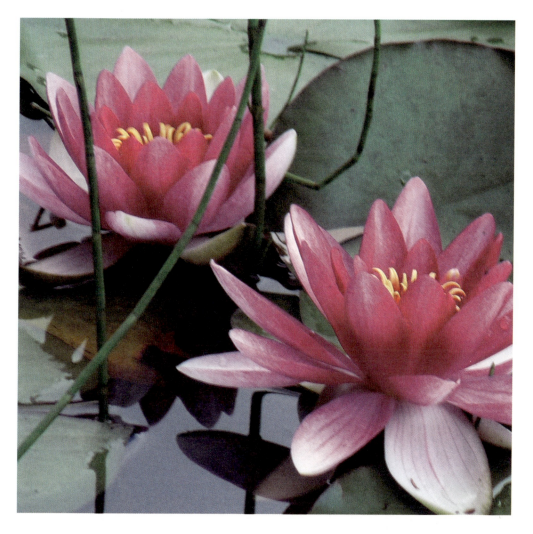

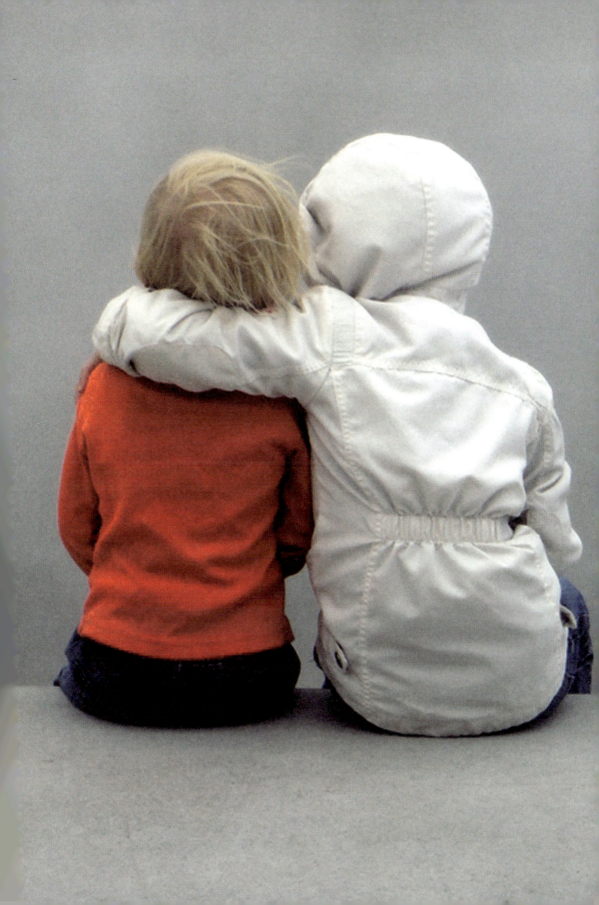

Anhang

Hintergründe zum Band

Miriam Franzius, Heilpraktikerin, Therapeutin und Seminarleiterin, studierte katholische Theologie und Romanistik in Trier und Freiburg i.Br. sowie Linguistik an der Sorbonne und Theologie im Pariser Jesuitenkolleg.

Sie kam bereits früh in Kontakt mit Themen wie Gestaltpädagogik, Transaktionsanalyse, Metaphysik, Zen-Meditation sowie Prozessorientierung in Gruppen. Nach dem Studium sowie Jahren der Lehr- und Seminartätigkeit entschied sie sich, aufgrund der Erfahrungen aus ihrer Lebensberatungspraxis, Unternehmensberatung sowie Kursleitung, auch die medizinisch-chemischen Zusammenhänge bei körperlichen sowie seelischen Erkrankungen zu begreifen und gleichzeitig Mittel zu deren umfassenden Gesundung zu erlangen.

Seit 1998 praktiziert sie in ihrer eigenen Naturheilpraxis. Miriam Franzius legt die Schwerpunkte auf folgende Themen: Chinesische Medizin, Craniosacrale Osteopathie, Ausleitungsverfahren, Homöopathie sowie Aufstellungsarbeit u a. psychotherapeutische Methoden. Seit 2007 bildet sich Miriam Franzius in Stillem Chi-Gong bei Großmeister Zhi-Chang Li weiter, der ihr bereits 2009 die Lehranerkennung erteilte. Ihre Schulungserfahrung bei medizinischen, aber auch transpersonalen Themen, umfasst bis heute weit über eintausend Seminartage und wird mit Büchern sowie Essays untermauert.

Die »Ausbildung zum/zur Gesundheitstrainer/in« leitete sie in den Jahren von 1997-2000 und bietet seit 2007 diese in erneuerter und überarbeiteter Form, als dreijährigen Ausbildungslehrgang, wieder an.

Nora Hodeige studiert seit 2006 Arabistik und Islamwissenschaften in Wien. Bereits in der Schule entdeckte sie ihr Faible und ausgeprägtes Talent fürs Schreiben.

Seit Beginn ihres Studiums nutzt sie dieses als notwendigen Ausgleich und willkommene Abwechslung zum Studienalltag. Seit 2005 besucht sie Seminare bei Miriam Franzius, wodurch sie sich zur »Trainerin für Bewusstheit und Persönlichkeitsentwicklung« in einem dreijährigen Ausbildungsgang qualifizierte. 2010 beendet sie die dreijährige Ausbildung zur »Trainerin im Umgang mit der sufistischen Weisheitslehre des Enneagramms«.

Nora Hodeige hat sich, aus persönlichem Interesse heraus, dazu entschieden, die Seminarunterlagen von Miriam Franzius, bezogen auf das erste Jahr der »Ausbildung zum/zur Gesundheitstrainer/in«, als Herausgeberin dieses Buches, in kreativer und innovativer Weise zu überarbeiten.

Anhang

Literaturverzeichnis

- Hempen, Carl-Hermann: Die Medizin der Chinesen. München: Goldmann Verlag, München 1991.
- Kaptchuk, Ted J.: Das große Buch der chinesischen Medizin. Wilhelm Heyne Verlag & Co. KG, München 1995.
- Karstädt, Uwe: Ganz in meinem Element!. München: Kösel Verlag, 1998.
- Keymer, Martin / Bressendorf, Otto von: Die Geheimnisse der Rhythmik des Lebens und des Universums. Unterföhring: PN Marketing & Solutions, 2004.
- Porkert, Prof. Dr. Manfred: Die chinesische Medizin. Berlin: ECON Taschenbuch Verlag GmbH, 1992.
- Reid, Daniel P.: Chinesische Heilkunde. Stuttgart: Georg Thieme Verlag, 1995.
- Reid, Daniel: Das chinesische Gesundheitsbuch. Berlin: Econ Taschenbuch Verlag 1997.
- Réquéna, Yves: Qi Gong. Güllesheim: Verlag »Die Silberschnur« GmbH, 2006.
- Huch, Renate / Jürgens, Klaus D. (Hrsg.): Mensch Körper Krankheit. München: Urban und Fischer Verlag, 2007, 5. Auflage.
- Schwitzer, Silvana: Feuermann und Wasserfrau. Wien: Verlag Orac im Verlag Kremayr & Scheriau, 1998.
- Temelie, Barbara / Trebuth, Beatrice: Das Fünf Elemente Kochbuch. Oy-Mittelberg: Joy Verlag, 1995.
- Weiß, Dr. med. Martin: Muskelkraft ist die stärkste Medizin. Stuttgart: Lüchow Verlag, 2008.
- Williams, Dr. Tom: Chinesische Medizin. Berlin: Mosaik Verlag, 1998.
- Wühr, Dr. Erich: Gesund durch chinesische Heilkunst. München: Gräfe und Unzer Verlag, 1996.
- Li, Christine: Chinesische Medizin für den Alltag. München: Gräfe und Unzer Verlag, 2006.
- Schneider, Hans-Joachim: Die kaiserlich-chinesische Apotheke für ein langes Leben. München: HerbigVerlag, 2007.

Anhang

Bilderverzeichnis

Leitbahnen: Original Bilder (Mann und Frau): Red Frog / istockphoto – Bearbeitung: Martina Wernet, Rombach Druck und Verlagshaus
Chi Gong Übung, Fotos: Privat
Abbildungen S. 33, 35: Christopher Franzius

Foto S. 20, 88: webphotographeer / istockphoto
Foto S. 21: Robert Churchill (Travelphotographer) / istockphoto
Foto S. 36: HelgaMariah / istockphoto
Foto S. 40, 41, 42: Blaneyphoto / iStockphoto
Foto S. 50: hidesy / istockphoto
Foto S. 74: Anglesey / istockphoto
Foto S. 76: Vanell / istockphoto
Foto S. 81: madisonwi / istockphoto
Foto S. 82: Spooh / istockphoto
Foto S. 94: cstar55 / istockphoto
Foto S. 98, 104, 105,209, 215, 216 (2x), 300, 301, 361, 362, 364: Eraxion / istockphoto
Foto S. 101: International Wildlife Photographer / istockphoto
Foto S. 108: Mandygodbehear / istockphoto
Foto S. 156, 157, 303: drlogan / istockphoto
Foto S. 160: 3drenderings / istockphoto
Foto S. 192: emyerson / istockphoto
Foto S. 239, 295: tomh1000 / istockphoto
Foto S. 206, 269: Prill Mediendesign & Fotografie / istockphoto
Foto S. 208, 277: Comotion Design / istockphoto
Foto S. 259: Christine Gehrig / istockphoto
Foto S. 261: Riana van Staden / istockphoto
Foto S. 265: EcoPic / istockphoto
Foto S. 266: gobalP / istockphoto
Foto S. 270: The Brainstorm Lab (Herzbeutel) / istockphoto
Foto S. 297: TerrainScan / istockphoto
Foto S. 298: Aaliya Landholt / istockphoto
Foto S. 304: Christian Anthony / istockphoto
Foto S: 305: Pukrufus Design / istockphoto
Foto S. 345: IvonneW / istockphoto
Foto S. 348: Rich Vintage Photography / istockphoto
Foto S. 352: stone18 / istockphoto
Foto S. 353: JordiDelgado / istockphoto
Foto S. 356: Perry Kroll / istockphoto
Foto S. 367: archives / istockphoto

Anhang

Foto S. 369: James Group Studios / istockphoto
Foto S. 370: Ekaterina Monakhova / istockphoto
Foto S. 390: Lisay / istockphoto
Foto S. 410: AndreGoncalves / istockphoto

Foto S. 53: MMchen / Quelle: PHOTOCASE
Foto S. 57: Fotoline / Quelle: PHOTOCASE
Foto S. 145: Wickelbär / Quelle: PHOTOCASE
Foto S. 147: Gina Kühn / Quelle: PHOTOCASE
Foto S. 151: kaz68 / Quelle: PHOTOCASE
Foto S. 189-191: MorzKerl (David Dieschburg)/ Quelle: PHOTOCASE
Foto S. 195: Raul78 / Quelle: PHOTOCASE
Foto S. 199: LasseSiegmund / Quelle: PHOTOCASE
Foto S. 204: Steffen Jahn / Quelle: PHOTOCASE
Foto S. 232: TimToppik / Quelle: Photocase
Foto S. 255: Wa54 / Quelle: PHOTOCASE
Foto S. 256: secondly / Quelle: PHOTOCASE
Foto S. 284: pippilotta* / Quelle: PHOTOCASE
Foto S. 285: pylonautin / Quelle: PHOTOCASE
Foto S. 287: Jan Raimann / Quelle: PHOTOCASE
Foto S. 289: crocodile / Quelle: PHOTOCASE
Foto S. 290: Christian Kudler / Quelle: PHOTOCASE
Foto S. 292: fwd:rewind / Quelle: PHOTOCASE
Foto S. 355: Thomas Kerzner / Quelle: PHOTOCASE
Foto S. 408: Nurmalso / Quelle: PHOTOCASE
Foto S. 413: Pippilotta* / Quelle: PHOTOCASE
Foto S. 414: thomasfuer / Quelle: PHOTOCASE
Foto S. 417: Fotoline / Quelle: PHOTOCASE

Foto S. 51, 54: Anegada / Quelle: Clipdealer.com

Anhang

Foto S. 13: © ingo-anstötz / PIXELIO
Foto S. 17, 46, 59, 242, 333: © Ulla Trampert / PIXELIO
Foto S. 28, 73, 268: © Essenia Deva / PIXELIO
Foto S. 39, 68, 125, 128, 219, 279, 392: © Kunstart.net / PIXELIO
Foto S. 43, 93, 296, 415: © Astrid Dehnel /PIXELIO
Foto S. 45: © Angelina-Ströbel / PIXELIO
Foto S. 47: © Norbert-Roemers / PIXELIO
Foto S. 52: © gabriele-Planthaber / PIXELIO
Foto S. 61: © Thommy-Weiss / PIXELIO
Foto S. 95, 97: © Reinhard-Grieger / PIXELIO
Foto S. 96: © Markus-Wegner / PIXELIO
Foto S. 115, 357, 358, 359: © Dieter-Schütz / PIXELIO
Foto S. 119: © Reinhard-Simon / PIXELIO
Foto S. 137: © Michael-Leps / PIXELIO
Foto S. 138-141: © knipseline / PIXELIO
Foto S. 149: © lloyds / PIXELIO
Foto S. 152: © Joujou / PIXELIO
Foto S. 153, 155, 342-344: © Rainer-Sturm / PIXELIO
Foto S. 154: © Peter-Fenge / PIXELIO
Foto S. 168: © eroth2010 / PIXELIO
Foto S. 174: © Cornerstone / PIXELIO
Foto S. 176: © Jens-Bredehorn / PIXELIO
Foto S. 201: © ingelotte / PIXELIO
Foto S. 203: © Herla / PIXELIO
Foto S. 205, 207: © Thorsten-Freyer / PIXELIO
Foto S. 228: © Bernd von Dahlen / PIXELIO
Foto S. 234, 235, 324: © Rainer-Sturm / PIXELIO
Foto S. 245: © alfred-loidl / PIXELIO
Foto S. 248-252: © Kurt-Bouda / PIXELIO
Foto S. 253: © Olaf-Schneider / PIXELIO
Foto S. 280: © Felix J. Frobel / PIXELIO
Foto S. 282, 283: © Rainer-Sturm / PIXELIO
Foto S. 294: © Günter-Havlena / PIXELIO
Foto S. 321: © Pambieni / PIXELIO
Foto S. 322: © Halina-Zaremba / PIXELIO
Foto S. 326: © M.E. / PIXELIO
Foto S. 349: © pepsprog / PIXELIO
Foto S. 375: © wrw / PIXELIO
Foto S. 388: © Ron-Bienert / PIXELIO
Foto S. 391: © Christian-Ruhnau / PIXELIO
Foto S. 402-404: © Dieter-Schütz / PIXELIO
Foto S. 407: © raps / PIXELIO